高等院校数字化融媒体特色教材

护理学专业创新人才培养系列教材

孕产妇居家护理

主　编　张丽萍

副主编　张　晶　刘　巍

ZHEJIANG UNIVERSITY PRESS

浙江大学出版社

·杭州·

图书在版编目(CIP)数据

孕产妇居家护理 / 张丽萍主编. —杭州:浙江大学
出版社,2016.7(2024.1重印)
　ISBN 978-7-308-15925-8

　Ⅰ.①孕… Ⅱ.①张… Ⅲ.①孕妇—护理—基本知识
②产妇—护理—基本知识 Ⅳ.①R473.71

　中国版本图书馆 CIP 数据核字(2016)第 123471 号

孕产妇居家护理

主　编　张丽萍

副主编　张　晶　刘　巍

丛书策划　阮海潮(ruanhc@zju.edu.cn)
责任编辑　陈静毅
责任校对　潘晶晶　金　蕾
封面设计　续设计
出版发行　浙江大学出版社
　　　　　(杭州市天目山路 148 号　邮政编码 310007)
　　　　　(网址:http://www.zjupress.com)
排　　版　杭州星云光电图文制作有限公司
印　　刷　广东虎彩云印刷有限公司绍兴分公司
开　　本　787mm×1092mm　1/16
印　　张　14.25
字　　数　312 千
版 印 次　2016 年 7 月第 1 版　2024 年 1 月第 3 次印刷
书　　号　ISBN 978-7-308-15925-8
定　　价　35.00 元

浙江大学出版社市场运营中心联系方式　0571-88925591;http://zjdxcbs.tmall.com

高等院校数字化融媒体特色教材
护理学专业创新人才培养系列教材

编委会名单

《孕产妇居家护理》
编委会

主　编　张丽萍

副主编　张　晶　刘　巍

编　者　（按姓氏笔画排序）

王　姗（杭州师范大学）

刘　巍（杭州师范大学）

张　晶（杭州师范大学）

张丽萍（杭州师范大学）

张毅芬（杭州师范大学）

郭红花（海南医学院）

潘　旋（杭州师范大学）

高等院校数字化融媒体特色教材
护理学专业创新人才培养系列教材

出 版 说 明

2016 年 3 月公布的《中华人民共和国经济和社会发展第十三个五年规划纲要》专门用一章来系统阐述推进"健康中国"建设的重大决策部署,提出全面深化医药卫生体制改革、健全全民医疗保障体系、提升基层医疗卫生服务能力、加强重大疾病预防和基本公共卫生服务、加强妇幼卫生保健及生育服务、完善医疗服务体系等,这就需要一大批高素质、创新型、能力强、知识结构立体化、能胜任各种医疗卫生保健任务、在各类各层次健康服务机构工作的护理专业人才作为支撑,对高等院校护理专业人才培养改革提出了内容广泛的研究课题。同时,也使护理学专业的学生具有广阔的就业前景。

为了满足"十三五"时期社会对高素质护理专业人才的需求,在相关部门的协助和支持下,编委会在调研各兄弟院校、各级医疗卫生机构的基础上,并充分领会教育部、国家卫生计生委相关文件精神,同时结合护理学专业教学特点、综合的知识结构、前沿的健康理念、开放的工作场景和丰富的知识体系,认识到迫切需要组织编写一套适应"健康中国"建设需要、适应医疗卫生事业发展、能够反映社会对护理专业人才培养质量要求的规划教材,将教师多年教学成果进行总结、出版,切实提高护理学的教学质量,为学生胜任一线工作夯实基础。

本系列教材的编写特色如下:

1. 指导思想。 本系列教材是一套理论基础扎实,以实践能力培养为核心,以创新型护理专业人才培养所必需的知识体系为要素,吸收现代医学发展的最新成果。

2. 编写目标。以培养具有良好的敬业精神和职业道德、扎实的临床基本技能、较强的实践能力的护理专业人才为目标。

3. 能力培养。注重建立以学生为主体、教师为主导的新型教学关系，促进学生从记忆型、模仿型向思考型、创新型转变。

4. 数字化融媒体。知识点呈现深入浅出，表达形式活泼。利用"互联网＋"技术建设立方书教学平台，以嵌入二维码的纸质教材为载体，将教材、课堂、教学资源三者融合，实现线上线下结合的教学模式，读者只要用手机扫描"二维码"，就可以随时随地学习和查阅，做到边学习、边操作，给人以形象生动、易学易懂的直观感受。

这套精心策划、认真组织编写和出版的系列教材得到了广大从事护理专业教学和研究的教师的大力支持，希望能对培养具有不断创新的能力、适应社会发展需要的复合型护理专业人才做出应有的贡献。

《护理学专业创新人才培养系列教材》编委会

前　言

　　孕产妇保健是卫生保健工作的重要组成部分。随着社会的发展,人们对生育、健康及医疗保健需求发生了巨大的变化,妇产科护理模式逐渐发展为"以家庭为中心的产科护理"。妇女妊娠、分娩过程中,在医院接受保健服务的时间较短,大部分时间是在家里,家庭是孕产妇坚强的后盾和保障,因而居家护理工作不容忽视。

　　《孕产妇居家护理》主要介绍孕产妇、胎儿及婴儿的健康、安全管理,包括孕前健康教育、孕前乃至婚前影响优生的各种因素、孕产妇的衣食住行及基本的监护知识、分娩配合的技巧、孕产妇心理照顾及家庭育儿知识等,并强调家庭环境及家人配合的重要性。本书围绕生育,运用多学科知识和技术,对孕前、妊娠期、分娩期、哺乳期各个时期可能遇到的问题做了详细的分析,并在营养、活动与休息、优生优育、母婴疾病的预防等方面进行了具体指导,以促进母婴身心健康。

　　全书以案例的形式导入,引起读者的关注与思考;每章节后附有相关的问题,引导读者进一步巩固所学内容。知识点呈现深入浅出,表达形式活泼。利用"互联网＋"技术,全书共有 19 个操作视频(5 个孕妇护理、3 个产妇恢复体操、11个新生儿护理),读者只要用手机扫描"二维码",就可以随时随地学习和查阅,做到边学习、边操作,给人以形象生动、易学易懂的直观感受。

　　本书可作为护理学专业、助产专业、妇幼保健专业的教材,也可作为广大妇幼保健工作者的继续教育教材,还可供家庭成员,特别是女性朋友学习。

　　本书是众多专业人士智慧的结晶,感谢参编老师的辛勤付出,感谢杭州师范大学医学院副院长曹梅娟教授、原护理学院院长付伟教授给予的建议和意见,感谢杭州师范大学的大力支持。

编者

2016 年 6 月

目　录
CONTENTS

第一章 绪 论

在人生命周期的各阶段中,妊娠与分娩是最具情绪化和戏剧化的一个阶段,这也是与整个家庭存在和发展密切相关的一件事。孕育胎儿、正常分娩对孕产妇及其家庭成员来说是一次巨大的人生经历转变,受到生理、社会、心理等诸多因素的影响,这个过程不仅仅是孕产妇一个人的事,而是整个家庭共同面对的一件大事。这就要求产科护理人员要为孕产妇及其家属提供维持健康、促进健康、预防疾病等方面的知识与具体措施,增强护理对象的自我保健意识和能力,强调在整个孕产阶段重视孕产妇的身体、精神、心理需求以及家庭成员的参与和支持。

第一节 以家庭为中心的产科护理的概念及特点

【案例一】

早上九点多,老婆被推进了产房! 老婆没和我说话,两眼含泪,随着产房门慢慢关上,她从我的视野中消失。那一刻我的心揪了起来,我知道老婆特别希望我能陪着她,因为平时只要有我在,她就会特别放心,也特别安心。而现在我能做的只是和妈妈一起在外面守候着。唉……

生产过程对于我来说是那么漫长,我焦急不安地在产房外踱来踱去。我和妈妈都没有说话,我不知道说什么好,我什么也不想说,我的所有心思都被产房里的那个大肚子老婆牵引过去了。她肯定很痛吧,虽然我是那么想陪在她身边,可是医院不允许。在这迎接新生命的时刻,我却不能在她身边,给她力量,给她安慰,我觉得自己真的好无奈啊。

仿佛过了一个世纪的时间,我终于听到了"哇哇"的哭声! 我们的孩子降生了!

讨论:

1.从上述丈夫的日记中我们可以发现产妇及其家属存在哪些问题?

2.根据以家庭为中心的产科护理模式,我们怎么做可以给产妇及其家属更大的帮助?

一、以家庭为中心的产科护理的概念

传统产科模式认为,待产和分娩是潜在的高危的医疗活动,经常或常规地需要侵入性的手术、药物和限制,以防止产妇和胎儿的损伤。而现代产科模式科学地继承了传统产科模式的经验,认为女性妊娠分娩是一个自然过程,主张通过广泛的健康教育使产妇及其家属获得分娩知识,提供全程人性化的分娩服务,最终目的为促进自然分娩。

以家庭为中心的产科护理(family centered maternity care,FCMC)是助产护理的一个新模式,是现代产科护理发展的方向。家庭化产科护理是根据个案、家庭、新生儿的护理及心理社会的需要与调适而提供的具有安全性与高品质的健康照顾,它特别强调促进家庭的凝聚力与维护身体安全,保证母婴的身体、心理的健康。

FCMC的第一原则是将分娩视为生理过程,努力维护分娩的正常过程。FCMC认为,绝大多数的产妇是健康的,并能以正常的生理过程娩出自己的婴儿,分娩是只需最小的选择性干预的一个自然过程。这种干预通常是高质量、低费用的监护。

因此,对孕产妇、胎儿与新生儿以及孕产妇家庭的全面护理构成了以家庭为中心的产科护理的主要内涵,而护理的范围涉及生理、心理和有效的社会支持。帮助他们制订家庭发展计划,选择合适的时机妊娠,保持孕期健康和产后家庭健康。

二、以家庭为中心的产科护理的特点

(一)护理理念的更新

以家庭为中心的产科护理理念包括以下几个核心概念:尊重、支持、灵活性、选择、合作、信息、授权及力量。产科护理人员的认知及态度是实施以家庭为中心产科护理的前提,每个家庭都有选择优质健康照顾方式的意愿,所有护理策略均应确保母亲、新生儿的健康和安全方面获得最佳的服务,从而真正意义上实现以家庭为中心的产科护理。我们必须认识到,将妊娠期妇女与非妊娠妇女比较,妊娠期妇女虽然在生理、心理方面发生了明显的变化,但基本上处于健康状态,故妊娠期被视为正常人生的特殊生理阶段。无论是妊娠期还是产褥期,孕产妇大部分时间不需要住院治疗,只需在家中完成妊娠期保健及自我检测、产褥期护理、新生儿照顾。孕产妇比常人更需要得到应有的尊重以及精神、心理上的支持,包括来自医护人员和家庭成员的支持。

在临床上我们曾见过这样的场景(图1-1),产妇进产房了,产妇的丈夫在产房门外紧张地等待;也可能除丈夫外还有产妇的父母、公婆等好多家属一起守候着。他们的脸上除了兴奋,或多或少透露出一丝焦虑,而这些情绪在探视产妇或与产妇通话时就可能传递给产妇,从而影响生产过程。所以,产科护理的服务对象不能仅仅是产妇本人,而应该扩大至整个家庭。

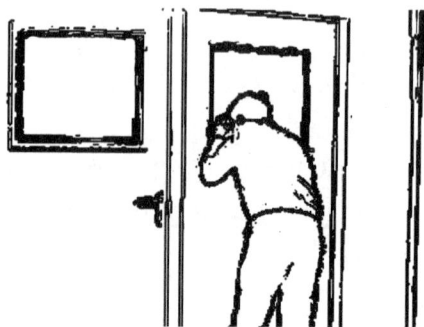

图1-1 产房门口

（二）设立新颖的护理环境

营造温馨舒适的护理环境,鼓励家庭成员积极参与产妇的生育过程,降低产妇与家庭成员的焦虑和恐惧。根据具体情况对待产期间活动限制、住院或回家、分娩室的环境布置以及待产时例行的种种措施等均可按需求进行调整,予以满足。病房布置得像家一样充满亲情和温馨,可配有彩电、衣柜、茶几、单独卫生间,24小时热水供应。以花卉、绿色植物装点护士站,病房墙壁刷成暖色调,适当位置张贴可爱卡通或宝宝图片,视情况播放舒缓音乐,让产妇紧张的心理状态得以放松。

（三）面向家庭的健康教育

开展有计划、有针对性的健康教育工作及面对家庭的母婴保健指导。产前、产时、产后是一个整体,护理工作应向两端延伸,贯穿围产期始终,注重人的社会性,全面考虑孕产妇、婴幼儿、家庭、社会全方位的需要。社区护理延续服务可给予她们及时的身心支持及健康指导,帮助她们建立信心,接受过产前宣教的产妇进入产房后往往能很快适应环境,表现出良好的依从性。

分娩过程对产妇来说伴随着巨大的身心变化及精力消耗,保健知识和自护能力缺乏易发生产褥感染、晚期产后出血、中暑、感冒等疾病;若喂养不当,产妇还会发生乳房肿胀、乳头皲裂甚至乳腺炎。而新生儿则由于喂养和护理不当易发生脓疱疮、尿布疹及新生儿肺炎、黄疸、肠炎等疾患。面向家庭的健康教育可使产妇得到及时的帮助,解决各种健康问题,以减少母婴发病率和死亡率。孕产妇家庭的健康教育应坚持以不营利为目的,多渠道开展卫生保健宣教。护理工作中要鼓励和要求孕产妇及其家属更多地参与和自我管理。

在具体运作时可采取不同的方法开展工作,如深入家庭进行指导、组织小型专题讲座、观看录像、电话咨询或通过社区网络网上查询等,以适应不同家庭对健康保健知识的需求,提高公众的保健意识。随着国家医疗保险制度的建立和对特殊人群有关制度的建立,将会逐步改善因经济问题而淡化的自我保健意识。

（四）陪伴分娩

在产妇临产过程中,助产士及产妇信赖的家属的陪伴,能给予产妇精神上、心理上最大的支持。分娩虽然是一个自然的生理过程,但往往伴随重大的应激事件,焦虑、恐惧是心理应激最常见的反应。而这些情绪改变会使机体产生一系列变化,如心率加快、呼吸急促、肺内气体交换不足,致使子宫缺氧收缩乏力、宫口扩张缓慢、胎先露部下降受阻,产程延长。陪伴分娩可提供亲情的关怀,消除产妇分娩时的孤独无助感,缩短产程,提高自然分娩率,减少产后出血等并发症。

同时,陪伴分娩(图1-2)有利于产妇、家属、助产士之间的沟通,使产妇及其家属也更理解医护人员在分娩过程中所付出的艰辛劳动,消除对医护人员的误解,从而增加对医护人员的信任。

陪伴分娩不仅要求助产士为产妇提供全过程、全方位的服务,保证产程观察和分娩的完整性、连续性,确保母婴安全,

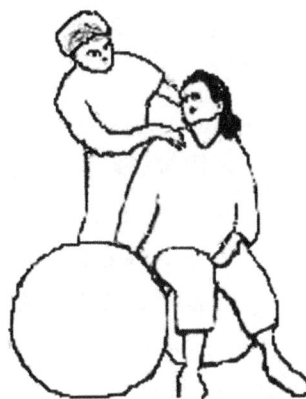

图1-2　陪伴分娩

而且要发挥家庭的支持系统作用,指导家属在分娩过程中给产妇提供生活护理及情感支持,对家属进行产前、产时、产后的护理知识宣教。这就要求助产士要不断学习、更新知识,掌握良好的人际交流技巧,提高自身的业务能力,从而提高产科护理质量。

【知识拓展】导乐分娩

导乐是希腊语"Doula"的音译,原意为一个有分娩经历的妇女帮助一个正在分娩的妇女。担任导乐的妇女有过生育经历、富有奉献精神和接生经验,她们以一对一的方式,持续地陪伴产妇,给予经验上的传授、心理上的安慰、情感上的支持、生活上的帮助,使产妇顺利愉快地度过分娩。这就是导乐陪伴分娩。

在国外,导乐可以提供全程的支持,包括在怀孕后期就开始与孕妇及其家属进行沟通并共同制订分娩计划、生产过程的陪伴和产后导乐。20世纪90年代,世界卫生组织专家、上海第一妇婴保健院王德芬教授最先将"导乐"的名称和理念引入中国。目前,国内的导乐一般只在临产开始至产后2小时提供服务。

导乐在整个分娩过程中提供心理、生理、信息及适宜技术支持,帮助产妇及其家属了解分娩过程的进展情况,给予持续的安慰、鼓励,使产妇消除紧张恐惧感,树立正常的分娩信心。由于导乐在整个产程都陪伴着产妇,能及时为产妇提供个性化的服务,所以可以促进自然分娩。

(五)持续的产后护理指导

产后除常规护理外,要尽早让新妈妈学习如何适应角色转换;指导新爸爸或其他照顾者学习护理产妇、母乳喂养及新生儿护理技能。在出院的前1天,要耐心指导产妇及其家属回去后继续加强母婴护理,讲解产后访视的重要性、时间和内容,对家属关心的问题进行耐心解答。开设母婴保健服务中心专线电话、短信咨询、网上交流,使产妇及其家属需要时能及时寻求帮助,得到支持鼓励,解决产妇和家属的后顾之忧。

FCMC作为一种新的产科模式,改变了原有的让产妇适应医院工作程序的传统,给产妇提供更人性化的服务。护理模式的改变,对护理人员的综合能力在诸多方面都提出了新的要求,护理人员应当主动、努力地去适应新模式,帮助产妇及其丈夫完成称职父母角色的转变,建立自信心,增加产妇及其家庭成员的凝聚力,促进家庭和谐,促进母婴健康。

【案例讨论】

1.从上述的丈夫日记中我们可以发现以下问题:

(1)产妇存在的问题:紧张,对家人的依赖,对正常分娩的信心不足。

(2)家属存在的问题:焦虑,正常分娩的知识缺乏,不能对产妇提供有效的支持。

2.根据以家庭为中心的产科护理模式,为了给产妇及其家属更多的帮助,我们可以采取以下措施:

(1)在妊娠期进行面向孕妇及其家属的健康宣教,介绍分娩相关知识,树立正常分娩的信心。

（2）允许家属陪伴分娩，提供精神上的支持。

（3）在家属不被允许进产房的情况下，在产房外设置专门的等候室，医护人员及时通报产程进展情况，并根据需求作出耐心的解释。

第二节 母婴护理相关法规与伦理

【案例二】

张某，女，26 岁，于 3 月确诊怀孕，而她与单位之间的劳动合同到本年 4 月期满。单位通知她，不再与其续签劳动合同。张某向单位提交了怀孕证明，要求继续劳动合同关系。单位则认为，劳动合同期满属于自然终止，单位只是不再续签，并不存在侵犯妇女特殊权利的问题。

讨论：

1. 在这件劳动合同纠纷中，单位是否存在侵权行为？

2. 如单位坚持不再续签劳动合同，接下来张某该怎么办？

妇女保健工作是我国人民卫生事业的一个重要组成部分，一直受到政府及各级医疗卫生部门的重视。党和政府在卫生行政组织内和卫生业务部门均设立了各级妇幼保健机构，建立了三级妇幼保健网，并制定了相应的法律、法规及条例，为妇女保健工作的开展提供了保障。

在中华人民共和国国家卫生和计划生育委员会、中华人民共和国人力资源和社会保障部的官方网站上，我们可以查看母婴护理相关的法规与伦理以及政策解读。各省区市根据国家政策，再结合当地的情况，也会制定一些相应的政策与法规。我们可以登录各省区市相应官方网站查看，或前往有关部门咨询。

有关母婴护理的相关政策有《女职工劳动保护特别规定》《中华人民共和国母婴保健法》《中华人民共和国人口与计划生育法》等。

一、《女职工劳动保护特别规定》

《女职工劳动保护特别规定》经 2012 年 4 月 18 日国务院第 200 次常务会议通过，2012 年 4 月 28 日由中华人民共和国国务院令第 619 号公布，并自公布之日起施行。为维护女职工的合法权益，减少和解决女职工在劳动中因生理特点造成的特殊困难，保护其健康，该规定对女职工在经期、孕期、哺乳期的劳动及可享受的权利作出了明确的规定。《女职工劳动保护特别规定》的颁布实施体现了党和国家关心爱护女职工的一贯政策,体现了对女职工和下一代健康的高度重视,有利于保护和调动女职工的积极性,有利于构建和谐的劳动关系。

(一)劳动性质及强度

我国境内一切国家机关、企业、事业单位、社会团体、个体经济组织以及其他社会组织等用人单位,不得在女职工妊娠期、产期、哺乳期降低其工资,或者解除劳动或者聘用合同。对于在月经期、妊娠期、产期、哺乳期这些特殊时期的女职工,所在单位不得安排其从事国家规定的第三级体力劳动强度的劳动,不得安排在相应时期禁忌从事的劳动,如月经期不宜从事高空、低温、冷水劳动,妊娠期、哺乳期不宜接触有毒、有害物质等。

(二)妊娠期

在妊娠期除不得安排禁忌从事的劳动外,孕妇可以拒绝加班的劳动。孕妇在劳动时间内按规定进行产前检查,所需时间应当算作劳动时间。对于怀孕 7 个月及以上的女职工,用人单位不得安排其从事夜班劳动,其在劳动时间内还可有一定的休息时间。

(三)产假与哺乳期

女职工的产假由原来的 90 天延长为 98 天,难产的增加产假 15 天;多胎生育的,每多生一个婴儿,增加产假 15 天。女职工怀孕未满 4 个月流产的,享受 15 天产假;怀孕满 4 个月流产的,享受 42 天产假。

对于要哺乳未满 1 周岁婴儿的女职工,该规定还明确指出,不得延长其劳动时间或者安排夜班劳动。所在单位应当在每班劳动时间内为哺乳期女职工安排 1 小时的哺乳时间。

(四)劳动场所性骚扰问题

中华女子学院法学院刘明辉教授认为,《女职工劳动保护特别规定》第 11 条规定了用人单位防止工作场所性骚扰的义务——"用人单位应当预防和制止对女职工的性骚扰"。"应当"一词表明这是一种强制性规范,用人单位只要违反此项义务,就应当承担相应的法律责任。这填补了国家性骚扰立法的一项空白,是女职工期盼已久的一项法律制度,堪称保障女职工人格尊严和工作环境权的一项重大突破,具有深远的意义。

(五)法律责任

当女职工劳动保护的权益受到侵害时,女职工可以依法投诉、举报、申诉,依法向劳动人事争议调解仲裁机构申请调解仲裁;对仲裁裁决不服的,依法向人民法院提起诉讼。对其造成损害的,依法给予赔偿;对用人单位及其直接负责的主管人员和其他直接责任人员构成犯罪的,依法追究刑事责任。

县级以上人民政府人力资源社会保障行政部门、安全生产监督管理部门应对用人单位进行监督检查。对违反《女职工劳动保护特别规定》的单位及个人要限期改正,并处以罚款;对情节严重的,将责令停止有关作业,甚至责令关闭。

【案例讨论】

1. 单位如因张某怀孕而不再续签劳动合同,则对张某构成了侵权。在《女职工劳动保护特别规定》中规定,不得在女职工妊娠期、产期、哺乳期降低其工资,或者解除劳动或者聘用合同。

2.《女职工劳动保护特别规定》中规定,县级以上人民政府、人力资源社会保障行政部门、安全生产监督管理部门应对用人单位进行监督检查;工会、妇女组织依法对用人单位遵守本规定的情况进行监督。所以张某可以向这些部门投诉,或依法向劳动人事争议调解仲裁机构申请调解仲裁;如果对仲裁裁决还是不服的话,可以依法向人民法院提起诉讼。

二、《中华人民共和国母婴保健法》

《中华人民共和国母婴保健法》(以下简称《母婴保健法》)是为了保障母亲和婴儿健康,提高出生人口素质,根据宪法制定的法规,于 1994 年 10 月 27 日经第八届全国人民代表大会常务委员会第十次会议通过,1994 年 10 月 27 日中华人民共和国主席令第 33 号公布,自 1995 年 6 月 1 日起施行。

《母婴保健法》是新中国成立以来第一部保护妇女儿童健康的法律,是宪法对妇女、儿童保护原则规定的具体化,是我国妇幼卫生史上的一个里程碑。其调整对象既包括从事母婴保健服务的机构及其工作人员,也包括母婴保健服务的对象和当事人。之后,国务院、国家卫生和计划生育委员会先后出台了有关实施办法,对《母婴保健法》进行了细化,使之更具可操作性。《母婴保健法》的颁布和实施,充分显示了党和政府对妇女儿童身心健康的关怀和重视,它对于发展母婴保健事业、提高人口素质和促进社会进步均有重要意义。

(一)基本内容

《母婴保健法》的基本精神是为了保障母亲和婴儿健康,提高出生人口素质。综观《母婴保健法》及其《实施办法》,我们可看出,母婴保健工作应从婚前做起,婚前保健、孕产期保健、婴儿保健是工作的主要内容。母婴保健技术服务事项主要包括:①有关母婴保健的科普宣传、教育和咨询;②婚前医学检查;③产前诊断和遗传病诊断;④助产技术;⑤实施医学上需要的节育手术;⑥新生儿疾病筛查;⑦有关生育、节育、不育的其他生殖保健服务。

(二)保健服务及责任

医疗保健机构应当为公民提供婚前保健服务,为育龄妇女和孕产妇提供孕产期保健服务。婚前保健服务的内容包括婚前卫生指导、婚前卫生咨询、婚前医学检查。孕产期保健服务的内容包括母婴保健指导、孕妇和产妇保健、胎儿保健、新生儿保健。该法同时在医学技术鉴定、母婴保健工作的行政管理方面,以法律条文的形式给予了明确规定,以保障母婴保健工作的真正开展与落实。对于违法从事婚前医学检查、产前诊断或医学技术鉴定者,出具虚假医学证明者,违法进行胎儿性别鉴定或施行终止妊娠手术者,将根据情节给予行政处分、罚款、取消执业资格,直至追究刑事责任。

(三)相关政策

为了保障母亲和婴儿的健康权益,保护和监督医疗保健机构依法开展母婴保健工作,根据《母婴保健法》,国家卫生和计划生育委员会又发布了《母婴保健医学技术鉴定管理办法》(1995年8月7日)、《母婴保健专项技术服务许可及人员资格管理办法》(1995年8月7日)、《母婴保健监督员管理办法》(1995年8月7日)、《母婴保健专项技术服务基本标准》(1995年8月7日),使母婴保健工作能依法、有效地开展。

三、《中华人民共和国人口与计划生育法》

为了实现人口与经济、社会、资源、环境的协调发展,推行计划生育,维护公民的合法权益,促进家庭幸福、民族繁荣与社会进步,我国根据宪法制定了《中华人民共和国人口与计划生育法》。该法于2001年12月29日第九届全国人民代表大会常务委员会第二十五次会议通过,中华人民共和国主席令第63号发布,自2002年9月1日起施行。根据2015年12月27日第十二届全国人民代表大会常务委员会第十八次会议《关于修改〈中华人民共和国人口与计划生育法〉的决定》修正。

《中华人民共和国人口与计划生育法》是我国第一部以人口与计划生育工作为主要内容的基本法律。这部法律的颁布实施,是我国人口与计划生育事业发展史上的一个重要里程碑。它标志着国家通过法律的形式确立了计划生育这一基本国策的法律地位,为实现人口与经济社会协调发展和可持续发展战略、综合治理人口问题提供了法律保证,结束了人口与计划生育工作长期以来主要依靠政策和地方法规调控的局面,开始全面纳入法治化的轨道。

(一)国家提倡一对夫妻生育两个子女

实行计划生育仍是我国的基本国策,国家提倡一对夫妻生育两个子女。"一孩政策""晚婚晚育"完成历史使命,功成身退。提倡一对夫妻生育两个子女,但这并不等于只能生两个,对符合法律、法规规定条件的,可以要求安排再生育子女,具体办法由省、自治区、直辖市人民代表大会或者其常务委员会规定。

(二)知情选择避孕节育措施

《中华人民共和国人口与计划生育法》指出,国家创造条件,保障公民知情选择安全、有效、适宜的避孕节育措施。所以,国家应提供充分有效的计划生育和避孕方法的信息,介绍各种避孕方法的效果、优缺点和适应对象,使需要采取避孕措施的育龄群众在充分了解情况的基础上,自主、自愿而且负责任地作出相关决定。工作人员对实施避孕节育手术者,应当保证受术者的安全。

(三)育龄夫妻免费享受避孕节育的相关服务

为了减轻人民群众的负担,我国实行计划生育的育龄夫妻免费享受国家规定的基本项目的计划生育技术服务。而这些免费服务的经费,将按照国家有关规定列入财政预算,由各级政府予以解决,或者通过社会保险予以保障。根据有关规定,育龄夫妻免费享受的避孕节育基本服务项目包括避孕药具、放置和取出宫内节育器、绝育术、人工终止妊娠术、技术常规规定的各项医学检查、计划生育手术并发症的诊治等。

(四)奖励与社会保障

国家对实行计划生育的夫妻,按照规定给予奖励。符合法律、法规规定生育子女的夫妻,可以获得延长生育假的奖励或者其他福利待遇。实行计划生育手术者,享受国家规定的休假。此外,地方人民政府还可给予奖励。

在国家提倡一对夫妻生育一个子女期间已领取《独生子女父母光荣证》的夫妻,按照有关规定可享受独生子女父母奖励。独生子女发生意外伤残、死亡,其父母不再生育和收养的,地方人民政府应当给予必要的帮助,如增加一定数额的退休金、一次性补助,或将其纳入社会保险、社会救济等。

对于农村实行计划生育的家庭,在发展经济上地方政府应给予资金、技术、培训等方面的支持、优惠。尤其对实行计划生育的贫困家庭,在扶贫贷款、以工代赈、扶贫项目和社会救济等方面给予优先照顾。在有条件的地方,可以根据政府引导、农民自愿的原则,在农村实行多种形式的养老保障办法,促进计划生育工作的进行。

(五)执法及法律责任

各级政府及其工作人员在推行计划生育工作中应依法行政,不得侵犯公民的合法权益。同时,计划生育行政部门及其工作人员依法执行公务,受法律保护,而违反规定的单位和个人将承担相应的法律责任。如对于滥用职权、徇私舞弊、索取或收受贿赂、截留或贪污计划生育经费或社会抚养费等,将依法给予行政处分,甚至追究刑事责任。对于违法为他人施行计划生育手术、胎儿性别鉴定、出具虚假计划生育证明等人员,应没收违法所得、罚款,对情节严重的由原发证机关吊销执业证书,对构成犯罪的依法追究刑事责任。

该法在对国家计划生育部门和服务人员作出规定的同时,对公民也明确作出了规定。育龄夫妻应当自觉落实计划生育措施,对以不正当的手段取得计划生育证明的,由计划生育行政部门取消其计划生育证明。违法生育子女的公民,应当依法缴纳社会抚养费;如是国家工作人员的,还应当依法给予行政处分;其他人员还应当由其所在单位或组织给予纪律处分。对拒绝、阻碍计划生育工作的,应批评教育,对情节严重者甚至追究法律责任。

四、《浙江省人口与计划生育条例》

《浙江省人口与计划生育条例》于2002年9月3日起施行,分别于2007年9月28日、2014年1月13日、2016年1月14日修正。浙江省人大法制委员会和浙江省计划生育委员会的专家们对一系列新的规定进行了解读。

(一)生育时间

新条例规定,2016年1月1日以后,对除再生育审批对象外生育两个子女的,实行生育登记服务制度。准备生育的夫妻可在结婚登记之日起至生育前,携带结婚证、户口薄(或者居住证)和双方的身份证到一方户籍地或现居住地乡镇(街道)计划生育管理机构,现场填写婚育信息登记表并作真实性承诺、主动办理生育登记,自主安排生育。浙江省卫生和计划生育委员会将按照国家卫生和计划生育委员会的有关指导意见和新修改的浙江省条例规定,制定具体的生育登记服务管理办法。

(二)产假

对2016年1月1日以后符合法律、法规规定生育子女的夫妻,新增了夫妻双方的福利待遇。女方增加 30 天"奖励假",不影响晋级、调整工资,并计算工龄,且用人单位根据具体情况,可以给予其他优惠待遇。而对于男方原本需晚育才享有的 7 天护理假,直接去掉了前置条件,并增至 15 天,工资、奖金和其他福利待遇照发。这些修改体现了计划生育政策从"管理为主"向更注重"服务家庭"转变。

(三)保障与处罚

有条件的地方,可以将独生子女父母奖励费改为独生子女父母养老保障金。对农村居民、失业人员持有《独生子女父母光荣证》的,当地政府应当给予奖励和照顾。县级以上人民政府可以设立计划生育公益金,主要用于独生子女发生意外伤残或者死亡、夫妻不再生育等对象和对其他特殊情况进行扶持。

同时,对于违法生育子女夫妻的处罚作出了明确的规定。多生一胎的,按照两倍至四倍征收社会抚养费,对于个人年实际收入高于当地城镇居民人均可支配收入、农村居民人均可支配收入的,还应当按照其超过部分的一倍至两倍加收社会抚养费。对拒不交纳社会抚养费的,由法院强制执行。

五、全面两孩政策

根据党的十八届五中全会的精神,第十二届全国人大常委会第十八次会议于 2015 年 12 月 27 日表决通过了关于修改人口与计划生育法的决定。于 2016 年 1 月 1 日起施行的修改决定明确:国家提倡一对夫妻生育两个子女。夫妻双方户籍所在地的省区市之间关于再生育子女的规定不一致的,按照有利于当事人的原则适用。

国家卫生计生委指导司负责人指出,进入 21 世纪以来,我国的人口形势发生了转折性变化,人口总量增长的势头减弱,人口结构性问题突出,劳动年龄人口开始减少,老龄化程度加深,出生人口性别比居高难下,人口均衡发展的压力增大。早在 1980 年,党中央发表的《关于控制我国人口增长问题致全体共产党员共青团员的公开信》就指出,30 年后,特别紧张的人口增长问题可以缓和,也就可以采取不同的人口政策了。党的十八届三中全会根据我国人口与经济社会发展的新形势、新变化,启动实施单独两孩政策,逐步调整完善生育政策,作出了促进人口长期均衡发展的战略决策,指明了生育政策调整完善的方向。在单独两孩政策稳妥、扎实、有序实施的基础上,党的十八届五中全会审时度势,科学决策,坚持计划生育的基本国策,完善人口发展战略,全面实施一对夫妇可生育两个孩子政策,积极开展应对人口老龄化行动的重大决策,符合国情、顺应民意,也兑现了当初的政治承诺。

实施全面两孩政策后,将进一步改革完善计划生育服务管理,取消两孩审批,实行生育登记服务制度,准确掌握生育信息,重点加强优生优育、避孕节育、妇幼健康的咨询指导,落实免费的卫生计生服务项目。生育第二个孩子的夫妻,可到一方户口所在地或现居住地办理登记。具体登记办法由各省(区、市)制定。符合规定条件要求再生育的,仍需要按有关规定办理手续。卫生计生部门将进一步简化程序,做好服务,方便群众。

有关晚婚晚育,国家卫生计生委法制司司长张春生介绍:"法律修订之前,我们是鼓励晚婚晚育。这次根据中央五中全会关于全面两孩政策的部署,《人口与计划生育法》已经取消了相关鼓励晚婚晚育的条款,而是作出了符合法律法规规定生育的,无论是一孩还是两孩,甚至一些符合地方法规规定的再生育三孩以上的,都可以享有延长生育假的相关奖励,及其他相关的社会福利。"鼓励大家按照政策生育,在晚婚晚育方面不再限制,而确定的是自主采取相关的避孕节育措施,自主安排家庭生育计划。

实施全面两孩政策后,提倡按政策生育。对自愿生育一个孩子的夫妻,不再发放《独生子女父母光荣证》,不再享受独生子女父母奖励费等相关奖励优待政策。

六、母婴护理中的相关伦理问题

随着医学快速发展,各种新技术不断地出现,一方面极大地促进了人类健康和提高了生命的质量,另一方面也带来了新的问题。

辅助生殖技术也称为医学助孕,以治疗不孕夫妇达到生育为目的,是生育调节的主要组成部分。辅助生殖技术包括人工授精、体外受精和胚胎移植、配子输卵管移植以及在这些技术基础上衍生出的各种新技术。然而,非自然生殖、试管婴儿等已经被临床应用的这些技术为人类带来了生命的新希望和提高了生命的质量的同时,也产生了许多在社会、伦理、法律等诸多方面的问题,其应用的安全性值得深入探讨。

非自然生殖指未经性交而生育,包括人工体内受精和人工体外受精。

人工体内受精是用器械将精液注入宫颈管内或宫腔内,取代性交而使女性妊娠,又包括以丈夫的精液人工受精或以捐赠者精液人工受精。有时妻子不能排卵或其子宫无法使受精卵着床,可用代理母亲(surrogate mothers)来替代妻子受精,又称借腹生子。

人工体外受精是指精子和卵子在培养皿或试管内受精后发育成早期胚泡,然后将胚泡移植到母体子宫内并使之着床发育成胎儿,该出生的婴儿又称试管婴儿。1978 年 7 月 25 日世界上第一个试管婴儿路易丝·布朗(Louise Brown)诞生在英国,之后印度、澳大利亚、美国、法国等国家关于试管婴儿的研究也先后获得成功,我国第一例试管婴儿于 1988 年在北京顺利出生。这些年来其技术也在日趋完善,全世界已有 500 多万名试管婴儿出生,而人们也渐渐淡忘了当时针对在实验室里培育胚胎的争议。

上述生殖新科技的争议主要有以下几点:

(一)供精者的选择

临床上一般在供精者的选择上会有要求,宜选择自愿的已婚已育青壮年,智商高、五官端正、体格健壮,无遗传性疾病和遗传性疾病家族史,最好与受方夫妇外貌相似。但哪些人有资格成为提供精子的人,而哪些人则没有资格,法律上没有明确的界定。

(二)所供精子的使用问题

必须是经国家卫生和计划生育委员会专家组审核通过的精子库,才有权利提供精液,而且所有精液的来源资料、去向及治疗后结果必须进行计算机管理,并永久保存。工作人员必须为供、受双方严格保密。美国生殖学会建议在一个城市内,捐赠成功的次数不能超过 5 次,全国范围内不能超过 15 次。我国严格控制每一位供精者的冷冻精液,最多只能使5 名妇女受孕;供精者只能在一个人类精子库中供精。原因是如果导致成功妊娠次数太多,那么将来遗传上同一父亲或同一母亲的子女结婚的可能性加大,会扰乱正常的伦理关系。

(三)冷冻人胚的管理

对经冷冻储藏后的培养皿中的人胚进行赠送或出卖会带来严重的社会后果。绝大多数有关人士对带有商业行为的人工生殖方式始终持反对态度,认为违反医学伦理观念。有些国家政府甚至作出了明确的规定,禁止精子、卵子等的出售。我国也明令禁止私自进行试管婴儿,禁止买卖精子、卵子。试想,如果一名男子在一个地区的多个精子库或医院没有限制地供精,那么几十年后,这一地区将出现多个互不相识,但血缘关系极近的人。他们在互相婚配后会出现多么可怕的结果。所以当不孕夫妇在选择医院和接受治疗时,要学会保护自己,不可盲目就医。

(四)代理母亲的权利

1990年在美国加州,发生了一起代理母亲不肯放弃婴儿的事件,代理母亲要求共同监护婴儿,这当然是婴儿父母不希望的结果。我国法律目前禁止医疗机构和医务人员进行任何形式的代孕技术。

(五)供精所生子女的法律地位问题

人工授精治疗技术使很多不孕家庭(特别是女性)圆了一个生育的梦,但是由此产生的纠纷及家庭问题也不少见,最主要是供精所生子女的法律地位问题。

我们在工作中碰到人工授精治疗有孩子后,男方反悔,不承认孩子是自己的而提出离婚。也有当离婚时在孩子的抚养问题上,男方提出因孩子与自己没有血缘关系而拒绝抚养。

我国最高人民法院在1991年颁布了《关于夫妻关系存续期间以人工授精所生的子女的法律地位的复函》中明确指出:在夫妻关系存续期间,双方一致同意人工授精所生子女,应视为夫妻双方的婚生子女,父母子女间的权利义务关系适用婚姻法的有关规定。这就明确规定了夫妻在经供精人工授精治疗后所生子女属于他们的婚生子女。

另外,由于医学技术的进步,越来越多的方法可以用来拯救胎儿和新生儿的生命,某些时候医生认为某些治疗可以挽救胎儿或新生儿的生命,被挽救的胎儿或新生儿会存在残障,其父母亲可能会拒绝接受治疗。是选择拯救还是放弃?由谁来决定?临床实践中,为了尽可能使胎儿成熟些,母亲可能要忍受疾病进一步加重的困扰,并因此出现严重的后果,这样对待母亲是否合乎伦理规范?这些问题均值得思考。

【考考你】

1.以家庭为中心的产科护理与传统的产科护理有哪些不同?

2.根据《女职工劳动保护特别规定》,哺乳期妇女可享有哪些权益?

3.王某系某计生部门工作人员。吴某违反计划生育政策生育了第三个孩子,但是拒绝缴纳社会抚养费。2014年5月19日晚10时,王某带人将吴某及其四个月大的女儿关在办公室内,并安排专人负责看管。直至2014年5月21日中午12时,吴某及其女儿才被接到报案的当地检察院工作人员解救。试分析王某和吴某各违反了哪些法律法规?我们应吸取哪些教训?

(张丽萍)

第二章　孕前健康教育

生育健康聪明的孩子,是每一个家庭共同的期盼。但是,我国出生缺陷的发生情况形势严峻,出生缺陷发生数量庞大,出生人口素质令人担忧。根据浙江省出生缺陷监测点统计,全省人口出生缺陷(出生时肉眼可见的结构畸形)发生率从 2003 年的 11.51‰,上升到 2007 年的 20.87‰。所以浙江省于 2008 年 12 月发布了《浙江省人民政府关于实施免费婚前医学检查和免费孕前优生检测的意见》,以提高群众自觉参加婚前医学检查和孕前优生检查的积极性,降低出生缺陷的发生风险。2010 年 4 月,经国务院批准,国家人口计生委、财政部共同组织实施国家免费孕前优生健康检查项目试点工作,更是指出"人口素质直接关系到国家竞争力,关系到中华民族的未来",将优生工作提高到了"关注民生、服务民生、改善民生"的高度。

所以,我们应将预防关口前移,普及优生知识,全面提高新婚和待孕夫妇自觉防范出生缺陷发生风险的意识和能力,把预防措施落实在怀孕之前,以有效降低出生缺陷的发生风险。

【案例】

小王,男,29 岁,银行职员,身高 175cm,体重 80kg;小李,女,27 岁,在医院配置中心工作,身高 160cm,体重 65kg。两人购置了婚房,于当年 12 月完成了装修,准备第二年春节结婚。

讨论:

1. 两人在结婚前应做哪些检查?
2. 什么时候怀孕比较合适?为什么?
3. 怀孕前应做哪些针对性的准备工作?

第一节　妊娠生理与妊娠时机的选择

一、妊娠生理

(一)受孕需要的条件

受孕是一个复杂的生理过程,正常受孕条件包括:卵巢排出正常的卵子;精液正常并有正常形态和数目的精子;精子和卵子能够在输卵管内相遇结合成为受精卵;子宫内膜做好充分准备适合受精卵着床(图 2-1)。这些环节中有任何一个不正常,便会阻碍受孕。

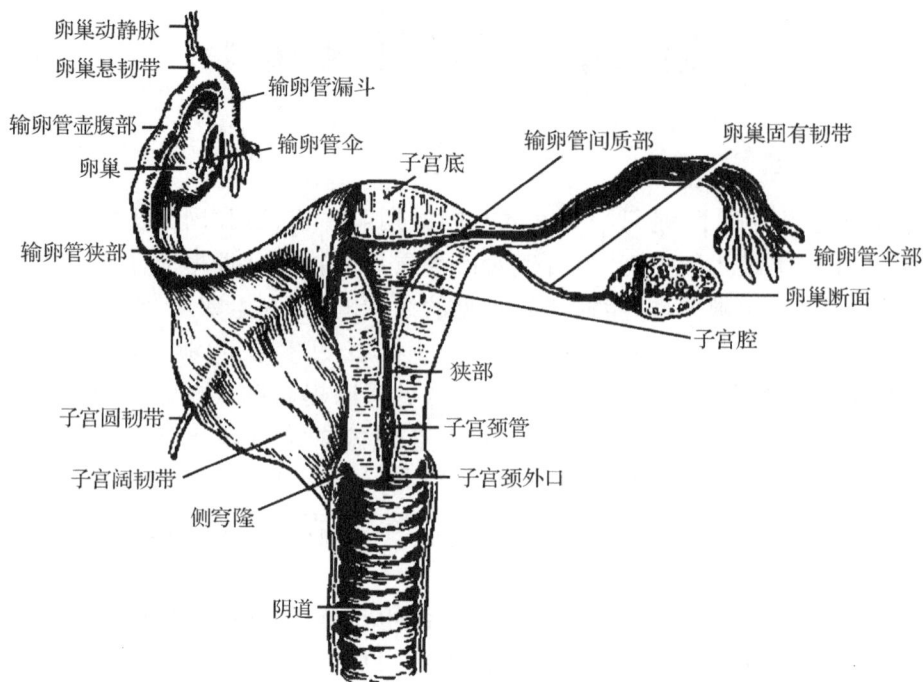

图 2-1　女性内生殖器

1. 女方排卵

女性有左、右两个卵巢,为一对扁椭圆形的性腺,产生卵子及性激素。成年女性的卵巢大小约 4cm×3cm×1cm,重 5～6g,呈灰白色,绝经后卵巢萎缩、变小、变硬。卵巢表面为生发上皮,其内有一层白膜,再往内为卵巢组织,可分为皮质和髓质两部分,皮质在外层,其中有数以万计的原始卵泡(又称始基卵泡)及致密的结缔组织,髓质在卵巢的中心部分,内无卵泡,含疏松的结缔组织及丰富的血管、神经、淋巴管等(图 2-2)。

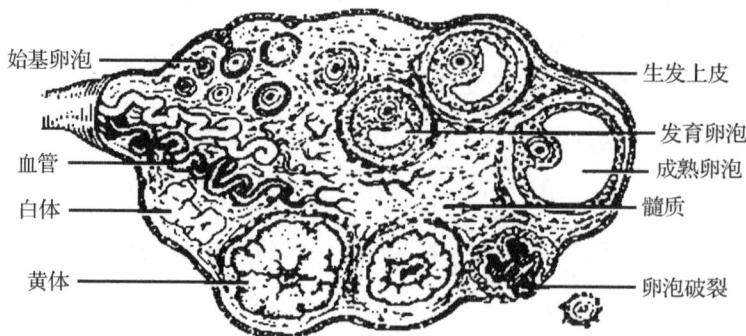

图 2-2　卵巢的构造

在女婴出生时卵巢内约有 200 万个卵泡,经历儿童期直至青春期,卵泡数下降为30 万～50 万个。到了育龄期,随着卵泡的发育成熟,卵泡逐渐向卵巢表面移行并向外突出。当卵泡完全成熟后,被排出至腹腔,此过程称为排卵。育龄期妇女每月可排出一个卵子。在一般情况下,卵子可由两侧卵巢轮流排出,也可由一侧卵巢连续排出。排卵一般发生在下次月经来潮前的 12～16 日(平均 14 日),如周期是 28 日的话,则排卵发生在月经周期的中间时段。

虽然专家们的研究结果是月经周期正常的女性中大部分女性每月只有一次排卵,但是不能排除女性还有两次以上的排卵。可能是一侧卵巢排卵两个或以上,也可能是两侧卵巢同时排卵,否则怎么解释双卵双胎呢? 因为性别取决于精子所带的性染色体,带 X 性染色体的精子与卵子结合后是女孩,而带 Y 染色体的精子与卵子结合后则是男孩。生活中看到的最典型的就是一男一女的双胞胎,这肯定是两个卵子同时受精而成。

排卵过程受人体下丘脑—垂体—卵巢轴的调控,与年龄有关,也受全身健康状况、营养、精神状态及外界环境变化的影响。卵细胞从卵巢排出后,如 24 小时内不受精则开始变性,一般认为卵子排出后 18 小时之内受精效果最好。

2.输卵管通畅

输卵管是精子与卵子相遇并结合成受精卵的部位,外端游离于盆腔,内端与子宫角相连通,长 8～14cm。输卵管可分为 4 部分:与子宫相连深入子宫壁内的部位为间质部;其外侧为峡部;壶腹部在峡部外侧,管腔较宽大,长 5～8cm,是卵子受精的场所;末端为伞端,开口于腹腔,游离端呈漏斗状,有"拾卵"作用。

卵细胞本身无活动能力,其输送完全依赖于输卵管的推进功能。成熟卵泡排卵时,卵子在排卵点缓慢流出,被输卵管伞端所捕获,进入输卵管,并循管腔向子宫侧运行。在输卵管平滑肌的收缩和黏膜上皮纤毛的摆动作用下,卵细胞最后停留在输卵管壶腹部和峡部连接处等待受精。

输卵管具有"拾卵"和运送精子、早期胚胎的功能,又是正常受精的场所。任何影响输卵管功能的病变都可导致不孕。如输卵管炎症,子宫内膜异位症,各种输卵管手术,输卵管周围病变如附近器官手术后的粘连和肿瘤压迫、输卵管发育不良等,这些因素造成输卵管的机械性阻塞,或影响输卵管的蠕动功能和伞端的"拾卵"作用而影响受孕。

3.男方精液正常

精液检查的项目主要包括:精液的量及液化时间;精子的密度;活率、活力和精子形态。世界卫生组织建议的精液参考指标是:射精量≥2.0mL,室温下放置 30 分钟完全液化,精子密度≥20×10^6/mL,总精子数≥40×10^6/mL,向前运动精子(a+b 级)≥50%,精子存活率≥50%,正常形态精子≥50%,白细胞计数<1×10^6/mL。低于以上标准为异常。

精子与卵子的结合过程称为受精。通常受精发生在排卵后 12 小时内,整个受精过程约为 24 小时。如精子未与卵细胞相遇,则在 48 小时后失去受精能力。

4.子宫适合受精卵着床

成人的子宫呈倒置的梨形,位于盆腔中央,前面扁平,后面稍凸出,重约 50g,长 7～8cm,宽 4～5cm,厚 2～3cm,子宫腔容量平均 5mL。子宫上部较宽,称子宫体,其上端隆突部分称子宫底,子宫底两侧为子宫角,与输卵管相通。子宫下部较窄,呈圆柱状,称子宫颈。对于子宫体与子宫颈的比例,婴儿期为 1:2,成年妇女为 2:1。

子宫腔为一上宽下窄的三角形,是精子到达输卵管的通道,也是受孕后晚期囊胚着床、发育、成长的所在。子宫腔的表面为子宫内膜,从青春期到围绝经期,子宫内膜受卵巢激素的影响,有周期性改变并产生月经。

排卵后,子宫内膜出现分泌期改变。子宫内膜腺体有分泌现象,间质更疏松、水肿,内膜的螺旋小动脉迅速增长,血管管腔也扩张。此时子宫内膜增厚,呈海绵状,适合受精卵着床,并为胚胎提供足够的营养。

如子宫内膜有炎症或既往有炎症病史,子宫先天性畸形,宫腔内有肿瘤等,可影响受精卵着床及胚胎的发育。

5.子宫颈正常

在排卵期受卵巢雌激素的影响,宫颈黏液分泌增多,性状变稀薄、清亮,有利于精子穿过游向子宫腔。

如子宫有炎症,宫颈黏液变得很黏稠时,精子不易进入。子宫颈的发育异常如先天性宫颈狭窄或闭锁,宫颈的肿物如宫颈息肉、宫颈肌瘤、宫颈癌等均可致精子穿过障碍。

6.外阴、阴道因素

处女膜发育异常、阴道部分或完全闭锁、阴道创伤后形成的瘢痕狭窄可影响性生活或阻碍精子进入宫腔;严重的阴道炎症降低了精子的活力,缩短其生存时间,甚至吞噬精子,影响受孕。

【知识拓展】子宫内膜异位症

子宫内膜异位症是指内膜细胞种植在不正常的位置而形成的一种女性常见妇科疾病。内膜细胞本该生长在子宫腔内,但由于子宫腔通过输卵管与盆腔相通,因此使得内膜细胞可经由输卵管进入盆腔异位生长。痛经是子宫内膜异位症最典型的症状;月经过后,出血停止,疼痛缓解。月经方面可以表现为月经过多或者周期紊乱。子宫内膜异位症患者常伴有不孕。原因是子宫内膜异位症常可引起输卵管周围粘连而影响卵子"捡拾",或因卵巢病变影响排卵。B型超声检查、腹腔镜检查、磁共振成像等检查可帮助明确诊断。子宫内膜异位症的治疗方案,因病情的轻重、患者的年龄和生育情况而有所不同。如病情较重,表现为严重的痛经,或盆腔检查发现有肯定的内膜异位结节时,就必须采取药物或手术治疗。

(二)胎儿的形成与发育

1.受精和植入

成熟的精子和卵子相结合的过程称为受精(fertilization)。已获能的精子进入次级卵母细胞的透明带是受精的开始,卵原核与精原核染色体融合是受精过程的完成。

精子含22条常染色体和1条X或Y性染色体,它进入卵细胞后通过两性原核的融合,形成一个新细胞,恢复46条染色体,有性染色体XX的胚胎是女性,有性染体XY的胚胎是男性。已受精的卵子称为受精卵或孕卵,标志着新生命的开始。

受精后24小时孕卵即开始有丝分裂,其分裂过程称为卵裂。约在受精后72小时孕卵即发育成一个由12~16个细胞组成的实心细胞团,形如桑葚,称为桑葚胚。孕卵分裂与输送同时进行,约在受精后4天进入子宫腔,在宫腔内继续分裂发育成晚期囊胚。晚期囊胚侵入子宫内膜的过程,称植入或着床(图2-3)。植入过程在受精后第6～7天开始,第11～12天结束。

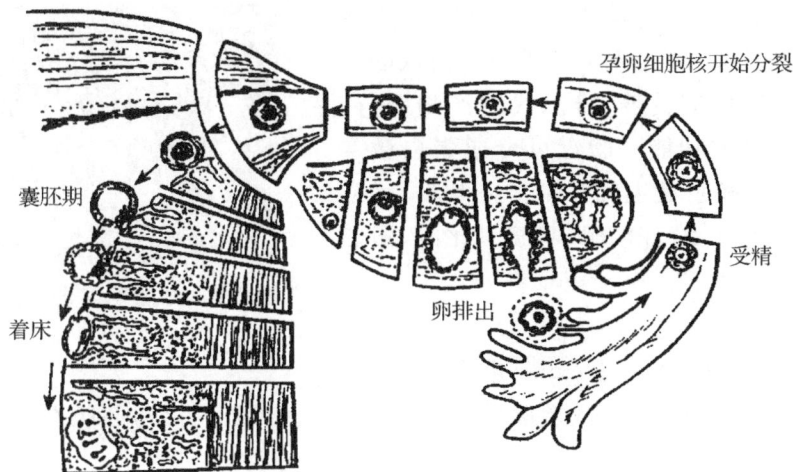

图 2-3　受精与着床

2.胚胎的形成

囊胚着床后,内细胞团可继续增殖和分化,形成胚盘,是胚胎的始基。在受精后3周左右,从胚盘的外胚层分出中胚层,此时称为三胚层时期。以后,三个胚层继续发育,形成胎儿身体的各个部分。

外胚层主要分化为皮肤及毛发、乳腺、唾液腺、鼻通道、外耳道、眼晶状体、结膜、角膜、肛门及神经系统等。

中胚层主要分化为骨骼、肌肉、结缔组织、循环系统、血液、泌尿生殖系统及肾上腺皮质等。

内胚层主要分化为消化道、呼吸道、肝、胆囊、胰腺、扁桃体、甲状腺、甲状旁腺、胸腺及女性尿道、男性尿道末段和膀胱的上皮等。

3.足月胎儿的特点

整个怀孕过程从末次月经算起为40周。妊娠40周末,胎儿已成熟,身长约50cm,体重约3kg,双顶径约9.3cm,皮肤粉红色,皮下脂肪丰满,胎脂消失,指(趾)甲超过指(趾)端,男性胎儿睾丸已下降至阴囊,女性胎儿大小阴唇发育良好,出生后哭声响亮,吸吮能力强,能很好地存活。

身长与胎龄的关系,可用下列公式计算:

　　　　妊娠1～20周的胎儿身长(cm)=妊娠月数^2

　　　　妊娠21～40周的胎儿身长(cm)=妊娠月数×5

(三)胎儿附属物

胎儿附属物是指胎儿以外的组织,包括胎盘、胎膜、脐带及羊水。

1.胎盘

胎盘(placenta)于妊娠6～7周时开始形成,12周末时完全形成。胎盘由羊膜

(amniotic membrane)、叶状绒毛膜(chorion frondosum)和底蜕膜组成。羊膜是胎盘的最内层;叶状绒毛膜与底蜕膜相接触,是构成胎盘的主要部分;底蜕膜是组成胎盘的母体部分,分娩时胎盘即由此剥离。

胎盘是胎儿与母体间进行物质交换的重要器官,是胚胎与母体组织的结合体(图 2-4)。胎盘的主要功能有气体交换、供应营养、排出代谢产物、防御功能、免疫功能和合成功能。胎盘可合成蛋白激素(绒毛膜促性腺激素和胎盘生乳素)、甾体激素(雌激素和孕激素)和某些酶(缩宫素酶、双胺氧化酶、耐热性碱性磷酸酶)。

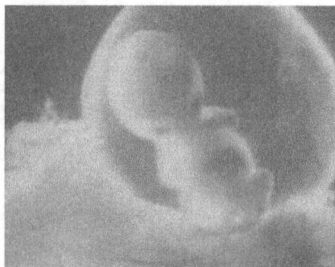

图 2-4　妊娠期宫内胎儿胎盘

2.胎膜

胎膜(fetal membrane)由绒毛膜和羊膜组成。完整胎膜可防止细菌进入宫腔,故胎膜的早破容易引起感染。另外,胎膜在分娩发动上可能有一定作用。

3.脐带

脐带(umbilical cord)为连接胎儿与胎盘的带状器官,内有两条脐动脉和一条脐静脉。脐带长 30～70cm,平均约 50cm,直径 1～1.5cm。脐带过长易发生脐带缠绕、打结、脱垂等,脐带过短在分娩过程中可阻碍胎先露部下降,或脐带紧张而影响脐带血运。若脐带受压致使血流受阻时,缺氧可致胎儿窘迫,甚至危及胎儿生命。

4.羊水

妊娠足月时羊水量约为 1000mL,羊水呈弱碱性。在胚胎发育过程中,羊水有保护胎儿和母体的功能。羊水使胎儿在宫腔内有一定的活动度,防止胎儿与羊膜粘连;保持子宫腔内的温度恒定;使宫腔内压力均匀分布,保护胎儿不受外来损伤;减少母体因胎动引起的不适;有利于胎儿的体液平衡。临产时,羊水能传导子宫收缩的压力,同时形成前羊水囊以有利于扩张子宫颈口;破膜后,可润滑产道,同时冲洗阴道以减少感染的发生。另外,通过羊水的检查可监测胎儿成熟度、性别及某些遗传性疾病。

二、妊娠时机的选择

提到优生,人们常联想到妇女怀孕后应注意营养、避免不良因素的影响、胎教等问题,而忽视了孕前的各种因素对优生的影响。想要降低出生缺陷儿的发生率,合理安排妊娠期、把好孕前优生关是重要的基础环节。

(一)新婚期间不宜怀孕

结婚是人生的一件大事,大家都不愿草草了事,总想能在一生中留下深刻的印象。但是,需要提醒的是从优生的角度出发,新婚期间应该避孕,其理由有以下几点:

1.精神压力大

筹备婚事往往花费过大,男女双方需承担较大的经济压力。同时,为了婚礼的圆满,男女双方婚前用脑较多,到处奔走,身体疲惫,精神处于紧张状态。这些压力可影响交感神经的兴奋性,引起心率加快、血管收缩、肠蠕动减慢等。长期焦虑可造成子宫供血不足而影响胎儿健康。

2.烟酒应酬多

新婚夫妇宴请宾朋,有较多的烟酒应酬。酒的主要成分是乙醇。乙醇可降低男性睾酮的生成,干扰睾酮在体内的分布,使循环血液中睾酮的含量增加,而被组织利用的减少,生精能力下降。乙醇对精子和卵子有很大的毒害作用,可以造成胎儿的畸形发育。据报道,在西方国家,周末夫妻狂饮后过性生活而受孕的婴儿,多为小头畸形、发育迟缓、智力低下。

吸烟能损坏男性的精子,使精子数量减少、畸形精子数量增加、精子的活动能力下降,进而影响他们的生殖能力。香烟中含有许多能产生游离基的成分,如尼古丁和铬。这些成分在吸烟时被摄入体内,经过氧化会产生活性很高的游离基。这些游离基与DNA中的碱基结合,DNA的构造就会被改变,遗传信息就会受到影响甚至破坏,畸形婴儿和先天性儿童癌症就是由于游离基破坏DNA结构导致的。

3.旅途疲劳

随着生活水平的提高,越来越多的新婚夫妇选择外出旅行度蜜月。但是,在旅途中生活起居常无规律,营养状态欠佳,睡眠不足。大脑一直处于兴奋之中,会反射性地引起子宫收缩,影响胚胎着床和生长,从而导致先兆流产或流产。另外,在旅游途中及旅游景点人群聚集,空气混浊,易发生细菌或病毒感染,如果此时怀孕,则会影响胎儿的生长发育或发生流产。

4.性生活过频

新婚期间性生活频繁,所以男方每次射精时精液中的精子数量减少、质量下降,从优生的角度来看这也是不利的。

(二)选择合适的生育年龄

生育年龄关系到人口增长、妊娠分娩过程的安全和后代的健康。一般来说,女性在25～29岁生育是比较合适的。因为过早、过晚的生育年龄都可能发生卵细胞染色体数目和结构上的变异,染色体分裂缺陷导致畸形儿的发生率增高。有不少报告认为孕妇年龄小于18岁或大于35岁,胎儿染色体异常的发病率增高,三倍体及非整倍体发病率在35～40岁组为1.2%,40～45岁组为4.2%,45～49岁组为6.7%。

另外,年龄太小者本身尚未发育成熟,尤其是骨骼的钙化,一旦怀孕,母儿争夺营养物质,影响母体的健康和胎儿的生长发育;年龄太大,则妊娠并发症及难产增多,在分娩过程中易发生产伤,出现新生儿颅内出血、新生儿窒息等,影响今后的智力发展,严重者可引起胎儿、新生儿死亡。

(三)避免环境因素的影响

若工作环境中长期接触对胎儿有害的物质,如放射线、铅等,应与这些有害物质隔离3～6个月后再怀孕。因为这些有害物质可在体内蓄积,一旦妊娠,即可进入胎儿体内,故导致胎儿畸形。如放射线可以引起小头症、精神发育迟缓、白内障、泌尿生殖系统及骨骼畸形等;铅中毒可引起流产、早产、低出生体重儿及神经行为发育迟缓等。另外,长期服避孕药者应停药半年后再怀孕,否则,母体内储留的雌激素会使男胎女性化,也可导致女婴发生阴道或宫颈透明细胞癌。

(四)重视女方的健康状况

当女方患有某些疾病时,如贫血、高血压、糖尿病、肾脏心脏疾病、泌尿生殖系统感染等,应积极治疗并注意营养,否则可能加重病情,或因为母体的疾病而使胎儿发生宫内缺氧、发育不良、早产,甚至死亡。

(五)怀孕季节的选择

从季节的选择来看,一般不宜在冬末春初怀孕。因为此时是各种病毒性疾病的好发季节,一旦在妊娠早期感染风疹、流感、腮腺炎病毒等,就很容易造成流产或胎儿畸形。

总体而言,怀孕时机应以安逸、愉快的生活条件为前提。孕前创造良好的生活条件和环境,保证夫妻双方身体健康、精力充沛,心情处于舒畅和轻松状态,这样才能保证胎儿的正常发育。

第二节　围婚期保健与优生

随着人民生活水平的提高、医学科学的发展,优生的观点已逐步为人们所接受。我国已先后出台了"两免政策",既免费婚前医学检查、免费孕前优生检测的政策。保护人类健康和改善人类素质的工作,如果在妊娠后开始做起,那已是太迟了。先天性缺陷患儿、遗传病患儿的出生,以及由于妊娠和分娩给妇女带来的一系列疾患,将给家庭和国家带来很大的精神负担和经济负担。所以,每一位将做父母的青年应该在孕前,乃至在婚前,对父亲与胎儿、母亲与胎儿、环境与胎儿的关系有一定的认识,以防患于未然。

一、婚前保健

优生学现已成为一门专门的学科。它是生物学的一个分支,是建立在人类遗传学基础上的学科,其目的在于改善人类的素质,提高人口的质量。优生与遗传有着密切的关系,从青年男女结合到生育的完成,生殖生理的规律总是在起作用。所以,为了保障婚配双方及其后代的健康,早在选择恋爱对象的时候就应有优生的标准,也就是健康的标准。

(一)恋人间交换健康档案

介绍自己的健康状况及家族的疾病史。同时,了解对方的健康状况,曾得过什么病,有无重要脏器如心脏、肝脏、肾脏等脏器的疾患,有无生理、心理缺陷;了解对方家族中有无遗传病、有无近亲结婚等情况。

(二)婚前咨询

如果自己家族中或对方家族中有某种遗传病史或某种疾患,为了后代的健康、为了婚后生活的幸福愉快,应去婚前咨询。通过咨询以决定是否可以结婚,或是婚后是否可以生育。

(三)婚前检查

有一些疾病是潜在的、隐性的,虽然男女双方没有什么异常现象,但是其后代却会出现某种病理变化,并且可以把这种变化继续传递下去,影响人口的质量。经过专科的、系统的检查,可以在婚前发现遗传病及一些有遗传倾向的疾病;医生经科学的、综合的分析,提出是否可以结婚和生育的建议,提出一些应注意的问题,以阻止遗传病在后代中的延续。通过婚前检查还可以及早发现疾病并给予及时治疗。如男性包皮过长、包茎、隐睾等,女性生殖系统有炎症、子宫肌瘤、卵巢非赘生性囊肿等,这些疾病都是可以治愈的。有些疾病,如心脏病、肝炎,在结婚后可能会使病情加重;或在妊娠后病情恶化,影响胎儿健康,甚至胎死宫内;有时因长期严重的胎儿宫内缺氧影响脑组织的发育,造成智力低下。因此,男女双方在婚育问题上应持谨慎态度。

(四)异常情况分类指导

婚前检查发现与婚育有关的异常情况,应根据具体情况分类指导与处理。

1.不准结婚

直系血亲或三代内旁系血亲之间不能通婚。直系血亲是以本人为中心、垂直上下三代以内的血亲,包括父母、祖(外祖)父母、子女、孙(外孙)子女。三代以内旁系血亲是指从祖(外祖)父母同源而出生的人,如兄弟姐妹(包括同父异母或同母异父的),叔舅姨姑、堂、表兄弟姐妹等。另外,男女双方均有精神分裂、躁狂抑郁性精神病或智力低下者应不准结婚。

2.暂缓结婚

(1)性病、麻风病未治愈前应暂缓结婚。

(2)精神病在发作期间或尚未稳定两年以上者应暂缓结婚。

(3)患有各种需做传染病报告的法定传染病如鼠疫、白喉、脊髓灰质炎、狂犬病、病毒性肝炎、霍乱时,在规定的隔离期内应暂缓结婚。

3.可结婚但不宜生育

(1)男女任何一方患有某种严重的常染色体显性遗传病(如软骨发育不全)、严重的遗传性致盲性眼病(如双侧性视网膜母细胞瘤)等都会致残、致命,子女发病机会又多,而且产前诊断困难,故不宜生育。

(2)男女双方均患有相同的、严重的常染色体隐性遗传病,常见的为先天性聋哑。

(3)男女任何一方患有严重的多基因遗传病(包括先天性心脏病、精神分裂症、躁狂抑郁性精神病)并属高发家系者(指除患者本人外其父母、兄弟姐妹中有一个或更多同样患者),即使病情稳定,亦不能生育。

4.可结婚但下一代需控制性别

对已知女方为严重的 X 性连锁遗传病如血友病,若与正常男性婚配,应做产前诊断鉴定胎儿性别,控制生女而不生男。在无条件做产前诊断的地区则不宜生育。

【知识拓展】免费婚前医学检查项目

　　1.男性婚前医学检查项目共13项,包括:询问病史、体格检查;血常规;尿常规;血型;血糖;梅毒筛查;淋病筛查;人免疫缺陷病毒抗体测定;肝功能检测;乙肝表面抗原测定;胸部X线摄影检查(含片费);B超常规检查;婚前卫生指导。

　　2.女性婚前医学检查项目共14项,包括:询问病史、体格检查;血常规;尿常规;血型;血糖;阴道分泌物检查;梅毒筛查;淋病筛查;人免疫缺陷病毒抗体测定;肝功能检测;乙肝表面抗原测定;胸部X线摄影检查(含片费);B超常规检查;婚前卫生指导。

二、男性与优生

　　优生优育已成一种时尚,但人们往往把优生与妇女联系在一起。现代科学认识到婴儿出生缺陷绝不仅仅与妇女的孕期状况有关,与男性也有着密切的关系。男性育前保健值得每一位准备做父亲的男人高度重视。

　　男性外生殖器包括阴茎和阴囊。阴囊内有两个睾丸,睾丸是精子生成的场所。睾丸中生成的精子在紧贴睾丸后部的附睾中获得运动能力并储存于此。输精管联系着附睾与射精管,射精管与阴茎中的尿道相通(图2-5)。射精时,精子混合于精囊的腺体所分泌的囊液中。

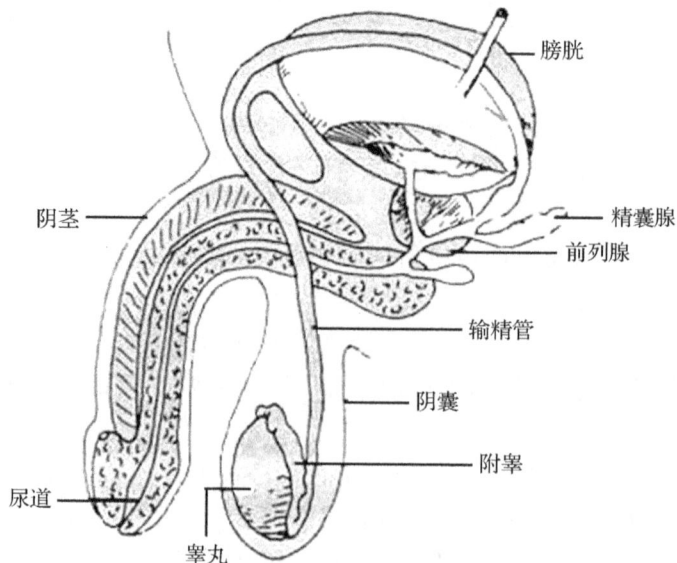

图2-5　男性生殖器

(一)常见疾病

　　与优生优育有关的男性常见疾病有精索静脉曲张、前列腺炎、睾丸炎等,这些疾病都会影响精子的质与量。

1.精索静脉曲张

精索是从腹股沟管深环至睾丸上端的一对柔软的圆索状结构,其内主要有输精管、睾丸动脉、蔓状静脉丛、输精管动脉、输精管静脉、神经、淋巴管和鞘韧带等,自皮下环以下,精索外被三层被膜(精索外筋膜、提睾肌、精索内筋膜)。

精索静脉曲张是指精索里的静脉因回流受阻,而出现的盘曲扩张,在男性人群中的发生病率为10%~15%,在男性不育中占15%~20%。精索静脉曲张可使睾丸温度升高,导致生精障碍、睾丸间质细胞合成睾酮减少。精索静脉压升高可导致睾丸灌注不足。精索静脉曲张造成的静脉血回流不畅可导致睾丸瘀血缺氧,使静脉压增高,诱导生殖细胞凋亡。精索静脉曲张患者的肾上腺回流的血液可沿精索静脉逆流,肾上腺和肾脏分泌的代谢产物如类固醇、儿茶酚胺、5-羟色胺等可影响睾丸血运,对睾丸的代谢造成不良影响。总之,高温、缺氧、pH值改变、毒性物质滞留等因素导致精子数量减少,精子活动能力下降和畸形精子比例升高,从而降低了男性的生育力,导致男性不育或胎儿畸形。

对于准备结婚和生育的男性来说,改变不良的生活习惯就非常重要。生活要有规律,不能过度劳累,不要长时间做剧烈的运动。过度的劳累或者长时间的剧烈运动,使自身的自主神经处于一个紊乱的环境中而容易诱发疾病。

精索静脉曲张的发生和吸烟有着密切的联系,所以应不吸烟或少吸烟。另外,阴囊潮湿如果不加以护理或是严重的话,则会导致细菌和病毒滋生,易引起前列腺炎、阴囊湿疹等疾病。及时预防和治疗泌尿生殖系统感染,减少炎症发生的机会,也是预防本病发生的重要手段。所以从保健的角度来说,男性内裤要宽松,通风透气性佳,避免阴囊高温潮湿,增强血液循环从而提高精子的活力度,对于精索静脉曲张有很好的预防和辅助治疗作用。

2.前列腺炎

前列腺是男性特有的性腺器官,位于膀胱与原生殖膈之间。前列腺底与膀胱颈、精囊腺和输精管壶腹相邻。前列腺呈前后稍扁的栗子形,是不成对的实质性器官,由腺组织和肌组织构成。前列腺上端横径约4cm,垂直径约3cm,前后径约2cm。它可分泌前列腺液,是精液的重要组成成分,对精子正常的功能具有重要作用,对生育非常重要。前列腺实质内有尿道和两条射精管穿过,当射精时,前列腺和精囊腺的肌肉收缩,可将输精管和精囊腺中的内容物经射精管压入后尿道,进而排出体外。

前列腺炎是指前列腺特异性和非特异感染所致的急慢性炎症,从而引起全身或局部症状。当前列腺发生炎症时,前列腺液分泌量减少,从而使精液量减少,干扰了精子的生存和活动,同时使前列腺液中的酶的活性下降,精液黏度增加,液化时间延长。另外,炎症存在也可使精液的pH值降低,并使机体产生抗精子抗体,使精子死亡。前列腺液中因炎症存在而含有的大量细菌和细菌毒素,可消耗精浆的营养成分,从而影响精子的存活。

所以,在日常生活中要注意以下事项:

(1)有节制、有规律的性生活。定期排放前列腺液,可以缓解前列腺的胀满感,促进前列腺液的不断更新,有助于前列腺功能的正常发挥和前列腺功能异常患者的康复。

而过度的性生活容易使前列腺组织出现功能性收缩,造成前列腺的主动或被动充血,本身也是前列腺组织损伤与前列腺炎的诱发因素。人们曾经把度蜜月期间新郎发生的前列腺炎命名为"蜜月前列腺",就是由于频繁过度的性生活造成前列腺明显充血所诱发的。因此,为了避免前列腺炎的发生,要注意掌握适度的性生活,但性生活的频度要根据每个人的个体情况区别对待,不能一概而论。

(2)清淡饮食,禁酒及辛辣刺激之物。酒类、辣椒等不是前列腺炎的直接病因,但是其对前列腺和尿道具有刺激作用,食用后可出现短暂的或伴随排尿过程的尿道不适或灼热症状,并且可以引起前列腺的血管扩张、水肿或导致前列腺的抵抗力降低。

(3)注意自我保健。加强身体锻炼,预防感冒。适量运动,不宜长时间骑马、骑车和久坐。办公室工作人员每隔1~2小时应站起来活动一会儿,以减轻前列腺充血。

3.睾丸炎

睾丸属男性内生殖器官。睾丸位于阴囊内,左右各一,睾丸呈微扁的椭圆形。成人睾丸长3.5~6cm,宽2.3~4cm,厚2~2.8cm。睾丸表面光滑,分内、外侧两面,前、后两缘和上、下两端。其前缘游离;后缘有血管、神经和淋巴管出入,并与附睾和输精管的睾丸部相接触。上端和后缘为附睾头贴附,下端游离。外侧面较隆凸,内侧面较平坦。睾丸内分成许多睾丸小叶,睾丸小叶内含有盘曲的精曲小管,精曲小管的上皮能产生精子。精子由睾丸产生后,在附睾内发育、成熟,并储存于附睾和输精管的近附睾段内。

睾丸炎(orchitis)通常由细菌和病毒引起。细菌性睾丸炎大多数是由于邻近的附睾发炎引起,所以又称为附睾-睾丸炎。病毒可以直接侵犯睾丸,最多见的是流行性腮腺炎病毒。这种病原体主要侵犯儿童的腮腺,但是这种病毒也嗜好于侵犯睾丸,所以往往在流行性腮腺炎发病后4~6天发生病毒性睾丸炎。睾丸炎可以并发精索静脉曲张、前列腺炎、内分泌疾病、肾脏疾病、泌尿系统感染疾病、恶性肿瘤,可导致男性性功能下降、死精、无精,从而丧失生育能力。

睾丸炎在男性中很常见,但是睾丸炎如不及时进行处理,可能会引起男性的不育。因此,及早地预防睾丸炎是很有必要的。预防急性腮腺炎、睾丸炎的关键是1岁以下易感儿童可以进行接种,应用活的减弱流行性腮腺炎病毒疫苗可以预防流行性腮腺炎及并发的睾丸炎。男性应该多吃新鲜蔬菜与瓜果,增加维生素C等成分摄入,以提高身体抗炎能力。少吃猪蹄、鱼汤、羊肉等所谓的"发物",以免因此而引起炎症部位分泌物增加,睾丸炎进一步浸润扩散和加重症状。注意不要吃辛辣刺激的食物,不要吸烟喝酒,不要久站久坐,不要过度房事。

(二)有毒物质

各种各样的环境因素、个人习惯均可导致男人难以成为健康儿童的父亲。已知的对精子有毒害作用的物质包括:

(1)成瘾性毒品,包括大麻、高浓度烟草、烈酒等。

(2)某些麻醉药品、化疗药品。如吸入麻醉药七氟醚和异氟醚,化疗药物如环磷酰胺、苯丁酸氮芥、长春新碱。

(3)某些化学制剂,如苯、甲苯、甲醛、油漆稀料、一氧化碳、杀虫剂、除草剂等。

(4)放射性物质。

(5)某些金属,如铅、镉、汞等元素。

这些有毒物质可作用于男性生殖系统,直接侵犯生殖细胞。它们或杀死尚未成熟的精子,或使得精子残缺不全,破坏其遗传基因。当受到损害的精子与卵子结合之后,胎儿发育便出现障碍,流产和胎儿死亡则难以避免。即使精子受到伤害程度较轻,胎儿尚能顺利存活,但孩子的健康问题多少会给父母带来不安和不快。在大量接触有毒物质的男人中,我们不难发现其子女容易诱发神经系统畸形、先天性心脏病、消化系统畸形、白血病、脑瘤等疾病,其发病率明显高于普通人群。

所以男性在其妻子怀孕前半年左右,就应严格规范自己的行为,尽量避免与对精子有毒害的物质接触,更不能滥用药物。工作环境如存在有毒物质,应该积极防范、保护,条件允许的话可以在孕前期间暂时调换工作。国外从事优生优育的专家建议:在使妻子怀孕之前,要戒除烟酒,至少应在受孕前 3 个月就停止喝酒和放下手中的香烟。

(三)饮食营养

肥胖和营养不良的准爸爸都是不合格的。尤其是肥胖,会影响男性体内性激素的正常分泌,造成精子异常,使胚胎的物质基础受到影响。而营养不良则会直接影响男性的生殖机能和生育能力。所以生育前的男性要制订一个科学合理的食谱,多摄取优质蛋白质,如瘦肉、蛋类、鱼类及大豆制品等,并加强体育锻炼。

锌参与整个精子的生成、成熟、激活和获能的过程。通过补充锌能有效提高精子密度、精子活力,并可提高精液中液化酶的活性,缩短精液液化时间;锌、硒还能有效拮抗环境中铅、镉等重金属对睾丸的伤害,保证它正常的生精功能。我们日常吃的食物中含锌较多的有牡蛎、肝脏、血、瘦肉、蛋、粗粮、核桃、花生、西瓜子等,一般蔬菜、水果、粮食均含有锌,平时只要合理饮食,一般不会缺锌。

尽量少喝碳酸饮料。国外有研究发现,碳酸饮料中的酸性物质、添加剂、防腐剂和咖啡因共同形成的作用,会在一定程度上降低性能力,限制精子的活力。受伤的精子一旦与卵子结合,可能会导致胎儿畸形或先天性不足。

三、孕前计划生育指导

(一)避孕套避孕

近期内准备怀孕的夫妇,可选择避孕套避孕。因为采用此方法者,停止避孕措施后即可怀孕,不会影响胎儿健康。

日常说的避孕套常指男用避孕套,也叫阴茎套(图 2-6),为筒状优质薄膜乳胶制品。性生活时排出储精囊内空气后套在阴茎上,使精液排在套内而不进入宫腔,既可达到避孕的目的,又能防止性病传播。射精后阴茎尚未软缩时,连同阴茎套一并抽出。事后必须检查阴茎套有无破裂。

女用避孕套简称阴道套(图 2-7),是一种由聚氨酯(或乳胶)制成的柔软、宽松袋状物,长 15～17cm。开口处连接一个直径为 7cm 的柔韧"外环",套内还游离一个直径为 6.5cm 的"内环"。使用时两手指挤压内环,放入阴道内直至宫颈,外环留在阴道口。避孕原理同男用避孕套。

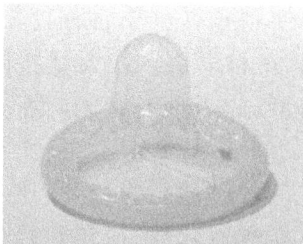

图 2-6　男用避孕套

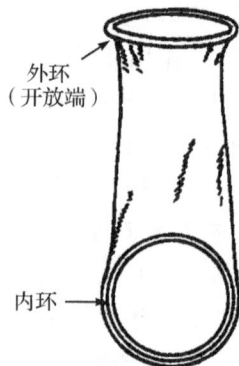

外环
（开放端）

内环

图 2-7　女用避孕套

(二)药物避孕

因工作、学习等原因近期内不准备怀孕的,可选用避孕药物避孕。但需注意有无禁忌证存在,应该在计划生育工作人员的指导下服用。

国内常采用的避孕药为人工合成的甾体激素类药物,其优点为安全、有效、经济、便利,易为育龄妇女所接受。其避孕原理主要是抑制下丘脑释放促性腺激素释放激素,影响垂体对卵泡生成激素和黄体生成激素的合成与分泌,从而抑制卵巢的排卵功能。避孕药中的孕激素可以使宫颈黏液分泌量减少,黏稠度增加,拉丝度减少,不利于精子穿过。另外,子宫内膜在小剂量雌激素持续作用下,内膜腺体生长发育迟缓,同时又受孕激素作用使子宫内膜腺体和间质提前发生类似分泌期变化,呈现分泌不良,不利于孕卵着床。

药物避孕的禁忌证:①严重的心血管疾病。避孕药中孕激素影响脂蛋白代谢,加速冠状动脉硬化;雌激素使凝血功能亢进,冠状动脉硬化者易并发心肌梗死。雌激素还通过增加血浆肾素活性而升高血压,增加高血压病人脑出血的发病率。②急、慢性肝炎及肾炎。③内分泌疾病,如糖尿病及甲状腺功能亢进者。④血液病或血栓性疾病。⑤恶性肿瘤,如子宫肿瘤、卵巢癌、乳腺癌及其他癌症患者。⑥哺乳期妇女。避孕药中含有睾酮、黄体酮以及雌激素类衍生物等,这些物质进入母体后,一方面会抑制泌乳素的生成,使得乳汁的分泌减少,结果就是母体分泌的乳汁不足以满足婴儿,自然也影响婴儿的营养;另一方面,避孕药物中的有效成分会随着乳汁进入婴儿体内,对婴儿的生长发育不利。⑦月经异常,如月经稀少、频发、闭经等。⑧年龄大于 35 岁的吸烟妇女,不宜长期服用避孕药,以免引起卵巢功能早衰。

当准备妊娠时,应用短效避孕药物者,为避免药物影响,以停药 6 个月后再怀孕为妥。因为口服避孕药为激素类药物(炔雌醇、炔诺酮),经肠道进入体内后,在肝脏代谢储存。停服避孕药后,需经 6 个月才能将体内残留的药物完全排出体外。停药后的 6 个月内,尽管体内药物浓度已不能产生避孕作用,但对胎儿仍有不良影响。应用长效避孕药物者在停用长效药物时应再服用短效药物 3 个月作为过渡期,因为此时体内常有雌激素蓄积,可影响胎儿的发育。

如果在服药期间因避孕失败而怀孕,或是在停药不足 6 个月而怀孕,要在怀孕早期中止妊娠。因为药物避孕失败后所生的孩子先天畸形发生率较高,即使未出现畸形,其婴儿成熟度、体重、生长速度等各方面比未用药妇女所生的孩子都有明显差别,所以不要抱侥幸心理继续妊娠。

(三)宫内节育器

新婚后暂时不准备怀孕者,如无禁忌证可放置宫内节育器(图 2-8)。但必须注意定期复查,以便及时发现节育器异位、节育器脱落等问题。当计划生育时,取出节育器即可怀孕。

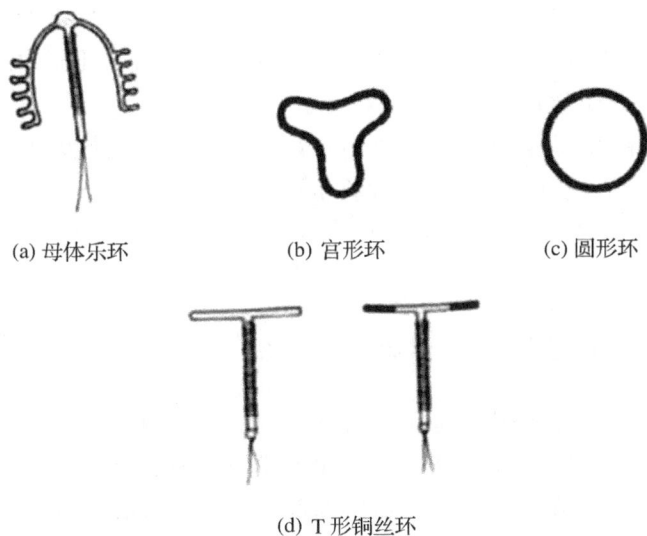

(a) 母体乐环　　　(b) 宫形环　　　(c) 圆形环

(d) T 形铜丝环

图 2-8　宫内节育器

宫内节育器是一种安全、有效、简便、经济的可逆性节育方法,目前已成为我国育龄妇女的主要避孕措施。凡要求放置宫内节育器而无禁忌证的育龄妇女均可放置。其避孕原理主要是子宫内膜长期受到异物刺激引起无菌性炎症反应,阻碍了受精卵的着床。带铜的宫内节育器长期缓慢释放铜离子,被子宫内膜吸收后可干扰其代谢,不利于受精卵着床;另外,铜离子还可能影响精子获能,从而增强避孕效果。含孕激素的节育器抑制子宫内膜增生,使内膜超前转化,干扰受精卵着床。

放置宫内节育器的禁忌证包括生殖系统急、慢性炎症;月经过多过频,或不规则出血;生殖器官肿瘤;子宫畸形;宫颈口过松、重度陈旧性宫颈裂伤或子宫脱垂;严重全身性疾病;有铜过敏史者,禁止放置含铜节育器;宫腔小于 5.5cm 或大于 9.0cm 者。

放置宫内节育器后 1 年内,尤其是最初 3 个月内,可出现月经过多、经期延长或周期中点滴出血。出血的原因可能与机械压迫致子宫内膜和血管内皮细胞损伤,释放大量前列腺素、纤溶酶原激活因子、激肽等物质,使血管通透性增加、纤溶系统活性增加有关。

放置宫内节育器后,若发生带环妊娠,则自然流产、早产、死胎、死产和胎儿发育异常的发生概率都比正常妊娠高,应及早做人工流产。

(四)安全期避孕法

安全期避孕法是根据女性的自然生理规律,不用任何避孕药物或器具,选择在月经周期中的不易受孕期内进行性交而达到避孕的目的。多数育龄妇女具有正常月经周期,一般为 28～30 天,卵巢排卵在下次月经前 14 天左右。成熟卵子排出后可存活24～48小时,受精能力最强的时间是在排卵后 24 小时内;精子在女性生殖道内可以存活24～72小时。因此,排卵前后 4～5 天内为易孕期,其余时间不易受孕则为安全期。

除根据月经周期推算外,还可结合基础体温、宫颈黏液的变化来推算安全期。育龄期妇女的基础体温,可在排卵后因孕激素的作用上升 0.3～0.5℃,呈双相型,基础体温升高 3 昼夜后为安全期。但是,排卵前无法在基础体温上确定什么时候排卵。观察宫颈黏液变化也有助于推算安全期。因排卵期女性体内有较高水平的雌激素,所以宫颈黏液稀薄且量多,黏液的拉丝度可达 10cm 以上。

如女性月经规律,则基本上能确定排卵日期。但是,女性排卵期可受情绪、健康状况或外界环境因素等的影响而提前或推后,偶尔还可发生额外排卵。因此,安全期避孕法不十分可靠,失败率高达 20％。再者,新婚期间性生活频繁,因此安全期避孕失败率较高。

四、预防泌尿系统、生殖系统感染

女性尿道长约 4cm,位于阴道前面、耻骨联合的后方。由于女性尿道短而直,又接近阴道,故易发生上行性泌尿系统感染。女性生殖器官通过阴道口与外界相通,致病菌可经阴道上行播散,引起生殖系统炎症。新婚期间如存在不注意卫生、性交时损伤等问题,则阴道前庭及男性外生殖器的致病菌可进入女性体内,引起上行感染。泌尿系统主要引起急性尿道炎、膀胱炎,生殖系统主要引起阴道炎,甚至上行感染导致子宫、盆腔组织的病变。若不及时治疗,均可迁延成慢性,以后机体抵抗力下降时反复发作。生殖系统炎症继续发展,会造成不孕;即使受孕,往往因输卵管部分闭塞造成异位妊娠。

(一)炎症的临床特点

1.急性下尿路感染

下尿路感染包括尿道及膀胱的炎症。其感染途径以上行性感染最为常见,发病突然,多见于新婚女性。常与性生活有关,不洁性生活易引起尿路感染。

主要症状有尿频、尿急、尿痛,甚至脓尿、终末或全程血尿。全身症状多不明显,严重者可出现发热、耻骨上膀胱区压痛等表现。尿常规检查白细胞数增多,可有红细胞;用抗生素前,晨起第一次中段尿细菌培养检出率高。

2.生殖器官炎症

女性生殖系统通过阴道口与外界直接相通,并邻近尿道和肛门,病原体易于侵入,可引起炎症。但是生殖器局部无论从解剖方面还是生理方面来看,均具有比较完善的防御功能。当月经期、分娩、手术或局部损伤、不洁性生活时,生殖器的自然防御功能降低,外来致病菌侵入可引起炎症;另外,阴道内原来存有的条件致病菌,在环境适宜的情况下也可生长繁殖而引起炎症。

女性生殖系统炎症是妇科常见病,主要有阴道炎、子宫颈炎、子宫内膜炎、子宫肌炎、附件炎及盆腔炎。引起炎症的常见病原体有化脓性细菌、阴道毛滴虫、假丝酵母菌、疱疹病毒、梅毒螺旋体等。其传染途径有:①沿黏膜上行蔓延;②经血液循环播散;③经淋巴系统蔓延;④直接蔓延。

女性生殖器官炎症常表现为白带增多并有异味、下腹坠胀感、腰酸等。当有急性盆腔内感染时,则可出现下腹疼痛、体温升高。妇科检查见阴道壁充血、阴道内有大量炎性分泌物,子宫及宫旁组织压痛明显。阴道分泌物悬滴检查提示阴道清洁度降低,或有滴虫、假丝酵母菌;血常规检查白细胞计数及中性分类增加。

(二)预防及护理措施

1.注意性卫生

女性应每天清洗外阴。男女双方在性交前应清洁外生殖器,性交后女性应再次清洗外阴,并排尿一次,以预防生殖系统及泌尿系统感染。

男性也应每天清洗外阴,注意清洗时将阴茎包皮向上翻起,否则,在性交时会将细菌带给女方,造成女方患阴道炎、慢性宫颈炎。包皮垢是一种作用很强的致癌物,不仅可致龟头癌,还可通过性生活诱发女方患宫颈癌。

2.适当休息,性生活应有节制

新婚夫妇性交次数往往过频,如不注意节制,既影响休息,又可使男性前列腺过度充血而诱发前列腺炎。性交次数过频可致精子数量减少、质量降低,严重者可造成不孕。

3.及时就诊

当有感染症状出现时应及时就诊,切忌轻视、拖延,或擅自用药,以免延误治疗、加重病情。

4.多饮水,多排尿

每天多喝水可以使排尿增多,以冲洗膀胱、尿道。发病后服碳酸氢钠碱化尿液,减少对尿路的刺激。膀胱区热敷、热水坐浴等可以减轻膀胱痉挛,缓解膀胱刺激症状。

5.按医嘱用抗生素

发病后除了及时就诊外,一定要严格按医嘱使用抗生素,尤其是在症状消失后不能自己停药。应在医生指导下继续巩固治疗7～14天,以免复发。

【案例讨论】

1.两人在结婚前应去医院进行婚前咨询和婚前医学检查,对健康状况和生育能力作出全面的评估。接受医生的指导,决定是否结婚、是否生育、何时生育。

2.如果婚前检查没问题,则第二年下半年怀孕比较合适。

原因为:婚房刚装修好,需要时间通风,减少有害物质的存在;结婚后马上怀孕肯定不好,经济压力、精神压力、疲劳、有毒有害物质等都会影响精子和卵子的质量,不利于优生优育;从季节上来讲,早孕阶段在春天的话,病毒感染较多,可能引起流产、胎儿畸形等问题。

第三节 怀孕前的准备工作

优生优育一直是我国十分重视的一项工作,关乎国家的未来,关乎综合国力和国际竞争力,关乎家庭幸福。从 2004 年开始,国家及各级地方政府、卫生与计划生育委员会、财政部门相继颁布了免费婚前医学检查、免费孕前检查等政策,并制定了保障政策落实的相关措施(图 2-9)。

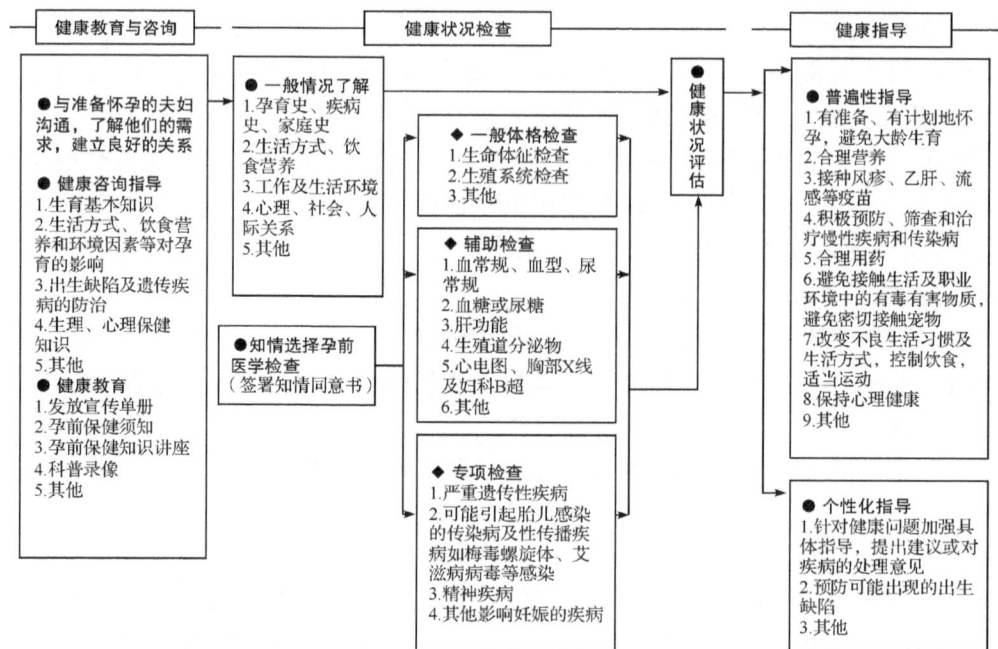

图 2-9　孕前优生检查流程

在政策保障的前提下,各个待孕的家庭也应做好怀孕前的准备工作。

一、生理准备

(一)健康状况

1.身体素质调养

孕前生理准备不只是指生殖功能的调适。要想生育一个健康聪明的宝宝,父母的身体素质是优生的基础。新婚之后,为保持身体素质的良好状态,最关键的一条是建立有助于两性生活和谐的节律和格调。这不仅仅是家庭生活幸福之源,从生育观点来看,也关系到男女双方所产生的精子和卵子能否始终处于最佳状态,并有利于新生命在形成过程中获得优良遗传基因。

计划怀孕的女性要回归健康的生活方式。

(1)吃。每天按时吃饭,减少在外就餐的次数,饭菜应可口又有营养。

(2)喝。水污染会影响胎儿的正常发育,一定要选择合适的净化装置,保证饮用水的质量合格。

(3)睡。保证充足的睡眠,不过于劳累,不熬夜。

(4)玩。不长时间上网、玩游戏或看电视。尽量少使用能造成电磁污染的电视、音响、电脑、微波炉、手机等。

(5)住。生活环境舒适宁静,保证周围没有嘈杂的声响,同时保持良好的通风状态。

(6)学。提前开始阅读有关孕期保健和胎儿生长的书籍和杂志。

(7)乐。多听些愉悦精神、放松心情的音乐。让自己愉快平稳地开始孕期生活,以利于优生优育。

(8)美。小心使用化妆品,减少使用美容品,暂时只使用知名品牌的护肤品,原则上只护肤不美容,以防化妆品中的有害物质对胎儿造成伤害。

2.实现标准体重

人有胖瘦之分,体重过轻则为瘦,过重则为胖。那么以什么样的标准来衡量是胖还是瘦呢?这当然必须有个参照值,这个参照值我们就把它称之为标准体重。目前在我国尚没有统一的标准体重数据,较普遍采用的计算方法有两种,基本已被广泛采用。

一种是以身高来计算标准体重,如果超过标准体重的20%,就属于肥胖。标准体重公式为

男性标准体重(kg)=身高(cm)-105

女性标准体重(kg)=身高(cm)-100

还有一种是 BMI 指数法,如果体重指数超过 24,就属于超重。体重指数公式为

$$体重指数=\frac{体重(kg)}{[身高(m)]^2}$$

体重过轻:体重指数<18.5;

正常体重:18.5≤体重指数<24;

肥胖前期:24≤体重指数<27;

轻度肥胖:27≤体重指数<30;

中度肥胖:30≤体重指数<40;

重度肥胖:体重指数≥40。

准备怀孕的妇女首先要实现标准体重。如果体重超常,偏瘦或偏胖,都会使怀孕的机会大大降低。尤其是因为爱美而拼命节食、减肥的女性,常存在营养不良、内分泌紊乱、排卵障碍、月经失调等健康隐患,可能导致生殖功能异常,生育能力下降,从而不易受孕。

有研究发现,妇女体重低于标准体重的 3～5kg,就有可能引起不孕。所以,女性准备怀孕期间要注意营养,保证优质蛋白质和脂肪食物的摄取,不宜过度节食。过胖的妇女还应通过运动减肥,以中等或低强度运动为好,如快步走、慢跑、羽毛球、乒乓球、游泳等。总之,在孕前要有计划地通过合理饮食和进行适量的体育锻炼,以达到或接近标准体重。

3.口腔科检查

女性在计划怀孕前应到口腔科做一次全面检查,接受口腔医生的健康指导,这对安

全度过妊娠期非常关键。对牙龈炎、牙周炎、蛀牙、阻生智齿要及时治疗。

妊娠期牙龈炎指妇女在妊娠期间,由于女性激素水平升高,原有的牙龈慢性炎症加重,使牙龈肿胀或形成龈瘤样的改变,分娩后病损可自行减轻或消退。妊娠期牙龈炎的发生率报道不一,在30%～100%。

妊娠期牙龈炎的发生是由于妊娠时性激素水平的改变,牙龈对局部刺激的反应增强,使原有的牙龈慢性炎症加重或改变了特性。牙龈是女性激素的靶组织,妊娠时血液中的女性激素特别是黄体酮水平增高,妊娠6个月以后可达平时的10倍,这使牙龈毛细血管扩张充血,血管通透性增加,炎症细胞和液体渗出增加,加重了牙菌斑所引起的炎症反应。如果是中、重度的牙周炎,孕妇生出早产儿和低体重儿的机会也大大增加。所以,怀孕前应该进行牙龈炎和牙周炎的检查和治疗。

第三磨牙简称智齿,生长在牙槽骨的最里面,由于各种原因造成只能部分萌出或完全不能萌出且以后也不能萌出的智齿叫阻生智齿。从预防角度来看,尽早拔除阻生智齿可以预防很多由其引起的并发症。

智齿部分萌出时,常为软组织覆盖,形成盲袋,容易积留食物残渣,成为细菌滋生地而引起冠周炎。由于智齿多在18岁以后萌出,且智齿冠周炎又最容易发生在20～35岁,而这个年龄恰好是育龄妇女选择怀孕的时间。所以,计划怀孕的青年女性,可以考虑在孕前拔除阻生智齿,避免妊娠期间发生冠周炎。在妊娠期间发生冠周炎,处理的难度比平时要高很多。

4. 治疗原有疾病

准备怀孕的妇女要积极治疗原有的疾病,如贫血、高血压、肾脏疾病、糖尿病、心脏病、膀胱炎及肾盂肾炎、子宫肌瘤、各类阴道炎等。这些疾病或可影响受孕;或在怀孕后使病情加重,危及孕产妇的生命安全;或使胎儿发育受影响,甚至胎死宫内。所以,此类妇女要在怀孕前3个月接受仔细检查和治疗,并向医生咨询,了解是否适宜怀孕,或更换正在服用的药物。

(二)预测排卵期

根据精子、卵子存活的时间计算,在排卵前后4～5天内为易孕期,其余时间为安全期。当易孕期到来的时候,尽量不要错过房事,以尽快达到怀孕的目的。

1. 测量基础体温

基础体温是指机体经过较长时间(6～8小时)睡眠醒来后,未进行任何活动时测得的体温(图2-10)。

女性基础体温有周期性变化,在正常情况下,排卵后基础体温上升0.3～0.5℃,称为双相型体温。排卵一般发生在基础体温由低到高上升的过程中,在基础体温处于高温相的三天内为"易孕阶段"。但这种方法只能提示排卵已发生,不能预告排卵何时发生。

任何特殊情况都可影响基础体温的变化,如性生活、近日感冒等,这些要记录下来。将每天测得的体温记在体温表上并连成线,以便观察和分析。

2. 推算法

大部分妇女的排卵时间在下次月经来潮前14天左右。月经周期规律的女性,可以

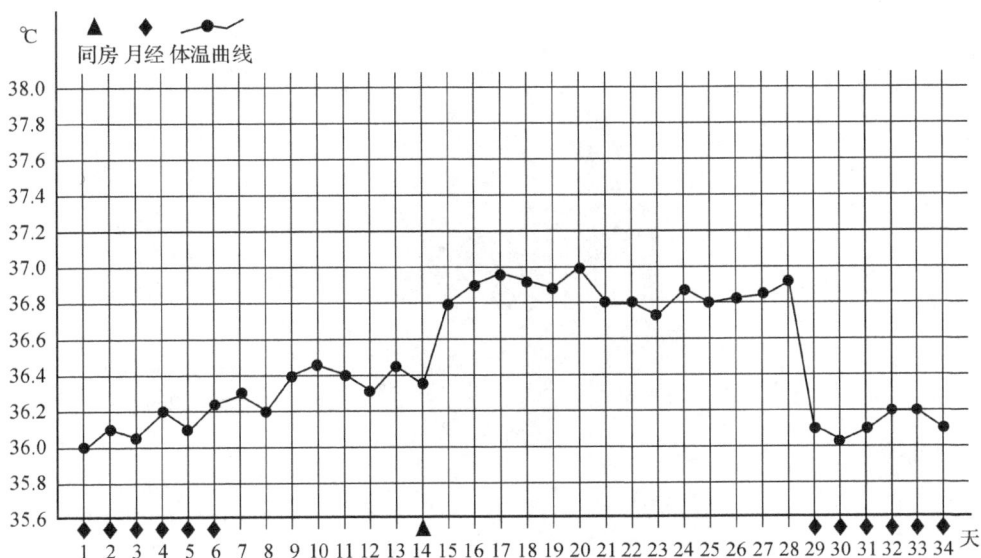

图 2-10　基础体温曲线

根据自己以前的月经周期来推算。由于排卵可受疾病、情绪、环境及药物等因素的影响而发生改变,所以在用推算法时要与其他方法结合使用。

3.观察阴道分泌物

阴道分泌物俗称"白带",由子宫内膜分泌的液体、子宫颈黏液、阴道壁渗出的液体组成。在正常情况下,子宫颈黏液是白带的主要成分。在月经周期的中期,卵泡发育成熟,体内雌激素水平增高,子宫颈黏液增多而稀薄,使得阴道分泌物增多,透明度高,润滑呈蛋清样,不易拉断。出现这种黏液的最后一天前后 48 小时之间是排卵日。因此,在日常生活中当出现阴部湿润感时即排卵期,计划受孕应选择在排卵前的湿润期。

(三)做好营养准备

人们往往只知道优生优育要从胎儿期抓起,诸如适当参加一些孕期锻炼,不去人多的公共场所以免病毒感染,避免不良生活因素的干扰,特别是注意科学饮食,为胎儿发育提供足够的营养等。然而营养专家认为,上述这些准备应当再向前推移,尤其是在营养方面,如果等到怀孕后才把它提上议事日程,那么孕妇自身可能要付出健康损害的代价,胎儿发育往往也会受到各种消极影响。所以,怀孕前的饮食营养要引起重视。

为了给居民提供最基本、科学的健康膳食信息,国家卫生计生委委托中国营养学会组织专家,制订了《中国居民膳食指南(2016)》。一般人群膳食指南共有 6 个条目:①食物多样,谷类为主;②吃动平衡,健康体重;③多吃蔬菜、奶类、大豆;④适量吃鱼、禽、蛋和瘦肉;⑤少盐少油,控糖限酒;⑥杜绝浪费,兴新食尚(图 2-11)。

1.调整饮食

从优生角度考虑,怀孕妇女机体营养失调会引起胎儿发育所需的某些营养素短缺或是过多,不利于优生。故女性在怀孕前应当全面了解自己的营养状况,必要时也可请医生帮助诊断,以有目的地调整饮食,积极贮存平时体内含量偏低的营养素。

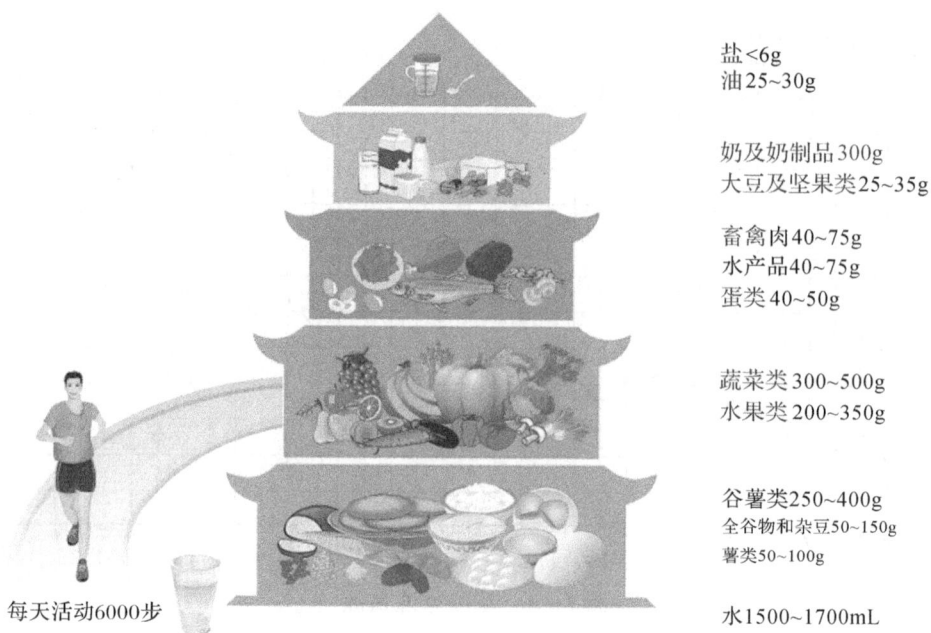

盐 <6g
油 25~30g

奶及奶制品 300g
大豆及坚果类 25~35g

畜禽肉 40~75g
水产品 40~75g
蛋类 40~50g

蔬菜类 300~500g
水果类 200~350g

谷薯类 250~400g
全谷物和杂豆 50~150g
薯类 50~100g

水 1500~1700mL

每天活动 6000 步

图 2-11　中国居民平衡膳食宝塔

饮食要多样化,不偏食,不忌嘴,特别注意优质蛋白质、矿物质和维生素的摄入。多吃瘦肉、蛋类、鱼虾、豆类及豆制品、海产品、新鲜蔬菜、时令水果;避免食用腌制品、腊制品及罐头等加工食品。水果应去皮后再食用,洗蔬菜注意以浸洗的方法去掉残留农药。

男性可多吃些鳝鱼、泥鳅、鸽子、牡蛎、鸡蛋、韭菜、山药、银杏等,这些食物中含有丰富的赖氨酸和锌,可提高精子的质量。医学专家研究发现,番茄红素是一种天然抗氧化剂,主要存在于西瓜、葡萄、西红柿及一些贝类食物中。男性进食富含番茄红素的食物后,番茄红素在睾丸中的浓度较高,有助于精子的活力增强,利于形成优质的受精卵。

女性如嗜好辛辣食物,则在计划怀孕前 3~6 个月应停止吃辛辣食物。因为辛辣食物常常可引起正常人的消化功能紊乱,如胃部不适、消化不良、便秘,甚至发生痔疮。由于怀孕后随着胎儿的长大,本身就可以影响孕妇的消化功能和排便。如果女性在怀孕前后一直保持着进食辛辣食物的习惯,一方面会加重孕妇的消化不良、便秘或痔疮的症状,另一方面也会影响孕妇对胎儿营养的供给,甚至增加分娩的困难。

怀孕前,夫妻双方尤其是女方若经常食用高糖食物,可能引起糖代谢紊乱,甚至成为潜在的糖尿病患者。怀孕后,由于胎儿的需要,孕妇摄入量增加或继续维持怀孕前的高糖饮食结构,则极易出现孕期糖尿病。孕期糖尿病不仅危害孕妇的健康,还可能出现流产、早产或死胎,胎儿可能是巨大儿、大脑发育障碍患者,影响宝宝的健康成长。因此,为了母婴的健康,计划怀孕的夫妻在怀孕前应调整好饮食结构。若孕妇平时对甜食有依赖,营养学家建议每餐喝一杯略带苦味的茶。当出现对甜食的渴望时,改用几片水果来解馋。

2.增加叶酸摄入

叶酸是一种水溶性 B 族维生素,孕妇对叶酸的需求量比正常人高 4 倍。孕早期是胎儿器官系统分化、胎盘形成的关键时期,细胞生长、分裂十分旺盛,此时叶酸缺乏可导致胎儿畸形。如在我国发生率约为 3.8‰ 的神经管畸形包括无脑儿、脊柱裂等,另外还可引起早期的自然流产。到了孕中期、孕晚期,除了胎儿生长发育外,母体的血容量、乳房、胎盘的发育使得叶酸的需要量大增。叶酸不足,孕妇易发生胎盘早剥、妊娠高血压综合征、巨幼红细胞性贫血;胎儿易发生宫内发育迟缓、早产和出生低体重,而且这样的胎儿出生后的生长发育和智力发育都会受到影响。

所以,女性最好在准备怀孕的前 3 个月开始摄取叶酸。根据相关研究,女性在怀孕前 3 个月开始每天服用 400μg 的叶酸,可降低 70% 的新生儿神经管缺陷发生概率。因此,准备怀孕的女性应在怀孕前就开始每天服用 400μg 的叶酸。美国研究人员调查发现,女性如果在怀孕初期就开始补充叶酸,可降低将来婴儿出现唇裂的概率。

对于男性而言,叶酸不足会降低精液的浓度,还可能造成精子中染色体分离异常,会给未来的宝宝带来患严重疾病的极大可能性。

备孕的夫妻平时应多食富含叶酸的食物。莴苣、菠菜、油菜、小白菜、青菜、西红柿、胡萝卜、南瓜、蘑菇等蔬菜,橘子、草莓、樱桃、香蕉、猕猴桃等水果,全麦面粉、大麦、米糠、小麦胚芽、糙米等谷物类食物,豆类、坚果类食品及动物的肝脏均富含叶酸。

含叶酸的食物很多,但由于叶酸遇光、遇热就不稳定,容易失去活性,所以人体真正能从食物中获得的叶酸并不多。如:蔬菜贮藏 2～3 天后叶酸损失 50%～70%;煲汤等烹饪方法会使食物中的叶酸损失 50%～95%;盐水浸泡过的蔬菜,叶酸的成分也会损失很大。因此,人们要改变一些烹制习惯,尽可能减少叶酸流失。

3. 不宜喝的饮料

(1)咖啡。生物学研究显示,咖啡中的咖啡因在某种程度上会影响女性怀孕。因为咖啡因可以在一定程度上改变女性体内雌性激素与其他性激素之间的关系,从而间接抑制受孕。因此,在准备怀孕时女性最好少喝咖啡,以免使怀孕受到影响。

(2)可乐。科学家的研究表明,过多饮用可乐型饮料会直接伤害精子,所形成的受精卵可能导致胎儿畸形或先天发育不足。所以,准备怀孕的夫妻应少饮或不饮可乐型饮料。

(3)酒。夫妻一方或双方经常饮酒、酗酒,不仅影响精子或卵子的发育,造成畸形,使女方一开始在体内获得的就是异常受精卵,而且影响受精卵的顺利着床和胚胎发育,出现流产。酒后受孕,可造成胎儿发育迟缓。酒精会导致胎儿正在发育的大脑神经细胞"自动凋亡",出生后智力低下,甚至成为白痴。所以,为了孩子的健康,夫妻双方应在计划怀孕前一年就开始戒酒。

4. 戒烟

在准备怀孕的阶段,夫妻双方要戒烟。香烟在燃烧过程中所产生的有害化学物质有致细胞突变的作用,对生殖细胞产生损害,卵子和精子在遗传因子方面的突变会导致胎儿畸形和智力低下。据统计,男方每天抽烟 20～30 支,精子畸形率显著增高;超过30 支,畸形精子更多,并且会影响精子活动力。香烟中的尼古丁有收缩血管的作用,妇女子宫血管和胎盘血管收缩将不利于受精卵着床。

需要注意的是,不吸烟的妇女如果与吸烟的人在一起,也会受到影响。妻子和吸烟的丈夫在一起,会吸入飘浮在空气中的焦油和尼古丁,同本人吸烟一样有危害。

(四)运动健身

孕妇体质不好除可影响胎儿发育外,还可因身体不够强健而导致子宫和腹肌收缩力弱,不能保证胎儿顺利地自然分娩。如借助产钳、吸引器等生产,容易造成新生儿产伤,并增加产后感染的可能性。女性若有健壮的身体,对怀孕、生产是很有好处的。现代科学表明,夫妇通过体育锻炼保持身体健康,能为下一代提供较好的遗传基因。特别是对下一代加强心肺功能、减少单纯性肥胖等,遗传因素能产生明显的影响。

1.制订健身计划

女性孕前应制订一个科学的健身计划,以提高身体的耐久性、力量和柔韧性。至少在怀孕前 3 个月开始健身,这样可以使孕期生活更加轻松地度过。孕前锻炼的时间每天不少于 15 分钟。锻炼适宜的项目有跑步、散步、游泳、健美操、瑜伽、骑自行车等,在节假日还可以进行登山、郊游等活动。但孕前进行健身运动一定要循序渐进,不要让身体太疲劳。

2.加强腹肌和盆底肌锻炼

女性内生殖器位于盆腔内,子宫居盆腔中央,腹压的方向几乎和骨盆出口平面垂直,所以骨盆底承受着较大的腹压。盆底肌张力不够,会造成子宫位置不正常而影响受孕;分娩时,腹肌和盆底肌的收缩力不够,可影响正常分娩。

3.健身时避免颠簸

专家发现,过度颠簸会影响体内激素的产生。每周平均跑步 48 公里以上的女子,月经周期和排卵规律就会发生变化,影响受孕。因此,在准备受孕期间,妇女要减少剧烈运动,避免颠簸。

4.男性避免骑车运动

长途骑车是很多青年男性喜欢的运动。专家指出,男性在计划要孩子期间应暂时告别骑车运动。骑车时车子座椅正好处于男性的阴部,如果骑车时间过长,座椅会持续压迫阴囊,导致局部温度升高,影响精子的数量和质量。而且,长时间骑车还会使人疲劳,使阴部明显充血,可能诱发前列腺炎,使精液分泌减少,不利于受孕。骑车过久会使睾丸不断振荡,有可能影响生精功能。

二、心理准备

所谓孕前心理准备,是指夫妻双方应在心理状态良好的情况下完成受孕。生儿育女是一个复杂的问题,除了受生理、病理、环境等多种因素影响外,还受到感情、情绪等心理因素的制约。夫妻的心理状态对胎儿的优生有很大的影响。所以,夫妻双方在决定要孩子之后,要努力调整自己的情绪,以一种积极乐观的心态面对未来,让生活中的每一天都充满希望。

(一)心理因素对受孕的影响

1.对女方的影响

对女方来说,心情不愉快、紧张、忧郁等负面的精神刺激,可以引起下丘脑—垂体—

卵巢轴的内分泌调节功能异常,从而影响卵巢中卵泡的成熟与排卵。内分泌调节紊乱,可引起性激素分泌异常、卵巢排卵受抑制、子宫和输卵管痉挛、宫颈黏液分泌异常等,这些由心理因素导致的生理上的改变,最终都会干扰女方的正常受孕。

2.对男方的影响

现代医学以为,当大脑皮层处于良好状态下,全身的神经、内分泌功能稳定时,睾丸的生精功能就能正常发挥。假如精神长期处于忧愁、悲伤、压抑、沮丧等不良状态,或工作劳累、压力过大,这些不良的精神状态都可直接影响神经系统和内分泌的功能,使睾丸的生精功能发生紊乱,精液中的分泌液(前列腺液、精囊腺液、尿道球腺液等)成分也受到影响,极不利于精子存活,大大降低了受孕的概率。英国利兹大学的科研人员研究发现,当男人常处于沮丧、失落或精神过度紧张时,他们的精子数目会大大减少,甚至完全丧失制造精子的能力。

所以,临床上对不育夫妇在不育原因不明的情况下应考虑到不良心理情志因素的影响,并加以调适,这是因为生殖健康是建立在心理健康基础之上的。

(二)孕前心理准备

1.接受怀孕带来的生活改变

夫妻双方在还未怀孕之前,一定要有足够的心理准备。因为宝宝的降临意味着目前生活方式的转变,在带来喜悦的同时也会增加很多责任,在宝宝的喂养、教育、健康安全等方面都需要付出很多的时间和心血。或许准爸妈会因此而失去很多自由,有时还会因此影响事业的发展。

但从另一个角度来看,宝宝带来的欣喜和乐趣是无法替代的。所以,计划怀孕前夫妻双方要调节好心理平衡,创造和谐的心理环境,因为良好的精神状况能保证机体各器官的功能处于最佳状态。

2.掌握孕育知识

学习和掌握一些关于妊娠、分娩和胎儿在宫内生长发育的孕育知识。了解受孕的必备条件及在妊娠过程中出现的某些生理现象,如早期的早孕反应,中期的胎动,晚期的妊娠生理水肿、腰腿痛等。当这些生理现象出现时,就能够正确对待,泰然处之,避免不必要的紧张和恐慌。

3.保持积极的情绪状态

女性怀孕后形体上会出现很大的变化,容貌上可能发生一些改变,有的还会有色素沉着,而且为了胎儿的出生要经历难以忍受的痛苦。这些使得一些女性对"母亲"这个角色,渴望着并害怕着。所以准备怀孕的夫妇要调整好心态,要知道正是因为女性的妊娠分娩才有了人类的延续,才有了人类进化的种种可能,女性这样的生理构造是女性独有的最美好的礼物。怀孕是每位女性几乎都要历经的人生过程,不要把生产想得那么可怕,不必为此背上思想包袱。以迎接节日一样的心境迎接妊娠,可以看作建立优生心理的开始,这将对未来一代的身心健康产生深远的影响。

4.适当参加运动

体育运动伴随着血流量和吸氧的增加,对中枢神经系统有良好的效果,可以控制抑郁。因为抑郁通常与低肾上腺素分泌量有关,而运动可以增加肾上腺素分泌量。所以,准备怀孕的夫妇都要参加适当的体育活动。应该尽可能多做些户外活动,这样有利于血液循环和神经内分泌的调节,放松紧张与焦虑的心态。

心理学家们认为,身体活动是使神经中枢系统得到适当的激活并达到愉快状态的重要途径。适度负荷的体育运动能使人体释放一种多肽物质——内啡肽,它能使人们在进行运动后直接感受到舒适愉快的心情。因此,参加体育活动,尤其是参加自己喜爱的体育活动,可以使人从中得到乐趣,振奋精神,陶冶情操,产生良好的情绪状态。

5.丈夫的作用

面对怀孕这件事,有心理压力的不仅是妻子,丈夫也会有许多心理压力。比如担心妻子教育孩子的能力与经验;担心成为母亲后的妻子将情感转移到孩子身上,完全地忽略掉自己;担心因为照顾妊娠期的妻子而承担过多的家庭事务,从而影响自己的事业发展;担心妻子因为妊娠与分娩在形体与性格上都发生太大的变化等。所以,丈夫要调适好自己的心态,这时候需要承担起一家之主的重任,为备孕创造良好的心理环境。

首先,丈夫要从内心里渴望着妻子的怀孕,渴望着未来宝宝的来临,真诚地期待着做父亲的感觉。其次,丈夫要细心关照妻子的心理状态,注意妻子承受的压力与孕期问题。最后,也是最重要的,就是丈夫要真诚地愿意支持妻子平安度过孕期、分娩期和哺乳期。

事实证明,有心理准备的孕妇与没有心理准备的孕妇相比,前者的孕期生活要顺利从容得多,妊娠反应也轻得多。有了这样的心理准备,胎儿会在优良的环境中健康成长。

三、环境与物质准备

(一)居室清洁安全

日常生活环境应整洁明亮,安静舒适,通风良好。居室最好保持适宜的温度(20～22℃),保持适宜的50%的相对湿度。

如果是新装修的房子,要注意甲醛对人体的影响。甲醛是一种已知的有害物质,对人体的遗传物质有很强的损伤作用,而各类装饰材料中都不同程度地含有甲醛。另外,苯常含于油漆、涂料、粘胶剂中,也是重要的污染源。所以,房子装修后,最好打开门窗过一个夏季再搬去住;或者请有关部门检测一下房间中有害物质的含量,安全后再入住。

整理家中的物品,合理摆放。将经常使用的物品放在方便取放的地方;家里的地面要防滑,尤其是卫生间和厨房。在卫生间可放防滑垫,在马桶附近安装扶手,以方便孕妇如厕;可能会绊脚的物品重新归置,留出最大的空间,以方便孕妇活动。

(二)避免饲养宠物

宠物身上带有高度影响胎儿的弓形虫以及其他细菌。弓形虫是一种人畜共患的寄生虫,是细胞内寄生虫,寄生于细胞内,随血液流动,到达全身各部位,破坏大脑、心脏、眼底,致使人的免疫力下降,患各种疾病。弓形虫能通过胎盘,对孕妇造成很大危害,后果可能是早产、流产、死胎等;先天性感染胎儿有可能产生严重后果,比如胎儿小头畸形等,也会导致精神障碍、智力障碍、运动障碍等。

传染的途径主要是摄取被猫科动物的体液或粪便污染过的食物,弓形虫的感染最终都是通过食物摄入。还有血液传染,但罕见。

男性感染弓形虫,同样会对生殖能力造成严重的危害。对男性生殖来说,弓形虫主要破坏精子的质量,进而影响其生殖能力。据报道,有学者对男性不育病人的精浆进行了弓形虫抗体检测,同时对临床情况进行了分析,结果发现,感染弓形虫的患者精液常规分析质量明显低于正常人,而且感染者以农民为多,其次为工人。感染弓形虫的患者精液质量较差,白细胞明显增多,个别病人的精液中看不到活精子。多数患者经抗弓形虫治疗后,精液质量明显好转。

准备怀孕的夫妇,最好避免饲养宠物,减少与宠物的密切接触。养过宠物的夫妇应先去医院检查,确认没有感染宠物身上的病原体再怀孕。如果与宠物接触,要马上洗手,避免"虫从口入"。

【知识拓展】弓形虫病临床表现与抗体测定

大多数猫感染后没有任何症状,少数猫表现为腹泻或萎靡不振,偶尔可引起肺炎或眼部炎症。

人感染弓形虫后绝大多数没有临床症状,或者很轻,以致不知道什么时候感染的,这种感染称为隐性感染。只有少数人的原发性感染(即第一次或初次的感染)有临床症状,如淋巴结肿大、发热、疲乏、头痛、咽痛、肌肉关节痛和腹痛,几天或数周后随着人体产生免疫力而自愈。再次感染不再有这些临床表现。

在孕前优生健康检查中,包括弓形虫抗体 IgM、IgG 的检测。如果 IgM 抗体为阳性,多说明近期内有感染,暂时不能怀孕,需要进行治疗,待治愈后方可考虑怀孕。如果抗体均为阴性,多说明身体还未受到过感染,那么在孕前及孕后更要小心,因为体内没有相关抗体。如果 IgM 抗体阴性、IgG 抗体阳性,但抗体效价不高,可能为慢性感染或既往有过感染。如果孕妇在怀孕前感染过弓形虫,怀孕后一般不再有被传染的危险。因为,只有在怀孕前没有感染过弓形虫的孕妇,在怀孕期间发生初次(原发性)感染才有可能传染给胎儿。

(三)避免接触有害物质

接触汞、铝、苯、砷、一氧化碳、有机磷、放射线、超声波、微波、放射性同位素等有毒物质,可以引起精子、卵子染色体畸变,致使胎儿畸形。如果接触农药、杀虫剂、铜、汞等有害物质过久,体内残留量在停止接触后 6 个月至 1 年才能基本消除,在此期间不宜受孕。

(四)缓解工作压力

随着就业压力的增大,很多白领女性都面临着激烈的职场竞争,长期处于紧张脆弱、焦虑抑郁的情绪中。这种压力、紧张可引起内分泌失调,出现月经紊乱的状况,严重者可影响女性的正常排卵,大大降低了受孕概率。如果连续 3 个月出现月经不规律,则应去医院就诊,确认卵巢功能是否正常。所以职业女性要多与家人、领导及朋友沟通,以缓解压力,释放焦虑的情绪,让自己在轻松的心理氛围下受孕。

如果工作强度较大,工作环境中存在有毒有害物质,或是需要在室温过高、过低的地方作业,则应在孕前调离原来的工作岗位。如果实在无法避免,则工作中要严格遵照安全操作规程,工作期间适当安排休息,务必保证自己工作环境的安全。

【案例讨论】

3.根据两人的职业,考虑坐的时间比较多,两人都有点胖。所以,要避免久坐少动,制订运动与饮食计划,通过锻炼和饮食调整来达到理想体重。新房子可请专家来监测房间内有害物质的含量,安全后再入住。做好避孕措施,避孕意外怀孕。如计划明年下半年怀孕,则避孕时间较短,可采用男用或女用避孕套避孕,停止措施后即可怀孕。

【考考你】

1.正常受孕需要具备哪些条件?

2.根据哪些方面来决定妊娠的时机?

3.简述围婚期保健与优生的关系。

4.准备怀孕的女性,可以通过哪些途径来实现标准体重?

5.小陈,女,24岁,结婚两个月。因为她要继续完成硕士、博士研究生的学习,所以夫妇俩决定四五年内不准备怀孕。请根据他们的情况,给予合适的计划生育指导。

(张丽萍)

第三章　日常生活照顾

孕育宝宝是妇女人生和整个家庭建设的特殊阶段。这个阶段孕产妇的生理状态和常人不同,因此需要助产士对孕产妇的一般生活照顾、卫生、居家环境以及休息与活动等日常生活作出相应指导,以促进妇女顺利地度过孕育宝宝的特殊时期。

【案例】

小宁,23岁,身高165cm,体重50kg,从事时尚行业,经常穿高跟鞋和紧身衣服,作息时间不规律,长途出差较多。因月经迟迟未来,她到医院检查,发现已怀孕6周。小宁在门诊进行产前咨询。

讨论:

1. 根据小宁的情况,对其一般生活状况给予评估。

2. 根据评估结果,对小宁进行孕期指导。

第一节　一般生活照顾

在孕产期,妇女的生理状态将发生很多变化。日常生活、平日使用的生活用品以及出行将不同于以往,所以根据孕产期各个不同的阶段进行适当的起居调整,选择合适的衣着以及出行方式显得格外重要。

一、日常起居

规律的生活可使机体系统及各重要器官的生理活动协调和统一。因此,孕产妇的日常起居应有规律,从而增强机体的免疫功能,降低患病率,这对胎儿也是十分有益的。因此,孕妇的睡眠、饮食与排泄、工作与学习以及休闲活动等都要定时、定量,有规律。

(一)睡眠

怀孕后的妇女容易疲劳。在孕早期,由于母体内激素的变化等,孕妇常会出现嗜睡的现象;在孕晚期,由于母体负荷过重,孕妇也会出现睡眠不足。过度疲劳会使机体抵抗力下降,易患疾病。因此,应安排好孕妇的作息时间,保证每天8~9小时的睡眠。但也不可睡眠时间过长,要做到劳逸结合,孕妇自觉无疲劳感为宜。有条件者应坚持每天午睡,但最长不可超过2小时。另外,不要睡过软的床,睡觉姿势可选择左侧卧位,以减少增大的子宫对腹腔及下肢血管的压迫,使右旋的子宫得到缓解,增加回心血量,减轻下肢水肿,从而提高睡眠质量。

(二)饮食与排泄

坚持正常饮食习惯。适当补充足量的优质蛋白、维生素、矿物质等营养物质。平时可准备些饼干、糖果等点心放在身边,以备饥饿时随时可以食用,防止出现血糖过低而导致意外的发生。在孕期,不可过多食用过甜、过咸、辛辣的食品,以防引起肥胖、妊娠糖尿病、高血压等疾病(具体营养摄入见第四章)。

在妊娠早期,增大的子宫压迫膀胱引起尿频,妊娠12周以后子宫体高出盆腔,压迫膀胱症状消失。在妊娠末期,由于胎先露进入盆腔,孕妇会再次出现尿频,甚至腹压稍增加即出现尿液外溢现象。同时,受到孕激素影响,泌尿系统平滑肌张力下降。在妊娠中期,肾盂及输尿管增粗,蠕动减弱,尿流缓慢,孕妇易发生肾盂肾炎。因此,应鼓励孕妇及时排尿,防止泌尿系统感染。

受孕激素影响,孕妇胃肠平滑肌张力下降,使得蠕动减少、减弱,胃排空时间延长,易有上腹部饱胀感。在妊娠中、晚期,由于胃部受压及贲门括约肌松弛,胃内酸性内容物可回流至食管下部,产生"灼热感"。肠蠕动减弱,易便秘。因此,孕妇应多饮水,进食富含粗纤维的食物,定时排便,防止便秘。

(三)工作与生活

妇女怀孕后,多数还需要继续工作。如工作中涉及接触化学物质、铅类、X射线电离辐射、高温环境作业或经常需要提举重物,可能会危害到孕妇和胎儿的健康。建议孕妇向专业人员咨询,与主管沟通后,在孕期调离该岗位。如工作强度较大,有疲劳感时要争取适当休息。条件允许的话,可到屋外或阳台上呼吸新鲜空气。另外,尽管很多妇女会担心计算机屏幕对怀孕的影响,但最近的研究发现,没有证据证明计算机的显示屏会对妊娠产生危害。

孕妇在孕期要比平时容易感到疲劳,尤其是在孕早期和孕晚期。建议其充分利用午休时间补充能量和休息,不要长时间地逛街、购物。如果在高峰期上班感觉到疲惫不堪,考虑与主管商量,是否可以在此时期调整上班时间。同时,长期保持一种姿势工作的孕妇,应经常变换工作体位,活动四肢,以缓解疲劳。长期坐位或站位者,可穿戴弹力袜或经常抬高下肢,防止下肢水肿带来不适。一切动作都应以慢、缓、稳为原则,不要突然快速改变体位而造成伤害。建议其不要在回家后立即做家务,可请求丈夫或其他家庭成员帮忙。如果孕妇一个人在家,要尽量减少做家务的时间,早点上床休息。

为维护女职工的合法权益,国务院颁布的《女职工劳动保护特别规定》对女职工在孕期和哺乳期的劳动及可享受的权利作出了明确的规定(详见第一章第二节)。

【知识拓展】X 射线与妊娠

X 射线检查时所接触的放射物剂量对胎儿是没有危害的。但是,作为预防性措施,除非有必要的临床指征,不建议直接对孕妇做腹部 X 射线检查。可使用不含辐射物的超声检查来代替。进行 X 射线检查时,医生会询问末次月经的时间,来确定妇女是否有怀孕的可能。如果在进行 X 射线检查后发现妇女怀孕,应建议其不必紧张,因为即使最强的 X 射线(如钡剂灌肠)也没有发现对妊娠有任何不良影响。

(四)休闲活动

孕产妇难免会感到枯燥和单调,适当的休闲娱乐活动将有利于孕产妇及其胎儿的身心健康。可选择听音乐、看书、做简单的手工艺等轻松简单、不导致孕产妇劳累的休闲娱乐活动。

休闲娱乐活动宜避免在嘈杂的环境中进行。有研究表明,长时间处于噪声环境中,会提高孕期情绪紧张、内分泌失调的发生率,严重者会出现孕妇血压升高而导致胎儿缺氧缺血,甚至胚胎停育而流产。因此,孕妇所处环境中的噪声不应超过 50dB。

听音乐是孕产期较适合的休闲娱乐活动之一,也是实行胎教的主要方式。音乐除了艺术上的价值之外,还有许多生理及心理作用。孕妇可以通过欣赏优美的音乐调节情绪,产生舒适、宁静的感觉;同时,音乐的声波还可以通过母亲腹壁传导给腹中的胎儿,增加胎儿脑部供血,促进胎儿感觉器官和神经系统的发育。值得注意的是,在音乐的选择上,应选择节奏缓慢、轻快的音乐,避免节奏过快、频率过高,以免使胎儿活动频繁从而造成孕妇的不适感。另外,音乐声音不可过大,强度大的噪声能使胎儿听觉器官的部分区域受损,并严重影响大脑发育,导致儿童智力发育低下。

二、孕产期着装

孕产期着装分为孕期着装和产后期着装。

(一)孕期着装

为了孕妇自身健康和胎儿发育,孕妇应根据不同的季节和温度选择适宜的穿着,夏天要注意避暑,冬天要注意防寒。夏天孕妇容易出汗,宜穿宽大不贴身的衣服,出行做好物理防晒措施,如太阳伞、帽子等;冬天宜穿保暖、轻便、防寒的衣服,如羽绒服、棉毛织物。

由于胎儿在母体内不断地发育成长,妇女在怀孕后体形会发生较大的变化。腰腹部变粗,乳房也为了满足产后哺乳的需要逐渐变得丰满。另外,由于孕妇呼吸通气量的增加,孕妇的胸围也较孕前增大。因此,为了孕妇和胎儿的健康,孕妇不宜穿着瘦、紧、小的衣服,应选择质地柔软、轻便、宽大舒适的衣物,特别是内衣、内裤、乳罩不宜太紧,要松紧适度。内裤和衬裤最好使用裤带,以便根据腹围的大小进行调节,不宜使用松紧带以免影响孕妇的呼吸运动和血液循环,从而造成腹内胎儿的缺氧。另外,由于孕期妇女需定期进行身体检查,所以在制作和购买时还应注意选择易穿脱的衣物。

随着胎儿的发育,孕妇的体重逐渐增加,大多数孕妇在妊娠 3 个月后会出现不同程度的腿脚浮肿。为了维持自身平衡、促进舒适、保护母婴安全,在孕期选择孕妇鞋应遵循以下几点:①宜选用透气性好、轻便、宽松的鞋,以帆布鞋、运动鞋、软底布鞋较为合适;②宜选用防滑性强、柔软、减震效果佳的鞋,以减少脚部的疲劳;③宜选用鞋跟低的鞋,适当的鞋跟高度(2～3cm)有利于脚掌受力均匀,而鞋跟过高则易增加腰背肌肉和双脚的负担,不利于下肢血液循环,加重浮肿,并会因重心不稳而导致摔倒;④宜选用大小合适的鞋,孕6个月后,应选稍大一点的鞋来适应浮肿的双脚,但也不要过于宽松,以防因不跟脚而造成走路不便。

(二)产后期着装

产妇衣服要根据四季气温变化相应增减,应宽松、舒适,以能活动自如、易于散热为宜。质地上应选择棉、麻、丝等天然材料。产褥期产妇新陈代谢旺盛,出汗多,乳汁易溢出而沾染衣物,加上恶露不断地排出,极易引起细菌繁殖而造成感染。因此,内衣裤宜选择吸水性强的纯棉织物,并要做到"三勤"(勤换、勤洗、勤晒),避免危害母婴健康。同时,产后妇女不宜穿紧身衣、紧身裤,这样的装束不利于血液循环,特别是乳房受约束后不但会影响乳腺的正常功能,还会因皮肤摩擦使得纤维织物进入乳管,造成产后排乳不畅,从而导致乳腺炎的发生。哺乳期的产妇,可选择开衫或专门的哺乳衫,颜色以浅色为主,不仅方便哺乳,而且雅观、文明。此外,衣物上避免有珠状、片状等装饰物。不宜佩戴首饰,指甲应剪短,避免造成婴儿的划伤、误吸等不必要的伤害。

产妇在鞋子的选择上同孕妇鞋,以柔软、舒适为主。另外,产褥期不宜赤脚,以免受凉。

三、孕产期出行

(一)孕妇出行

孕妇怀孕后,在出行方面有诸多不便和担忧。然而研究表明,低危孕妇在怀孕期间出行运动对胎儿和孕妇都有诸多好处。这种出行不仅包括在自家附近走动、上班,还可以选择一些较方便、安全的旅游景点进行定点旅游。不过,建议孕妇出行前确认自己的身体状况,特别是选择长途旅行的孕妇。在做好适当的预防措施,了解适宜出行的时间、合适的出行方式,制订合理的出行计划的前提下,绝大多数孕妇是可以安全出行的。

1.适宜出行的时间

对于健康孕妇,整个孕期都可以进行户外散步,正常上班。如孕妇有长途旅行计划,建议其在妊娠4～6个月出行,因为在此阶段孕妇已适应怀孕的生理变化,不适症状少,发生流产的机会最小。

在孕早期,大部分孕妇会感觉恶心、疲劳,同时,在此阶段妊娠不稳定,无论是否长途旅行都存在流产的危险,不适合远游;在孕晚期,由于孕妇子宫的增大,行动不便,旅行会使其疲惫和不适。因此,孕中期是最适合长途出行的阶段。

出行前需先咨询产科医师,以确定是否适合旅游。如存在流产、早产史,孕期曾出现腹痛、阴道出血症状,或孕期严重并发症(如高血压、糖尿病、心脏病)等情况时不宜出行,以免在旅途中发生意外。

2.适宜的出行方式

建议孕妇根据自身情况选择合适的出行方式,以保障母婴安全。

(1)选择步行。天气适宜时,在家附近散步或步行上班,可有助于孕妇呼吸到新鲜空气,增加心肺功能;增加肌肉强度及身体柔韧度,维持孕妇适当体重,有助于自然分娩;同时可缓解腰痛,降低痔疮的发生。每次步行时间不宜过长,一般 30 分钟以内为宜;且由于身体重心改变,行走速度不能太快。具体测量步行速度的方法参见本章第四节。

(2)选择公共交通工具。上班或短途出行可选择公共交通工具,如公交车。建议孕妇尽量避开交通高峰期。当站立时尽量不要拉车上的手环,以防手环摇晃而造成站立不稳,最好手扶座椅背或固定竖杆。另外,应选择车头、车尾或靠窗的位置就座,避免站在上下车门的位置,以防上下车的人群拥挤而受到挤压。

(3)选择自驾车。上班、短途出行或旅行可考虑自驾车。孕妇容易出现疲劳和头晕,因此在驾车旅行时,应保证及时补水和车内空气循环,食用有机及富含能量的食物(如水果和坚果),定时下车活动休息。

调整座椅靠背角度,尽量给腹部预留足够的空间。有些孕妇害怕系安全带使腹中胎儿受压迫,其实正确系安全带的方式不会压迫到胎儿。正确系安全带的方式(图 3-1)是胸带部分从两乳房的中间穿过,腰带部分从孕妇腹部下方穿过。不宜采用前倾的姿势,增加腹部压力,使子宫受压迫而导致流产或早产。

此外,由于孕妇易疲劳,而驾车时需精神十分集中,疲劳感会进一步增强,所以自驾车出行的孕妇应量力而行。长途旅行应与同伴交换驾驶。

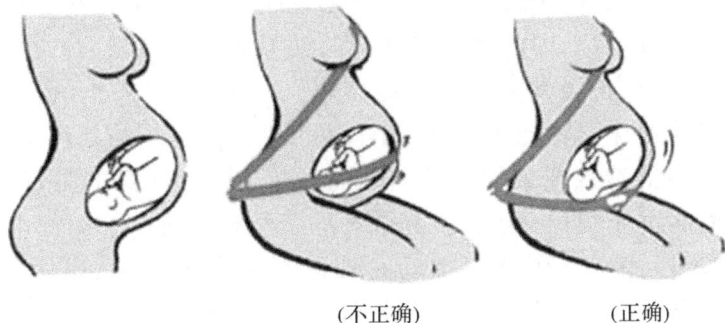

(不正确)　　　　(正确)

图 3-1　系安全带的方式

(4)选择轮船。长途旅行可选择轮船。各个船务公司关于孕妇出行有相应的规定,出行前与其确定。同时,要确定船上是否有针对孕妇的紧急医疗初级设施。

(5)选择飞机。孕期选择飞机出行对健康的孕妇及胎儿是无害的,但是如果有任何健康问题或妊娠并发症,要建议其向产科医生或助产士咨询。一些航空公司禁止孕晚期的孕妇乘机,或需要产科医生出具诊断证明,出行前应与航空公司确认。

长途旅行(超过 5 小时)可能会增加深静脉血栓(deep vein thrombosis,DVT)发生的概率。如果选择坐飞机出行,则建议孕妇多喝水,每隔 30 分钟左右喝一次。可在药店购买预防静脉血栓的弹力袜,减少腿部水肿。在安全的前提下,每隔 2~3 小时拉伸或走动一次。

3.制订合理的出行计划

这里主要指长途旅行。出行前应先请产科医生或助产士评估身体状况,确认孕期状况平稳后,再根据自身情况制订合理的出行计划,保证安全及充分休息。

(1)选择医疗资源完善的目的地。提前做好预防工作,了解旅游当地的医院设施,随身携带产前检查手册及医保卡,以备不时之需。同时,选择卫生良好的旅行地,以免染上疟疾或痢疾等传染病;选择交通方便的旅游地,以保障紧急就医。

(2)选择安全、轻松的行程。推荐时间短、路线短、定点的旅行方式,安排充裕的休息时间;避开热门路线以及人员嘈杂的闹市区,以免在拥挤的人群中造成撞击和缺氧。此外,在出行前必须查明目的地的天气、交通、医疗和社会安全等情况。

(3)陪同出行。孕妇忌单独出行,最好有家属或朋友的陪同,使孕妇在心理和生理上都能得到适时的照顾,以免出现突发状况。

(4)携带必备药品。准备一些在孕期可以服用的抗腹泻药物、维生素等。考虑到药物在怀孕期间的安全性,孕妇在出行前应咨询产科医生。

(5)出现不良症状时立即中止旅行。如出现阴道出血、下腹部疼痛、子宫规则收缩、头痛、视力模糊、四肢水肿、高血压等症状,代表有流产、早产等妊娠并发症的危险,孕妇应立即就医。

(二)产妇出行

受传统观念影响,很多产褥期的产妇们都不敢出门,甚至不开窗不下床,怕受风着凉落下"月子病"。实际上,由于过去经济和卫生条件差,再加上经常有亲戚朋友来走动就容易造成产妇感染和受凉,因此才有产褥期妇女不能出门和见人的说法。现在经济、医疗和科技都很发达,产妇虽然对冷热较敏感,只要做好保暖工作,还是应该多通风和适当出门散步。长期卧床会增加便秘、下肢浮肿、血栓的危险,并且产褥期长期卧床、产后长期待在房间也可能造成产后抑郁等问题的发生。需要注意的是,产褥期妇女身体虚弱,需要适当休息,并不提倡马上恢复高强度的工作和运动。

产妇如与婴幼儿一起出行应携带婴幼儿必备的生活用品,如:尿片、婴幼儿卫生纸、奶粉、奶瓶、吸引孩子注意力的玩具等。若是母乳喂养,产妇应考虑适合哺乳的衣服,选择避开人群的场所进行哺乳,以免引起不必要的尴尬。

【案例讨论】

1.根据小宁的一般生活状况,发现以下对孕期不利的习惯:

(1)高跟鞋:易增加腰背肌肉和双脚的负担,不利于下肢血液循环,加重浮肿,并会因重心不稳而导致摔倒。

(2)紧身衣服:影响胎儿在母体内的发育,同时不利于孕妇的呼吸运动和血液循环。

(3)作息不规律:影响孕妇机体系统及各重要器官的生理活动,易降低机体的免疫功能,增加患病率,进而影响胎儿。

(4)长途出差频繁:孕早期胎儿尚未稳定,容易流产。

2.孕期指导如下：

(1)鞋：宜选用透气性好、轻便、宽松的帆布鞋、运动鞋、软底布鞋；防滑性强、柔软、减震效果佳的鞋；鞋跟低(2～3cm)的鞋；大小合适的鞋。

(2)衣服：根据不同的季节和温度选择适宜的穿着，夏天要注意避暑，冬天要注意防寒。夏天孕妇宜穿宽大不贴身的衣服；冬天宜穿保暖、轻便、防寒的衣服，如羽绒服、棉毛织物。

(3)休息与睡眠：怀孕后的妇女容易疲劳，过度疲劳会使机体抵抗力下降，易患疾病。因此，应安排好作息时间，保证每天8～9小时的睡眠时间。但要做到劳逸结合，孕妇自觉无疲劳感为宜。另外，不要睡过软的床，睡觉姿势可选择左侧卧位。

(4)出行：孕早期尽量避免远途出差。如无法避免，可尽量选择近处，出行前一定要做好出行计划和准备；出行目的地应避开热门路线以及人员嘈杂的闹市区；孕妇忌单独出行；在出行前必须查明目的地的天气、交通、医疗和社会安全等情况。

第二节 孕产期卫生指导

妇女在怀孕后，胎儿在体内生长发育，使孕妇在生理上产生了一系列适应性变化。而妇女在分娩后，体力消耗大，子宫腔内有很大的创面，各器官都需要恢复。加之产妇在产后还要喂养新生儿等因素，抵抗力低，身体较为虚弱，容易患病。因此为了母婴的健康，应对其进行必要的卫生指导。

妇女在妊娠期和产褥期的卫生指导包括个人卫生、环境卫生和性生活指导，指导要点如下。

一、个人卫生

个人卫生包括沐浴、口腔卫生、手部卫生、乳房卫生以及外阴卫生。

(一)沐浴

在妊娠期的妇女由于新陈代谢旺盛，汗液分泌增加；在产褥早期的妇女皮肤排泄功能旺盛，容易在睡眠和初醒时出现产褥期汗。因此，在这两个时期的妇女都需要经常洗澡以保持身体清洁。孕产妇沐浴时水温以接近体温为好，一般应掌握在38℃以下，最好采取站立淋浴的方式洗澡，避免盆浴，以减少阴道逆行感染的机会。同时，尽量不要在相对封闭的整体浴房沐浴，因为这种浴房空间较封闭，水蒸气充盈后，孕产妇经一段时间的呼吸，浴房内氧气供应会越来越少。并且在沐浴时全身皮肤的毛细血管扩张，分布在体表的血液增多，容易形成脑部供血不足。因此，每次淋浴时间5～10分钟即可。沐浴时间过长，容易造成孕妇缺氧，甚至晕厥，进而影响胎盘供血。孕妇由于体内激素的变化，会出现皮肤干燥、瘙痒的现象，所以应选择中性、温和的沐浴用品，并且在沐浴后，及时涂抹润肤露，以增加皮肤滋润度，减少皮肤瘙痒。

顺产的妇女产后 2～3 天便可以用温水淋浴;剖宫产的妇女的洗澡时间应该延迟些,但每天也应该用温水擦洗全身,保持衣被清洁。

(二)口腔卫生

孕妇应保持良好的口腔卫生习惯,定期进行口腔健康检查。孕妇由于体内激素水平的改变,口腔对细菌和有害物质的抵抗力下降,容易造成妊娠性牙龈炎和口腔炎症,如牙龈肿胀、易出血以及牙龈乳头肥大增生等。因此,对于口腔疾病应做到早发现、早预防、早治疗。饭后及睡前用软毛牙刷仔细刷牙,及时清理口腔内的食物残渣,防止细菌繁殖。如有牙龈出血症状,可在牙龈局部涂 1% 碘甘油或 2% 食盐水漱口,并口服补充少量维生素 C,以减轻牙龈出血症状。如因口腔或牙齿疾病影响进食而致营养不良,或细菌经血液循环传至身体其他部位而引起疾病,应及时就医。

在民间有产褥期产妇不能刷牙的风俗,认为会造成牙齿松动。其实,这种说法是没有科学根据的。由于产妇进餐的次数多,食物残渣存留在牙齿表面和牙缝的机会增多,因此,产妇比一般人更应注意口腔卫生,否则会引起龋齿、牙周炎等各种口腔疾病。许多产妇在月子里不刷牙是不对的。产妇应该选择软毛的牙刷,坚持每天用温热水早、晚各刷牙一次,并在每次进餐后漱口,这样对健康是非常有利的。

(三)手部卫生

手部卫生是预防消化道感染、食物污染的重要途径。因此,应指导孕产妇在做园艺劳动或收拾动物粪便时戴手套,随后洗手,以避免寄生虫尤其是弓形虫的感染,因为这种寄生虫会对胎儿的生长发育造成损害。另外,妇女在妊娠期、产褥期,胃肠道张力下降,消化能力减弱,抵抗力差,如不注意手部卫生,用带有致病菌的手接触食物进食,使得口腔内致病菌下行造成胃肠炎、胆囊炎等消化系统疾病,更严重的会引起甲肝、乙肝等消化道传染病。

在产褥期,产妇与新生儿的接触最多,如日常的接触、喂奶、给新生儿洗澡及换尿布等,若产妇不注意手部卫生,都可能引发新生儿皮肤、消化系统等部位的疾病。因此,孕产妇要做到进食、大小便前后,接触新生儿前清洗双手,外出回家后也应及时清洗双手。

(四)乳房卫生

乳头、乳房的正常与否会直接影响产后的哺乳。在孕期,应每日使用温水擦洗乳头 1 次;在孕晚期,可在清洁乳房后用天然润肤油轻轻按摩乳头,增加乳头的柔韧性,以减少哺乳期乳头皲裂的发生。另外,孕产期妇女的乳房会随着孕周的增加和哺乳的需要而逐渐增大,应避免穿戴过紧、过小、有钢圈的乳罩。宜使用宽带、棉质透气的乳罩支撑乳房,防止乳房下垂。

产后乳房的清洁除日常洗澡外,还应注意准备专用的小毛巾或纱布,在喂奶前要洗净双手,小毛巾用温开水湿润后轻轻擦拭乳房。

(五)外阴卫生

女性泌尿生殖系统容易受到细菌的侵袭。孕产妇由于激素水平变化、恶露不断产生、机体免疫力降低,加之精神压力增大、卫生习惯不佳等因素的影响使得阴道分泌物增加,外阴部充血。另外,女性特殊的生理特点,如尿道粗、短、直,也会让孕产妇更容易出现泌尿系统感染。因此,妊娠期、产褥期妇女应注意外阴清洁,勤换内裤,最好选择透气性好的棉质内裤,内裤应宽大、柔软。外阴部用清水清洗即可,每日 1～2 次。便后使用清洁卫生纸,从前往后擦干净。产后会阴有伤口者可用 1∶5000 高锰酸钾或 0.2% 新洁尔灭清洗。卫生巾要常更换,保持外阴部的干燥和清洁。

另外,假丝酵母菌感染是孕期妇女常见的生殖器感染。该疾病可出现在孕期任何阶段,假丝酵母菌感染的典型症状为白色稠厚凝乳状阴道分泌物,同时伴有尿频、尿急、外阴瘙痒。此时应建议孕妇及时就医,勿擅自用药。

二、环境卫生

环境卫生主要指家庭环境卫生、职业环境卫生和社会环境卫生。

(一)家庭环境卫生

家庭环境是指孕产妇日常起居的场所。家庭环境卫生是保证孕产妇健康安全的重要因素。室内空气污染已成为大家公认的危害健康的"隐形杀手"。其中,建筑及室内装饰材料是室内空气污染物的主要来源之一。孕产妇应避免居住在新装修的房屋内。装修时需选择环保材料,装修完毕后至少闲置通风 3 个月以上。如果有条件可以将入住时间再推迟久一些或计划怀孕前一年进行装修。入住前可请相关环保机构测试室内的有害物质浓度,达到安全标准后再入住。此外,生活中应尽量使孕产妇避开含电磁波的设备的干扰,如微波炉、电磁灶、电热毯等,做好防护措施。

(二)职业环境卫生

随着社会的不断发展,职业女性在社会中占据了重要角色。然而部分职业环境对女性的生理机能和胎儿的健康发育会造成严重影响。如某些经常接触重金属的特殊工种,高温作业、振动作业和噪声过大的工种,接触电离辐射的工种以及密切接触化学农药的工种等。因此,为了实现优生优育,提高人口素质,应建议这些职业岗位的妇女在考虑受孕时暂时调离工作岗位。然而,由于有些毒害物质可在体内残留长达一年甚至更久,即使调离此类岗位,也不宜马上怀孕,否则易导致畸胎、流产的发生。因此,应在工作时采取相应的防护措施。

(三)社会环境卫生

社会环境主要是指家庭居所、职业场所以外的公共场所和自然环境。孕妇最好不到或少到人多的公共场合,以免空气不好,导致感染。避免与传染病人接触,杜绝各种传染的机会。美国学者曾对老鼠做实验,在实验鼠的生活环境中排放大量的汽车废气,结果只有患感冒的实验鼠引起了肺癌。实验表明当环境产生变化时,抵抗力较差的机体将更易遭受不良物质的侵害。并且,妇女在妊娠期对有害因素的敏感性增高,心率加快,总循环血量增加,机体对环境中有害物质的吸收也会增加。因此,孕妇在外界大气污染严重时应减少出门的次数和时间,或出行地选择空气清新的自然环境,在出门时做好自我防护。另外,当携带婴幼儿出行时,婴幼儿推车的高度应高于汽车尾气排放的高度。

三、性生活指导

孕期和产后的性生活一直是妇女和家人关注但又担忧的问题。因此,在提供健康教育时,妇幼保健人员需给予充分指导,以消除其心理压力,并保障母儿安全。

(一)孕期性生活指导

英国国家健康体系(National Health Service,NHS)指出,目前没有证据证明,健康孕妇孕期进行性生活会对孕妇及胎儿产生危险。因此,在整个孕期进行性生活都是安全的。目前,国内产科医生认为怀孕期间可以有性生活,但要在适合的时间段进行。

1. 不同孕期的性生活指导

在孕期的不同阶段(孕早期、孕中期、孕晚期、孕36周后)应遵循以下原则:孕早期应减少性生活,孕中期适当性生活,孕晚期尽量避免性生活,孕36周后严禁性生活。

(1)孕早期

应减少性生活。尽管未有报道指出孕早期性生活会影响胎儿健康,但因怀孕前三个月,胎盘尚未发育成熟,与子宫壁的连接还不紧密,同时孕激素分泌不足,不能为胚胎提供有效地支持,如性生活不当,可能会引起子宫收缩造成流产。因此,医生会建议减少性生活。同时,在此阶段,由于妇女怀孕后内分泌机能发生改变、有早孕反应和顾及对胚胎的影响,对性生活的要求和性反应也会降低。

与非孕期相比,在孕期进行性生活时,夫妻需要调整体位,避免采取压迫腹部的体位动作。如采取丈夫手臂伸直的正常体位或侧卧体位。动作要缓和,避免剧烈刺激。

(2)孕中期

适当性生活。此阶段因为胎盘已形成,妊娠比较稳定,而且早孕反应也过去,性欲增加,鼓励适度地进行性生活,有益于夫妻恩爱和胎儿的健康发育。但性生活须合理安排,对性交姿势与频率要加以注意,避免对胎儿产生不良影响。

此阶段为性生活的安全期,以每周1~2次为宜。可采取夫妻双方习惯和舒适的姿势,但注意不要压迫腹部,体位可采用前侧体位、侧卧体位、前坐体位或后背体位。同时,丈夫不要刺激孕妇乳头。孕妇也要注意自身调节,防止过度兴奋,诱发流产。

(3)孕晚期

尽量避免性生活。国外研究指出,妊娠晚期的性生活并不会诱发早产、胎膜早破、阴道感染,即使诱发子宫收缩也是正常情况,停下来休息等待子宫收缩过去即可。在我国,医生担心性生活刺激诱发子宫收缩,进而引发早产,建议在孕晚期夫妻尽量避免性生活。同时,随着孕周的增加,孕妇的体形会发生变化,身体笨重,腰背酸痛,性欲也会减退。

此时,夫妻间应尽可能减少性生活次数。性生活时间要缩短,动作要轻柔。最好采用丈夫从背后抱住孕妇的后侧位,避免造成腹部受压。

(4)孕36周后

严禁性生活。此时,胎儿开始下降,性生活易使宫口张开,引发细菌感染,造成胎膜早破、早产和宫内感染。为了母儿健康,建议夫妻绝对禁止性生活,可采用亲吻和拥抱等方式传达爱意,增加交流,增进感情。

2.孕期性生活的注意事项

(1)性生活时丈夫需要温柔、体谅及有耐心。

(2)注意性交姿势,尽量不要将身体的重量压在孕妇的腹部和乳房上。

(3)孕期阴道分泌物增多,抵抗力下降,性交前,夫妻双方应清洁外阴,保持卫生。

(4)不要将手指伸入孕妇阴道,以免损伤阴道,造成细菌感染。

(5)性交时间、强度要适当,动作要和缓,持续时间相应缩短(1～3分钟)。

(6)如有孕期出血、前置胎盘或胎膜早破等情况,禁止性生活。

(二)产后性生活及避孕指导

目前国际上关于产后性生活开始时间没有具体要求。产后女性通常会感觉到会阴部位疼痛,并且很疲惫,可能还会担心身体状态以及再次怀孕。同时,丈夫也会因为担心伴侣的身体,对于进行性生活而感到焦虑。因此,需要一段时间进行身心的调整和夫妻间的交流。目前,国内产科医生通常建议产后夫妻性生活遵循以下原则:

1.产后性生活开始时间

产后性生活开始时间由产妇分娩的方式(顺产或剖宫产)、产后恢复情况等决定。一般建议适宜的同房时间:顺产为产褥期42天后,剖宫产为术后3个月后,并视产妇具体身体恢复情况而定。

正常分娩的产妇一般需要经过产褥期42天的休养时间。这段时间使产妇生殖器官由孕时恢复到孕前的状态。如果过早进行性生活,子宫内的创面还没有完全愈合,分娩时的体力消耗也没有复原,免疫力差,易导致感染,发生阴道炎、子宫内膜炎、输卵管炎或月经不调等。

而剖宫产术后的产妇,经医学研究建议,最好在术后3个月后同房。过早同房,会使手术伤口易撕裂,会给产妇带来危害。

2.产后性生活的注意事项

(1)注意性生活卫生

产后进行性生活时,要注意保持生殖器卫生,因为产妇免疫力降低,生殖道依旧存在没有完全愈合的创口。夫妻在性生活前需用温水洗干净生殖器;女性在性生活之后要清洗阴部,以免导致感染。

(2)注意动作轻柔

产后,产妇身体还未完全恢复,性生活时要注意姿势和动作,以免用力过大引起阴道受伤出血。产后由于激素的改变,阴道较为干涩,阴道黏膜也非常脆弱,性生活时可使用润滑剂;同时,丈夫要注意多体贴妻子,多给妻子一些爱抚,尽量消除心理障碍。

(3)注意产后避孕

产后不宜过早怀孕,性生活时要注意避孕,即使在母乳喂养期间。完全母乳喂养的产妇不会有月经,这种"哺乳期闭经"会被一些产妇用来作为避孕手段,但是这种方法不可取。产后性生活可采用避孕套、宫内节育器、体外射精等避孕方式。由于一些避孕药会减少乳汁分泌,或避孕药中的部分成分可通过乳汁被新生儿摄取,哺乳的产妇不宜服用避孕药。

第三节　居住环境

妇女要想安全度过妊娠期,顺利度过产褥期,居住环境是非常重要的。良好的居住环境有益于孕产妇的身体健康,如果不注意自身的居住环境,将对自身及宝宝带来不良影响。在怀孕及产后的特殊时期,为拥有良好的居住环境应注意以下几个方面:

1.保持室内舒适整洁,有良好的通风和采光

如果通风条件不佳,要设法安装通风设施,如换气扇、空气净化循环仪等。妇女在孕期和产褥期新陈代谢旺盛,汗腺分泌大量汗液以调节体温、排泄代谢产物。如不及时清洁,容易导致污垢积存,产生异味,造成微生物过度生长而引起皮肤感染。因此,孕产妇使用的日常生活用品如衣物、床单要经常清洗,被褥要勤晒。

2.维持适宜的温湿度

保持室内湿度为 50%～60%,温度夏季为 27～28℃,冬季为 18～22℃,室内外温差不宜过大。若长期室内温度过高,机体皮肤毛细血管和汗腺扩张,会使人精神不振,全身不适;若长期室内温度过低,将会影响人的正常工作和生活。因此,夏天需加强通风来降低室内温度过高。应避免对流的穿堂风,可使用电风扇,但不能直吹孕产妇。冬天可使用空调或暖气来调节室温。如使用煤炉取暖,应防止一氧化碳中毒,需定时开窗通风。

3.居室的布局和物品摆放

居室的布局和物品摆放要与孕产妇的身体变化相适宜,以方便、安全为原则。妊娠期妇女体重增加,腹部逐渐增大,重心前移,需要宽敞的空间以方便活动。因此,卧室内的家居摆设尽量靠墙摆放,使活动空间相对增大,并减少棱角的突出或选择安全防撞角对突出、尖锐的棱角进行保护性的包裹。经常使用的日常用品应摆放在方便取放的位置,晾衣绳或晾衣架需适当调低,并在易滑倒的地方放置防滑垫,如有条件可在马桶附近安装扶手,便于孕晚期孕妇使用。

第四节　休息与活动

休息与活动是维持孕产妇正常生理活动所不可缺少的因素。妇女的休息与活动指导在妊娠期、分娩期和产褥期有着各自的特点,本节主要介绍孕妇和产妇休息与活动的指导原则(孕期运动见第七章)。

一、孕妇的休息与活动

一般来说,健康孕妇可以照常工作和劳动,但不可承担重体力劳动及高空作业。妊娠7个月后,不应再值夜班。在整个妊娠期间,妇女应注意适当休息,进行适当的户外运动。

（一）孕妇休息与室内活动指导

孕妇在孕期通常会感觉疲倦，甚至精疲力竭，尤其是在孕早期。因为孕早期激素改变会使孕妇感觉疲惫、恶心和情绪化，此时过度劳累会使孕妇感觉情绪更加低落。在孕晚期，由于体重的增加，孕妇也会感到疲惫，需要尽可能多休息。同时，增大的子宫会让孕妇躺下时感觉不适，夜间如厕频率增加，影响孕妇睡眠。因此，应建议孕妇尽可能多休息，每晚保证 8 小时左右的睡眠，并建议其每天中午卧床休息 1 小时。当感觉有必要接受同事及家人的帮助时，不要逞强。

同时，孕期妇女也需要进行适当的室内活动。室内活动的指导主要包括以下几个方面的内容：

1. 腰背护理

在怀孕期间，伴随着妇女子宫体积的逐渐增大，妇女的自我形象和姿态也发生变化。主要表现为身体的重心前移和暂时性脊柱前弯（图 3-2），随之也形成腹部肌肉的不断伸展和腰背部肌肉的缩短，这导致骨盆周围的肌肉和韧带运动的不平衡，容易引起孕妇的腰背部不适。因此，有必要指导孕妇采取正确的坐姿、站姿、卧姿以及活动方式，来缓解腰背部的不适。

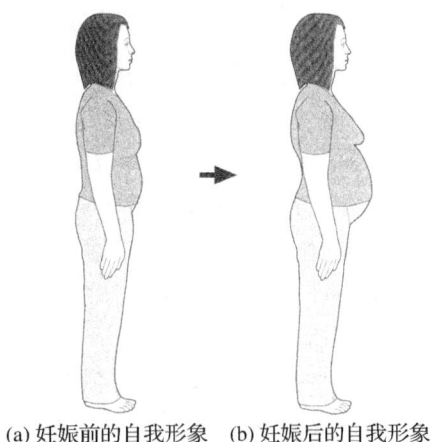

（1）坐姿。孕妇应选择舒服的座椅来支持自己的背部和大腿（图 3-3），另外还可以加一个靠垫或软枕放在腰部以增加

(a) 妊娠前的自我形象　(b) 妊娠后的自我形象

图 3-2　妊娠前的自我形象与妊娠后的自我形象

舒适度。在坐的过程中，孕妇上半身的重力应放在臀部，以减轻骨盆的压力。孕妇应避免增加骨盆压力的坐姿（图 3-4）。同时，孕妇应注意选择座椅，其高度应允许双脚放在地上，或者允许在脚下垫软枕或脚蹬使双脚稍微抬高。还要注意孕妇坐时应避免双腿交叉。另外，不提倡孕妇用躺椅来休息（图 3-5），因为这种椅子会压迫孕妇的下腔静脉，从而容易造成孕妇仰卧位低血压综合征及影响胎盘的供血。

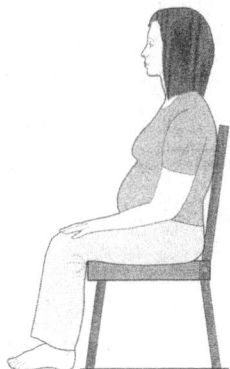

图 3-3　孕妇的正确坐姿　　图 3-4　孕妇应避免的坐姿 1　　图 3-5　孕妇应避免的坐姿 2

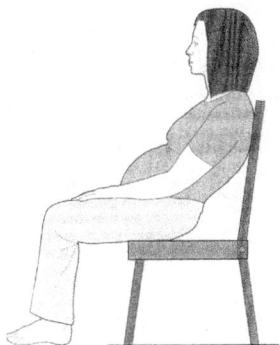

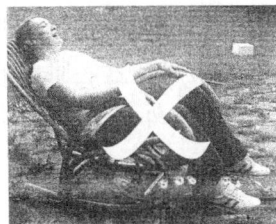

（2）站姿。站立时孕妇应尽量站直，同时收腹、提臀，可以让她想象整个身体被头顶和后脑勺向上拉的感觉。这样可以把重力分散到两腿、脚掌和脚跟部，从而减轻对骨盆韧带的过分牵拉。同时，要注意禁止穿高跟鞋，以免使身体失去平衡。另外，应指导孕妇肩膀放松和下垂，从而预防胸部酸痛。

（3）卧姿。孕妇应避免直接压迫背部的平卧，因为这种卧位容易引起仰卧位低血压，从而影响胎盘的供血。可指导孕妇在头、肩部放置 3～4 个枕头以避免这种危险，并且在大腿下放一软枕使腿部弯曲，孕妇会感到更加舒适（图 3-6）。同时，左侧卧位是孕期提倡的体位，并且在两腿之间放一软枕，会增加孕妇的舒适度（图 3-7）。但如果孕妇在这种卧位时感到骨盆部位不舒服，则不建议孕妇采取左侧卧位。

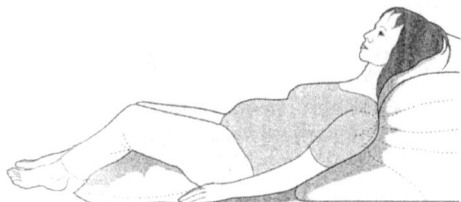

图 3-6　借助软枕的平卧位　　　　　　　图 3-7　左侧卧位

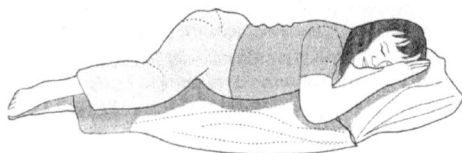

孕妇起床时，应指导其弯曲膝部，上身转为平躺，然后用胳膊的力量支撑身体坐起或跪起，以避免腹部和背部的肌肉牵拉。

2. 家务劳动

孕妇可适当进行家务劳动，但要注意家务劳动时的姿势。比如熨衣服或做饭时不要长时间站立，最好坐着；桌子高度适宜或使用高度合适的椅子，以免弯腰引起背痛；整理床或清洁浴室时应采用跪姿，以预防腰部酸痛。

3. 提举重物

这个动作在孕期应尽量避免。如果提举的动作不可避免（比如抱孩子），则需要将身体紧靠要提举的物体，并且保持膝部弯曲和背部挺直，这样可以借助腿部力量，而避免背部用力（图 3-8）。

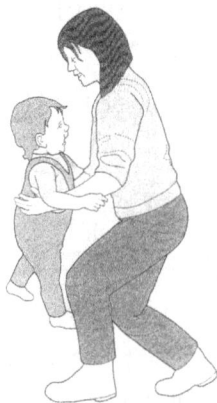

图 3-8　孕妇正确的提举动作

（二）孕妇户外活动指导

户外运动使孕妇可呼吸新鲜空气，增加孕妇的心肺功能，减轻早孕反应引起的不适；可增加紫外线的照射，促进身体对钙、磷的吸收，有助于胎儿骨骼的发育，并可防止孕妇缺钙引起的抽筋；可增强腹肌功能，防止因腹壁松弛造成胎位不正及难产；可帮助孕妇维持适当体重，增强腹肌及盆底肌肉的力量，还可以缩短产程，预防产道撕裂和产后出血。

常见的户外运动方式及指导如下：

1. 散步

研究发现，散步是孕期最适合孕妇从事的、简单有效的有氧运动，可以调节心情，增加食欲，促进睡眠，减轻孕妇常出现的腰痛和便秘症状。妇幼保健人员应鼓励妇女在整个孕期进行这种运动。

(1)准备

①选择适当的服装和鞋子(参见本章第一节)。

②散步时间。以清晨和傍晚为宜。城市下午4～7点空气污染相对严重,孕妇应避开这段时间外出。

③散步环境。散步的地点可选择空气清新、绿化植被多、人员相对较少的安静场所进行,如公园、河边、海边等地,以利于孕妇及其胎儿的身心健康。应避免在污染较大、充满噪声、人群拥挤的马路或闹市区中散步。

④避免独自出行,最好有家人或朋友陪伴。

(2)目标及方法

妇幼保健人员需根据孕妇孕前运动情况及身体状况设定目标,以不出现明显的疲劳感及不适为宜,如有腹痛及阴道出血,应立即停止活动,就近就医。

①散步时间。平时喜欢散步的孕妇在怀孕期间略微减低运动强度即可。平时不喜欢运动的孕妇应循序渐进,每天至少走5分钟,逐步增加到每天至少走30分钟到1小时;每周至少3天,持续到产前。

②散步强度。由于身体重心改变,行走速度不能太快。可以通过两种方法测量步行速度:a.走路时可以把一整句话说完后不觉得气喘,表示速度适当。b.测量脉搏。走路时,脉搏超过140次/分;或停下休息5分钟后,脉搏超过100次/分,提示需要放慢速度。

③可分段完成。如果孕妇因工作忙碌,无法抽出完整的时间散步,可结合日常生活分段完成步行计划,如利用买菜、上下班、购物等时间。

2.骑车运动

骑车运动是另一种广受欢迎的有氧运动方式,它可以锻炼下肢功能以支持不断增加的体重。健康孕妇要选择孕期适宜阶段骑自行车出行或锻炼,同时要遵守以下方法和注意事项:

(1)适宜骑车的阶段。在妊娠中期,胎儿稳定后孕妇可以适当骑自行车出行。在孕早期,由于胎儿未成型、不稳定,孕妇尽量不要骑车,尤其是长途颠簸的路面情况,容易造成流产。在孕晚期,由于孕妇体的改变、体重的增加,肢体变得不灵活,为防止软组织损伤、胎膜早破等意外发生,建议其步行上班,以保母儿安全。

(2)方法和注意事项:①调节车座的坡度,使车座后边略高些;选择柔软的坐垫或套一个海绵坐垫,以缓冲车座对会阴部的反压力。②选择骑女式车。骑男式车当遇到紧张情况时,容易造成骑跨伤。③减慢骑车速度,防止下肢劳累,盆腔过度充血。④进行短距离的骑车运动,防止因过度疲劳及气候环境的变化,对孕妇和胎儿产生不良的刺激。⑤尽量避免颠簸的路面。遇到上下陡坡或道路不太平坦时,不要勉强骑行,避免因剧烈震动、过度用力或意外情况,引起腹痛、出血、胎儿流产等情况发生。⑥尽量避免车流量大的街道。因为机车排放废气所含的微小颗粒容易对人的血管造成严重损害,增加骑车者患心脏病的风险。

3.游泳

游泳是孕妇在孕中期的最佳运动方式之一。水的浮力可以支持孕妇的体重,可帮助孕妇放松肌肉,减轻关节的负荷,促进血液循环,缓解疲劳。

（1）游泳的益处。①可以减轻支撑子宫的腰腹肌的压力，从而有效地缓解孕期腰酸背痛、下肢静脉曲张的症状；②可以改善孕妇情绪，减轻妊娠反应，有益于胎儿神经系统的发育；③可以放松肌肉，减轻各关节的负荷，促进身体血液循环；④可以增加肺活量，使孕妇在分娩时更好地调节呼吸，减少分娩时间等。

（2）所需条件。孕妇游泳必须具备一定的条件：①应选择室温和水温都处于30℃左右、人少、水质较好的室内泳池，有专业救生员和医务人员监督；②选择专门为孕妇设计的泳衣，以防对腹部造成压迫。

（3）游泳方法。①可在入水前用温暖的水进行淋浴，使孕妇身体放松。②接着做5～10分钟的准备热身运动。③入水时动作缓慢使身体慢慢适应水温，不可跳入水中。④每周可游泳2～3次，每次1小时，不宜过久。⑤尽量选择在上午10点到下午2点，因为这个时间段气温较高，孕妇的精力也较充沛。但应注意避免空腹或饭后立即运动，以免造成不适。⑥在游泳姿势上应选择相对简单的姿势。蛙泳通常是人们最喜欢的一种游泳方式，但是对孕妇来说容易加重腰背疼痛，而仰泳加上舒缓的手臂运动通常对于孕妇来说是一种舒适且适当的运动方式。⑦游泳前后注意补水，以防脱水。出水后要及时做好保暖措施，避免受凉。

（4）注意事项。游泳是水下锻炼，不同于陆地运动，不确定因素较多，所以在运动前应向医生咨询，遵从医生的建议和指导，必要时需有专业教练陪伴。①孕妇在未满孕16周或大于孕28周后不宜游泳，以防止发生流产、早产等意外情况。②在孕前或孕期有异常症状的孕妇也不宜进行游泳练习，如曾有过早产、流产、死胎经历或患有妊娠高血压、心脏病、呼吸道疾病的孕妇，阴道出血或下腹疼痛的孕妇也应避免下水游泳。③在游泳运动指导中要禁止孕妇做潜水运动，并且应避免类似爬泳、蝶泳这种剧烈的游泳方式。

4.其他活动方式

除了以上几种户外运动之外，像简单的韵律舞、爬楼梯等一些有节奏性的有氧运动也可以按照孕妇的喜好定期进行。但是类似于跳跃、扭曲、快速旋转或提升、上举等运动应当尽量避免，因为这些运动容易引起韧带拉伤或腰背损伤等问题。

二、产妇的休息与活动

（一）产妇的休息

分娩后，产妇会感到极度疲乏，需好好休息和调养以促使体力恢复至孕前状态。要和产妇强调，产后10天的绝对休息是非常必要的。与孕期相似，这段时间要跟随身体的信号去休息和进食。向产妇解释母乳喂养过程中，高水平的缩宫素分泌能够促进子宫复旧、阴道肌肉恢复，但是如果过度活动或者压力过大，肾上腺素的释放会抑制这一过程。

充足的休息对产妇身体康复和保证乳汁的分泌是非常重要的。然而，由于此期产妇需要照顾婴儿，而婴儿一般2～3小时需要喂一次奶，夜晚也不例外，产妇及其家人大部分时间都忍受着疲惫。为保证足够的休息和睡眠，可建议采用以下方法：

1.提前上床

尝试在一周内早点上床。如果无法入睡，可在上床前半小时放松一下，比如泡个热水澡。

2. 试着深度放松

5~10 分钟的深度放松可有助于恢复精神。可查找相关书籍学习,如瑜伽冥想。

3. 与婴儿同步休息

学会与婴儿同步休息,适应婴儿的生活规律。如果感觉疲劳,可请家人或朋友暂时照顾婴儿,小睡一会。如果担心睡过头,可设定闹钟。

4. 和丈夫轮流值"夜班"

如果可以,与丈夫轮流在夜晚起来照顾婴儿。如果一个人,试着请家人或朋友帮忙。

(二)产妇的活动

传统观念认为,产后妇女应躺在床上,不宜走动。然而传统"坐月子"的长期静卧,容易使本来就处于血液高凝状态的产妇发生下肢静脉血栓;同时,产后盆底肌缺乏锻炼,容易造成肌肉松弛,形成子宫脱垂等。因此,休息并不是意味着不动。产后妇女应及早离床,每日活动几次。在一般情况下,经阴道分娩、会阴完好或轻度撕裂伤的产妇,产后休息 6~8 小时,疲劳解除后即可进行床上活动,如深呼吸、翻身等;24 小时后可开始下床活动;随后,可在助产士、护士的指导下实施新生儿洗澡等操作。产后3~5天产妇可做产后保健操,以促进身体康复和预防子宫脱垂。2 周后可从事少量的家务劳动,避免下蹲或站立太久,每天坚持做盆底肌锻炼,以预防子宫脱垂和漏尿出现。

有会阴中、重度撕裂伤,会阴切开或剖宫产的产妇可延迟到术后 3~4 天下床活动。对于有较重心脏病、肾病和神经-精神病变的产妇,要注意多休息,晚些日子下床活动,不要急于做家务,不能喂奶时也不要勉强。

三、产妇的运动锻炼

怀孕及分娩会使女性的身体发生变化。在产褥期,产妇要面临调养身体和恢复体形两大任务。进行适度的运动锻炼可以帮助其有效地调整和恢复:①促进子宫复旧,有助于恶露排出;②增强胃肠蠕动,有助于进食及预防便秘;③增强盆底肌肉紧张度及腹肌张力,防止阴道壁膨出、子宫脱垂及下肢静脉血栓的形成;④消耗体内过多的糖分和脂肪,从而有效地防止肥胖,促进其恢复到怀孕前的体形。但是产后运动要遵循以下原则,以免危害身体健康。

(一)运动开始时间

正常分娩的产妇在感觉可以的时候,就可以开始轻柔的运动。这些轻柔的运动包括步行、拉伸、骨盆底训练。对于高强度的锻炼,建议产妇在产后 42 天检查时确认身体恢复正常后再开始。对于产前保持规律锻炼的产妇,在产后复查,征得医生的同意后,可提早锻炼。对于分娩过程不顺利的产妇(如剖宫产),其恢复时间会相对延迟,在进行高强度锻炼前要咨询医生。

无论是正常分娩还是异常分娩都要避免过早剧烈运动。产妇为了快速瘦身而进行持久、激烈的运动,很容易造成疲劳。过度疲劳可影响子宫复旧而引起出血,严重者还会使手术切口再次造成损伤。

(二)运动前的准备

产妇的腰背部和腹部核心肌肉群的力量要比孕前弱,韧带和关节也会更加柔嫩,如果拉伸或扭转过度,就很容易受伤。因此,要选择适宜的动作方式和强度,运动前要做好热身拉伸,运动后要做好整理动作,防止运动损伤。同时,要根据产后乳房尺码,重新调整运动文胸。

(三)循序渐进的原则

产后,只要按照循序渐进的原则进行运动锻炼,产妇的身体就会逐渐恢复。简单地说,就是从简单的锻炼开始,当身体逐步适应孕前的水平时,再逐步达到较高的水平。太快进行机体尚未适应的运动,不但不会加快身体恢复,还会导致产妇出现不必要的疲劳、关节痛、受伤、奶水不足等问题。产褥期产妇的子宫、盆底肌肉尚未复原,应避免长时间久站、久蹲或负重,可选择一些简单的床上运动或较低强度的劳动,以免出现子宫脱垂、脱肛、伤口出血等症状。随着身体恢复情况可逐渐增加运动的强度和时间,不要过分勉强。

(四)选择适度的运动强度

产妇可根据身体的情况,选择进行低强度的力量训练或轻、中等强度的有氧运动,这有利于减轻体重,并可有效防止减重后出现体重反弹。另外,运动强度要根据产妇的心肺功能和体能情况来进行选择。同时,适量安排每次运动的时间。可通过观察运动后的状态和恶露情况来判断运动强度:如果运动后,感觉精疲力竭,需要很长时间才能恢复;或运动后恶露明显增多、颜色改变,表明运动强度过大,应适当减量。

(五)选择合适的运动方法

产妇除了在产褥期需特别注意之外,在产褥期过后可放心地选择一切适合的有氧运动。一般来说,产后的子宫需要6~8周的时间才能恢复到孕前的大小。在此期间,最初是以呼吸运动为主,等伤口愈合后,再进行较大幅度的肢体伸展运动。下面介绍几种适合产褥期进行的恢复体操和针对产后常见身体问题的运动方法。

1.产褥期恢复体操

(1)产后第1天。①仰卧,双膝屈曲,脚平放在床上,两脚并拢,做深吸气动作,缓慢深吸气,腹部隆起;缓慢呼气,腹部收紧,再稍稍放松,如此重复4遍,每天2次(视频3-1)。②仰卧,腿伸直,两脚并拢。先做屈伸足趾动作,然后以踝部为轴心,向内、外活动两脚,收缩腿部肌肉,使双膝向床面下压,重复数次,每天2次(图3-9)。

学习心得:＿＿＿＿＿＿＿＿＿＿＿＿＿＿＿＿＿＿＿

＿＿＿＿＿＿＿＿＿＿＿＿＿＿＿＿＿＿＿＿＿＿＿＿＿＿＿＿＿＿

＿＿＿＿＿＿＿＿＿＿＿＿＿＿＿＿＿＿＿＿＿＿＿＿＿＿＿＿＿＿

＿＿＿＿＿＿＿＿＿＿＿＿＿＿＿＿＿＿＿＿＿

视频 3-1
腹式呼吸

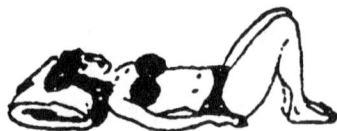

(a)

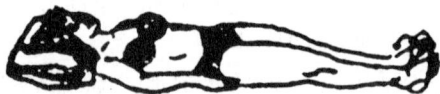

(b)

图 3-9 产后第 1 天体操

(2)产后第2天。除重复①、②动作外,再加:③仰卧,屈膝、双脚并拢,做收缩肛门动作3～4遍,每天2次。④俯卧,在头部、腹部和小腿部垫上枕头,放松休息半小时。然后,再仰卧休息片刻(图3-10)。

(3)产后第3天。除重复①②③动作外,再加:⑤仰卧卷腹:产妇取仰卧位,下背部紧贴地面;双脚平放在地面,双膝屈曲,双臂向前伸直,下颌向胸前微收;收缩腹肌,呼气抬起上身,下背部不能离地,保持2秒;然后慢慢回到开始姿势,重复做3～4遍,每天2次(图3-11)(视频3-2)。⑥足跟沾地:产妇取仰卧位,双腿伸直,上身、腰背部紧贴地面;收缩腹肌,呼气抬高双脚;然后吸气,左脚跟缓慢放在地上;吸气,抬起左脚跟;呼气,右脚跟缓慢放在地上;如此左右轮换,重复3～4遍,每天2次(视频3-3)。

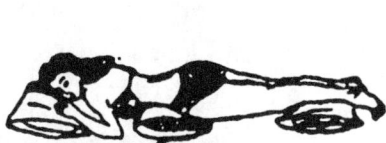
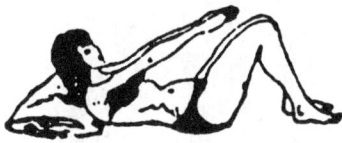

图3-10　产后第2天体操　　　图3-11　产后第3天体操

学习心得:＿＿＿＿＿＿＿＿＿＿＿＿＿＿＿＿＿＿

＿＿＿＿＿＿＿＿＿＿＿＿＿＿＿＿＿＿＿＿＿＿＿＿＿＿

＿＿＿＿＿＿＿＿＿＿＿＿＿＿＿＿＿＿＿＿＿＿＿＿＿＿

＿＿＿＿＿＿＿＿＿＿＿＿＿＿＿＿＿＿＿＿＿＿＿＿＿＿

学习心得:＿＿＿＿＿＿＿＿＿＿＿＿＿＿＿＿＿＿

＿＿＿＿＿＿＿＿＿＿＿＿＿＿＿＿＿＿＿＿＿＿＿＿＿＿

＿＿＿＿＿＿＿＿＿＿＿＿＿＿＿＿＿＿＿＿＿＿＿＿＿＿

＿＿＿＿＿＿＿＿＿＿＿＿＿＿＿＿＿＿＿＿＿＿＿＿＿＿

视频3-2
仰卧卷腹

视频3-3
足跟沾地

(4)产后第4～9天。可重复上述练习。

(5)从产后第10天起可做产褥期体操,增加运动量及腹肌收缩力,防止子宫后位及增强盆底肌肉的支托力。主要有"仰卧起坐"及"膝胸卧位"(图3-12)。

仰卧起坐:每天2次,每次做3～5遍。

膝胸卧位:每天2次,每次持续10分钟,方法是屈膝俯卧,胸部尽量贴床,臀部抬高,躯干与大腿成锐角。

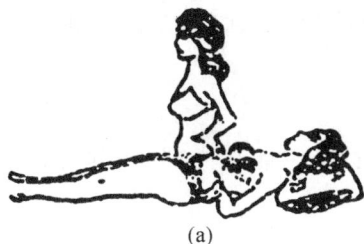
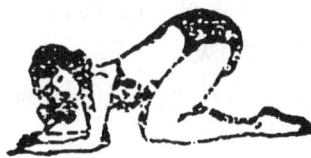

(a)　　　　　　　　　　　　　　　　(b)

图3-12　产后第10天体操

2.针对产后常见身体问题的运动方法

由于怀孕和分娩,或产后照顾婴儿,产妇会出现一些常见的身体问题,如腹直肌分离、腰背痛、会阴部松弛(图3-13和图3-14)。这些问题可以通过特定的产后运动帮助恢复。

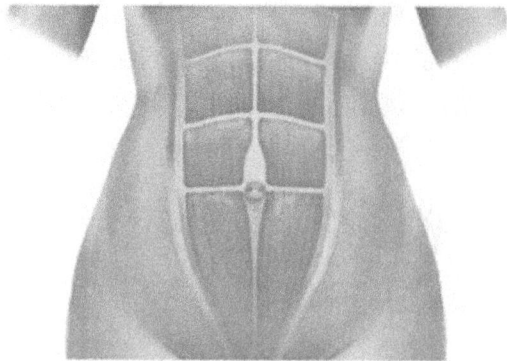

图3-13　正常的腹直肌

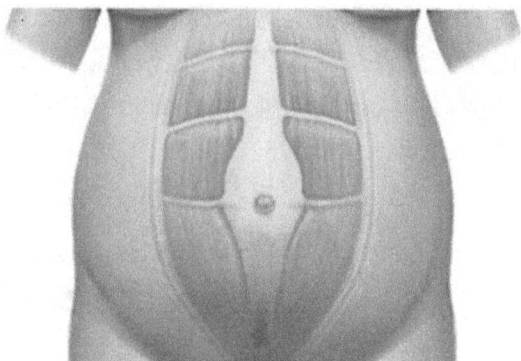

图3-14　分离的腹直肌

【知识拓展】腹直肌分离(diastasis recti)

女性妊娠期间,体内激素的作用使得腹白线松弛,连接力量下降;同时,子宫逐渐增大撑起腹壁,使之承受的压力增大。在两种因素的共同作用下,腹壁张力超过腹白线的弹性极限,左右两边的腹直肌分开,形成腹直肌分离。

在妊娠晚期,几乎所有孕妇都会发生不同程度的腹直肌分离。大部分孕妇在孕期并没有关注这一问题。自然生产后3天,可使用以下方法自行检查:①仰卧,两膝弯曲约90°,脚掌平放(脚跟与坐骨对齐),全身放松;②采用腹式呼吸,先吸气,在呼气同时将头和肩慢慢抬离床面(腹壁肌肉收缩);③用一手手指置于肚脐下方,轻轻下压,检查是否有腹直肌分离,并根据插入的手指数目来测量分离的程度;④重复以上动作,依次检查脐下、脐上、脐周三个区域。

在通常情况下,腹直肌会在产褥期结束后恢复到正常状态。不过根据临床观察,仍有30%产妇腹直肌不能恢复至原位。这会导致产妇脊柱稳定性下降,腰背疼痛,同时由于腹部膨隆,失去平坦的外观。

(1)纠正腹直肌分离运动

大多数女性可以从产后第3天开始(剖宫产视伤口恢复情况而定),在专业人士指导下进行有关的腹肌锻炼。总原则是先加强腹壁最深层肌肉——腹横肌的力量和功能控制,然后再锻炼腹直肌、腹内外斜肌等腹壁外层肌肉。

①腹式呼吸

以膈肌运动为主,配合腹部运动。主要是锻炼腹横肌,以能从内部收缩腹部为目的。方法如下:

第一步:取仰卧或舒适的坐姿,松开腰带,全身放松。

第二步:将右手放在腹部肚脐,左手放在胸部。吸气时向外扩张腹部;呼气时向内收缩腹部,最大限度地把肚脐吸引向脊柱,略停5～10秒。此为一个循环。注意,整个过程中要尽量保持胸腔不动。

循环往复,保持呼吸节奏一致。一般每次5～10分钟,每天3次。

②腹横肌运动

锻炼腹横肌,以从内部收缩腹部为目的。方法如下:

第一步:仰卧,两膝弯曲约90°,脚掌平放(脚跟与坐骨对齐),全身放松。

第二步:将双手放在腹部肚脐两侧。吸气时向外扩张腹部;呼气时向内收缩腹部,同时双手顺势向内下方推挤,努力闭合腹直肌之间的间隙,略停5～10秒。此为一个循环。

循环往复,保持呼吸节奏一致。一般每次5～10分钟,每天3次。

③固定卷曲运动

锻炼腹横肌以及腹直肌、腹内外斜肌。方法如下:

第一步:仰卧,两膝弯曲约90°,脚掌平放(脚跟与坐骨对齐),全身放松。

第二步:将双臂交叉放于腹部,两手掌各抵住腹部一侧。吸气时向外扩张腹部;呼气时向内收缩腹部,同时将头和肩慢慢抬离床面(腹壁肌肉收缩)配合双手将两边的腹肌往中间推,略停5～10秒,慢慢将头和肩放回床面。此为一个循环。

循环往复,保持呼吸节奏一致。一般每次3～5分钟,每天3次。注意,运动量宜从小到大。

④仰卧起坐、卷腹、平板支撑等

锻炼腹直肌、腹内外斜肌、腹横肌等所有腹壁肌肉。不过,在腹直肌分离仍大于两指宽(约2cm)的情况下只能进行上述腹式呼吸、腹横肌运动、固定卷曲运动,只有当分离小于两指宽后才能进行这些常规的腹部运动,否则会加重腹直肌分离程度。

(2)盆底肌肉运动

盆底肌肉运动又称凯格尔运动,是由妇产科医生凯格尔在20世纪40年代推荐使用的。盆底肌肉运动用于增强承载尿道、膀胱、子宫和直肠的骨盆底肌肉的力量,以帮助产后恢复,预防产后尿失禁、子宫脱垂和阴道松弛等疾病。对于会阴侧切或会阴部瘀血或肿胀的产妇,能够通过运动改善会阴区域的血液循环,促进会阴部位的恢复。同时研究还指出,规律的盆底肌肉锻炼可唤醒盆底神经细胞,提高局部敏感度,增强产道和盆底肌肉群的弹性,进而促进分娩的顺利进行。因此,应建议女性从妊娠期就开始进行盆底肌肉运动。

此运动方法简单,运动时没有场所和时间的限制。运动姿势可以根据身体状况选择站、坐、躺位。具体方法为:

第一步:配合呼吸。呼气时,收缩肛门肌肉,感觉好像在阻止排便;同时,收缩阴道肌肉,感觉好像在用力夹着阴道棉条;收缩尿道肌肉,感觉好像在中断小便。

第二步:先进行快速运动。快速地收缩和放松。

第三步:再进行慢速运动。缓慢收缩,尽可能长时间保持收缩状态(但不要超过10秒),然后放松。

第四步:8次收缩为1组练习。

盆底肌练习时要保持正常呼吸,确保在练习时腹肌、臀部和大腿肌肉放松。初练者每天可练习3组。熟练后,根据自身情况可增加练习次数,延长肌肉收缩时间。这项运动要坚持到产褥期。

【知识拓展】女性盆底肌肉的解剖结构

女性盆底是由封闭骨盆出口的多层肌肉和筋膜组成,有尿道、阴道和直肠贯穿其中。盆底前方为耻骨联合下缘,后方为尾骨尖,两侧为耻骨降支、坐骨升支及坐骨结节。盆底由外向内由三层组织构成,外层即浅层筋膜与肌肉(包括一对球海绵体肌、一对坐骨海绵体肌、一对会阴浅横肌和肛门外括约肌);中层即泌尿生殖膈,由上下两层坚韧的筋膜及一层薄肌肉组成,覆盖于耻骨弓与坐骨结节所形成的盆底前部三角形平面上,成为三角韧带;内层即盆膈,为盆底最坚韧的一层,由肛提肌及筋膜所组成。盆底肌肉是维持盆底支持结构的主要成分,在盆底肌肉中,肛提肌起着最为主要的支持作用。肛提肌是成对的宽厚扁肌群,两侧肌肉相互对称,向下向内聚集成漏斗状。每侧肛提肌由前内向后外由耻尾肌、髂尾肌和坐尾肌三部分组成。肛提肌的内、外面还各覆盖有一层筋膜。内层位于肛提肌上面,又称盆筋膜,为坚韧的结缔组织膜,覆盖骨盆底及骨盆壁,其某些部分的结缔组织较肥厚,上与盆腔脏器的肌纤维汇合,分别形成相应的韧带,对盆腔脏器有很强的支持作用(图3-15)。

女性的盆底肌肉像吊床一样,承托和支持着膀胱、子宫、直肠等盆腔脏器,除了使这些盆腔脏器维持正常的解剖位置之外,还参与了控制排尿、控制排便、维持阴道的紧缩度,增加性快感等多项生理活动。

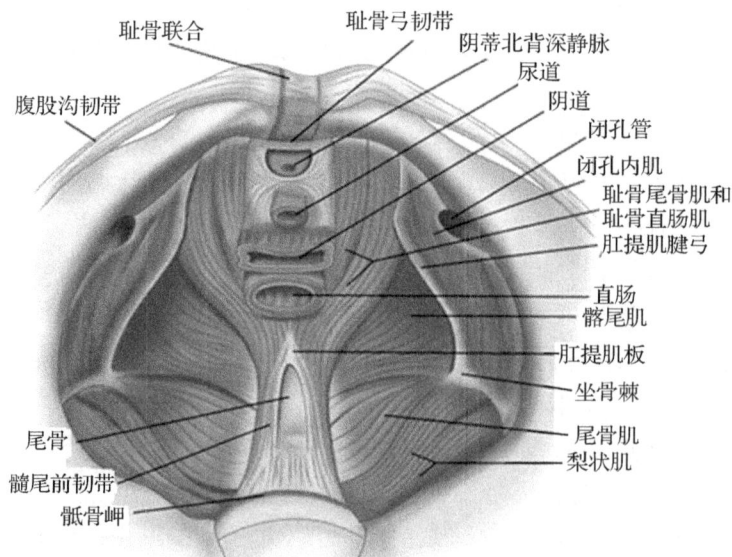

图3-15 女性盆底肌肉上面观

(3)缓解腰背部疼痛的方法

①喂哺婴儿时,背部支撑坐直;在腰部放枕头或垫子支撑后背;确保双脚着地。

②避免弯腰,必要时可采取跪位或蹲位,如需给孩子洗澡或拾起地上物品。

③可将孩子放在适当的高度更换尿布,或跪在沙发或床边更换。

④推婴儿车时,同样保持背部挺直。

【考考你】

1.妊娠期和产褥期的卫生指导都包括哪些内容?

2.孕妇家庭的休息和活动应注意哪些事项?

3.孕期游泳运动的方法、原则和注意事项有哪些?

4.小婷,女,28岁,产后1周。孕产期一切平顺。顺产,会阴轻微擦伤,未缝合。请给予产后休息和活动指导。

（张　晶、王　姗）

第四章　饮食与营养

合理的膳食和均衡的营养是保证妊娠成功和母婴健康的基础。对于孕产妇来说，为了适应孕期胎儿在母体内的生长、促进产褥期的恢复和泌乳的需要，孕产妇的营养需要发生明显改变。在这一特殊时期，根据孕产妇的营养需要，合理安排膳食对母婴的健康具有十分重要的意义。本章主要包括孕期的营养指导和产后的营养指导两部分，以国内外的孕产期营养指南为框架，帮助妇幼保健人员为孕产妇提供有效的家庭营养保健知识。

【案例】

小静，32岁，身高164cm，体重60kg。怀孕9周，每天晨起感到恶心，吃东西和闻到油腻就吐。常在外吃饭，爱喝咖啡，同时因工作需要经常喝酒。产前首检时小静在门诊进行营养咨询。

讨论：

1. 根据小静的情况，指出她饮食营养中存在的问题和潜在的问题。
2. 根据小静的孕周及其营养状况给出建议和指导。

第一节　孕期饮食与营养

孕期妇女应保证健康饮食。一方面能够提供给胎儿足够的能量和营养，以促进胎儿的发育和成长；另一方面能够适应孕妇自身的妊娠生理变化，满足自身的营养需求。怀孕和分娩是一个正常的生理过程，孕妇通常不需要特殊饮食，但需要保证每天摄入多种类、多样化的食物，以保证孕妇及胎儿的营养平衡。

本节将针对孕妇及胎儿的营养需求，首先给出总体的饮食营养指导方法；然后，根据妊娠不同时期孕妇的营养需求，对孕早期（孕1～12周）、孕中期（孕13～27周）和孕晚期（孕28周至分娩）孕妇的饮食与营养给予分别指导。

一、孕期饮食营养指导方法

保证健康饮食在生命周期的任何时刻都是重要的，在孕期更不容忽视。保证健康饮食通常是指摄入多样化、多种类的食物，满足孕期的营养平衡，而不是让孕妇放弃其原有的饮食习惯。

(一)饮食营养的评估和咨询

1.评估

在开始对孕妇进行营养咨询前,妇幼保健人员要求孕妇将三天内的食物和液体的摄入情况详细记录,包括营养补充剂、中草药以及其他顺势疗法的配方,以便妇幼保健人员对孕妇的饮食进行评估。咨询时,结合孕妇的饮食记录,妇幼保健人员向孕妇了解其具体的饮食情况,如可询问以下问题:

(1)针对目前的饮食情况,你在体力和情绪上感觉怎样?

(2)有哪些食物你想摄取但是没有摄取?什么原因没有摄取?

(3)你有时间准备食物吗?

(4)你特别渴望摄取哪些食物?

(5)你以往长期的饮食习惯是什么样的?

2.咨询

妇幼保健人员针对评估时发现的问题,鼓励孕妇找出解决问题的方法,咨询可遵循以下原则:

首先,在尊重孕妇孕期饮食喜好的前提下,给她提出合理营养的建议。要理解每位孕妇自身都会引导她摄取什么、摄取多少、什么时候摄取。这种自身的感受,可能会让孕妇一下子吃掉 6 个橘子,或者嗜食某种蛋白质食物而忽略其他。有过多个孩子的母亲回忆孕期饮食习惯时,会提及每次怀孕她都会对特定的一些食物感兴趣(每次都是不同的食物)。但要注意的是,此原则对甜食、咖啡因、酒精等成瘾的孕妇不适用。

其次,如果发现孕妇的饮食缺少某些基本的营养成分,妇幼保健人员咨询时要遵循接下来的核心原则:一定先要指出并赞赏她饮食中好的部分。针对需改进的部分,提供的建议要基于孕妇的喜恶。比如,如果饮食记录中发现孕妇不吃早餐,先去了解她喜欢哪些早餐食物,根据她的喜好,帮助她选择营养价值高的食物。

最后,如果孕妇的饮食记录中有涉及种族、宗教或地区性饮食偏好的,注意:不要试图用其他食物来替代她们最核心的食物或食材。例如,建议生长在南方、喜欢吃米饭的中国孕妇以全麦面包作为主食。如妇幼保健人员感觉她需要摄入特定的营养素,可以建议她选择其他来源(如营养补充剂)。如果所推荐的饮食计划不切实际,孕妇可能会开始逃避,在后续需要她提供饮食记录时,她可能会有所隐瞒。

总之,营养是支撑健康这棵大树的树干,几乎所有围产期的并发症都可以通过良好的营养予以预防和改善。因此,妇幼保健人员需要熟练地掌握有效的饮食营养咨询技能。

(二)饮食营养指导原则

咨询时,妇幼保健人员针对评估时发现的问题,鼓励孕妇找出解决问题的方法,再根据其具体情况,提供个体化建议。妇幼保健人员可从孕妇摄入的水果与蔬菜、淀粉类食物(碳水化合物)、蛋白质食物、奶制品、维生素和矿物质、液体、孕期需要避免和注意的食物等方面,为孕妇提供个性化、合理、清晰、简单易懂的饮食营养指导。

1. 水果与蔬菜

孕期多吃水果和蔬菜,可为身体提供维生素、矿物质和食物纤维,有助于消化,并防止便秘。每日至少食用5份不同种类的水果和蔬菜,其中水果2份、蔬菜3份。几乎所有水果和蔬菜都可用来搭配,不需要一定是新鲜水果和蔬菜(如可选用冷冻蔬果、蔬果干或鲜榨汁)。

注意食用前要清洗干净,既可防止蔬果沾染的泥土中的弓形虫引起感染,也可去除蔬果上沾染的农药,以免对胎儿造成伤害,并鼓励孕妇尽可能购买有机蔬果。

2. 淀粉类食物(碳水化合物)

淀粉类食物是维持身体基本功能、运作能量的主要来源,也是维生素和食物纤维的重要来源,如米饭、馒头、面条、面包、土豆、麦片、玉米、小米、燕麦、红薯、山药等。

(1)摄入量。这些食物必须作为每顿饭的主食,孕期一天宜摄取3～4份,其中1份相当于2碗稀粥或1碗干饭或1碗面条或5片苏打饼干的量。

(2)种类。尽量选择全麦、粗粮代替细粮,以增加食物纤维的摄入。

3. 蛋白质食物

孕妇每日最少需要80g蛋白质,建议她每日进食含蛋白质的食物,如肉类(避免肝脏)、鱼类、禽类、蛋类、豆类、干豆、坚果类等,并注意以下事项:

(1)建议孕妇每天对肉、鱼、蛋、豆类食物的摄取量增加至3～4份。以重约30g的肉类为1份的量计算。1个鸡蛋、1块豆腐,也相当于1份的量。

(2)鱼类肉质细嫩,易于消化,蛋白质含量丰富,是ω-3多不饱和脂肪酸的重要来源,对胎儿的大脑和视网膜发育非常重要。同时,鱼类富含多种维生素和矿物质。其中,油性鱼类,如三文鱼和新鲜的金枪鱼,是促进神经系统发育所必需的长链脂肪酸ω-3的重点获食来源。因此,要建议孕妇每周吃2份鱼(每份量约140g),其中1份要选择油性鱼类,但油性鱼类的摄入每周不应超过2份。

(3)由于一些鱼类体内含有一定水平的重金属汞和污染物,孕妇(包括哺乳期妇女)需要谨慎选择,详见本节孕期需要避免的食物部分。

(4)避免选择含抗生素、农药和激素的肉类和蛋类。

(5)选择瘦肉、去皮的家禽类,尽量不要在烹调时加入过多脂肪和油类。

(6)在烹调过程中,确保蛋类、家禽、香肠、肉类(牛、羊、猪肉)一定要十分熟。

(7)切生肉要准备单独的菜板,处理完生肉后应注意洗手,并且将生食与已经做好的饭菜分开,以避免食物细菌感染,比如弓形虫、沙门氏菌、弯曲杆菌及大肠杆菌等。

4. 奶制品

奶制品不仅是钙的良好来源,还含有丰富的蛋白质,能够促进胎儿的骨骼发育。因此,建议孕妇孕期多摄入奶制品,如孕妇奶粉、牛奶、酸奶、干奶酪等。

(1)如果选择牛奶,建议孕早期每天至少要喝250mL,孕中期以后每天至少喝500mL,但每天不要超过750mL。

（2）要注意尽量选择低脂奶制品，如半脱脂或全脱脂奶、低脂低糖的酸奶以及低脂干奶酪，并且避免食用含生长激素的奶制品。

5.维生素和矿物质

孕期健康和多样化的饮食可以帮助孕妇获得所需的大部分维生素和矿物质。其中一些维生素和矿物质对于维持妊娠及母儿健康尤为重要。

（1）孕期重要的维生素和矿物质

①维生素C。孕期胎儿须从母体中获得大量维生素C，以维持骨骼和牙齿的正常发育，促进并提高造血系统的健全和机体抵抗力。孕妇每日摄入不超过1000mg维生素C，其主要来源是水果和蔬菜，如鲜枣、柑橘类水果、草莓、猕猴桃、黑加仑、西兰花、西红柿、甜椒、油菜等。

②维生素D。维生素D是类固醇的衍生物，具有抗佝偻病的作用，同时调节钙、磷的正常代谢，促进钙、磷在小肠内吸收，促进牙齿和骨骼正常生长。孕期需摄入足量维生素D，为胎儿在出生后前几个月储存足够的维生素D。富含维生素D的食物有油性鱼类（如三文鱼、马鲛鱼和沙丁鱼）、蛋类和肉类。然而，很难单纯从食物中获取足够的维生素D，建议每日摄入维生素D补充剂$10\mu g$。同时，建议孕妇多到室外晒太阳，也有助于补充维生素D。

③叶酸。叶酸关系到胎儿的神经系统发育，足量的叶酸摄入可以预防胎儿神经管畸形，并能够预防孕妇因叶酸缺乏而发生贫血。孕期需多摄取富含叶酸的食物，如各种绿色蔬菜（如菠菜、生菜、芦笋、龙须菜、油菜、小白菜、花椰菜等）、杂粮、鸡蛋、豆类、水果（香蕉、草莓、橙子等）、奶制品、坚果等。然而，很难单纯从食物中获取足够的叶酸，孕妇在准备怀孕前至怀孕最初3个月每日应补充$400\mu g$叶酸制剂。

对于具有发生胎儿神经管畸形的高危险因素的孕妇，建议增加叶酸摄入量，每日5mg直到孕期3个月。这些高危孕妇包括：孕妇或其丈夫有神经管发育缺陷；前次妊娠胎儿有神经管发育缺陷；孕妇或其丈夫有神经管发育缺陷家族史。除此之外，服用抗癫痫药物的孕妇需要咨询医生是否有必要增加叶酸摄入量。

④铁。铁元素缺乏，会使孕妇感到疲乏，容易出现贫血，会增加流产、早产、低体重儿甚至死胎的发生率。同时，婴幼儿也容易发生缺铁性贫血。孕期每日需摄入25mg铁元素。建议孕妇常食用含铁丰富的食物，如动物性食物（100g食物的含铁量），包括鸭血（31.8mg）、羊肉（13.7mg）、猪瘦肉（3.0mg）等；植物性食物，包括深绿色蔬菜、全谷类。同时，建议孕妇多摄入富含维生素C的水果、蔬菜，以促进铁的吸收和利用。必要时可在医生的指导下补充小剂量的铁剂。

⑤钙。钙是建构骨骼、牙齿的重要元素。在怀孕中期，胎儿快速地发育，钙所扮演的重要角色是促进胎儿骨骼生长、牙齿正常发展、大脑发育及肌肉灵活，而且孕妇补充足够的钙质，对于预防抽筋及骨质疏松都有帮助。常见含钙量较高的食物（100g食物的含钙量）：芝麻酱（1170mg）、豆腐干（1019mg）、虾皮（991mg）、炒榛子（815mg）、奶酪（干酪）（799mg）、牛奶（104mg）等。怀孕后钙的每日建议补充量为1000～1200mg。

⑥鱼油。与孕期其他维生素和矿物质的需求相比,鱼油是近年来新增的营养素。每日建议鱼油补充量为900mg。它包含的ω-3脂肪酸具有以下功能:

对胎儿:促进大脑发育,提高智商;促进神经系统发育;促进视网膜形成,增强视力;促进睡眠;减少行为异常问题。

对孕妇:降低子痫的发生率;降低早产和剖宫产发生率;降低产后抑郁发生率;降低乳腺癌发生率。

(2)维生素和矿物质的补充剂量

在均衡摄取食物营养的基础上,孕妇应加服一定量的补充剂,以保证必需维生素和矿物质的充分摄入,同时有助于对抗压力和空气污染等外界环境的影响。每日的建议摄取量为:维生素 C 500mg,维生素 D 10μg,叶酸 400μg,铁 25mg,钙 1200mg,鱼油 900mg。

除此之外,严格的素食主义者一定要注意摄入足够的维生素 B_{12},防止严重贫血,对母儿造成神经损伤。建议每日服用维生素 B_{12} 补充剂 2μg。

(3)补充维生素和矿物质的注意事项

①在摄入维生素和矿物质补充剂时,要避免超过每日建议量的两倍以上。因为不论水溶性或是脂溶性的维生素,都可能产生毒性,尤其是脂溶性维生素。过量补充也可造成营养素间的干扰或不平衡。

②尽管维生素 C 没有毒性,但临近分娩时摄入大剂量维生素 C 是引起新生儿戒断综合征(包括坏血病)的因素之一。

③维生素 C 与铁在一起服用,可以促进铁的吸收;但钙与铁会相互拮抗,因此孕妇要将两者分开服用,避免服用铁剂时饮食富含钙的食物、饮料或服用钙制剂。

④铁补充剂在常规下都会标注毒性警示,服用剂量必须控制在每日 100mg 以下。

⑤如果孕妇在临近预产期时摄入大量的钙,会增加其痛阈值,也容易导致新生儿低钙血症。

⑥孕妇需要一定量的维生素 A,但是因为维生素 A 及胡萝卜素都能够顺利地通过胎盘屏障,故大量应用维生素 A 不仅对母体不利,也会影响胎儿的生长发育。因此,孕妇应避免随意补充维生素 A 制剂和鱼肝油,避免食用动物肝脏和肝脏制品。是否需要补充维生素 A 制剂应咨询医生。

总之,维生素和矿物质的补充总原则为:主要从食物中获取,补充剂只作为补充成分。

6.液体

确保孕妇每日饮用 1000～1500mL 水,以供母儿的体液循环和消化。孕妇、胎儿身体代谢旺盛,母体担负着排泄自身和胎儿双份代谢废物的任务。摄入充足的水分对促进代谢废物的排出非常重要。另外,多饮水可以促进孕妇胃肠的蠕动、促进孕妇的消化和排便,减少痔疮和便秘的发生。然而,水分摄取过多,会加重心脏和肾脏负担,多余的水分就会潴留体内,引起水肿(尤其在孕晚期)。饮水要定时定量,必要时减量。如孕妇出现水肿,注意控制饮水量每天在 1000mL 以内。

7. 孕期需要避免和注意的食物

孕妇在孕期应了解哪些食物是应该避免或注意的。因为这些食物可能会含有超过正常水平的细菌或有毒物质,或过量食入这些食物会对母儿造成伤害,严重者可导致孕妇流产、死产或引起新生儿严重疾病。

(1)生鸡蛋以及含有生的或半生不熟鸡蛋的食物。避免食用生鸡蛋以及含有生的或半生不熟鸡蛋的食物,以预防沙门氏菌导致的食物中毒。

(2)生的或半生不熟的肉类。在烹调过程中,确保蛋类、家禽、香肠、肉类(牛、羊、猪肉)一定要十分熟,以避免弓形虫、沙门氏菌、弯曲杆菌及大肠杆菌等感染。

(3)鱼类:孕期要避免某些鱼类的摄入,注意某些鱼类的摄入量。

①避免食用鲨鱼、箭鱼、青花鱼、方头鱼、枪鱼(马林鱼),因为这几种鱼的汞含量过高,汞在体内超过正常水平,会损害胎儿神经系统的发育;避免食用生鱼和生贝壳类食物,这些食物中可能含有细菌和病毒,能导致食物中毒;避免食用腌制的海鱼(如熏鲑鱼),因为钠含量过高。

②限制金枪鱼的摄入量,每周不超过两条新鲜的金枪鱼(煮熟大约140g或生鱼170g)或超市中出售四罐中等大小的罐装金枪鱼(大约每罐140g),因为这些鱼类中含有一定水平的汞。限制油性鱼类(如三文鱼、鲑鱼、马鲛鱼、青鱼)的摄入量,每周不超过两份(每份140g),因为油性鱼类体内含有二噁英和多氯联苯污染物。注意:新鲜的金枪鱼也是油性鱼类。如果孕妇一周内已经吃了两条新鲜的金枪鱼,那么建议她这一周不能再吃其他油性鱼类。但是如果孕妇一周内已经吃了两条金枪鱼罐头,那她还是可以吃油性鱼的,因为罐装的金枪鱼不算油性鱼。

(4)肝脏。避免食用动物肝脏和肝脏制品,因为大量摄入维生素 A 不仅对母体不利,也会影响胎儿的生长发育。

(5)牛奶。避免食用生的(未经巴氏消毒过的)牛奶和羊奶或生奶制品。

(6)维生素和鱼肝油。不要摄入大剂量维生素补充剂,不要摄入鱼肝油和任何含有维生素 A 的补充剂。

(7)咖啡因。孕期必须减少咖啡因的摄入,体内超过正常水平的咖啡因能导致低体重儿,并且会给宝宝带来后续的健康问题;过多的咖啡因还会导致流产。孕妇不需要戒掉咖啡,但是每天咖啡因的摄入量要限制在 200mg 以内。咖啡因通常存在于咖啡、茶和巧克力等食物和饮品中,也会添加到一些软饮料或能量饮料中。常见食物或饮品中咖啡因的含量大致为:

1 马克杯速溶咖啡:100mg;

1 马克杯过滤咖啡:140mg;

1 马克杯茶:75mg;

1 罐可乐:40mg;

1 罐能量饮料:80mg;

1 条重约 50g 的黑巧克力:25mg;

1 条重约 50g 的白巧克力:10mg。

如果想要戒掉咖啡因,可选择无咖啡因的茶和咖啡、果汁或者矿物水来代替。

(8)花草茶和绿茶。关于花草茶和绿茶对孕期影响的信息很少,因此建议孕妇酌量饮用。英联邦的安全署建议孕妇每天饮用不超过四杯花草茶和绿茶。

(9)酒类。目前对于孕妇饮用的酒精量为多少是属于安全量还没有达成共识,因此最安全的方式就是不要饮用任何酒类。孕妇饮酒后,酒精可直接经胎盘屏障进入胎儿体内,而胎儿的肝脏发育较晚,直到孕晚期才成熟,因此胎儿不能像母体一样经肝脏解毒。妇女在孕前3个月饮酒,易导致流产、早产、低出生体重儿和出生异常;在孕中期饮酒,会影响胎儿的生长发育。

因此,英国的卫生保健部门建议孕妇避免饮酒。如果孕妇选择喝酒,建议每周饮入10～20mL酒精(相当于一小杯红酒)1～2次。超过推荐量,会对胎儿出生后造成影响,如学习困难和行为问题。如果孕妇在整个孕期每天饮酒超过60mL,胎儿会出现一系列的症状,包括生长受限、面部异常、学习行为异常,称为胎儿酒精综合征(foetal alcohol syndrome,FAS)。

(10)烟。为保证胎儿的健康,吸烟的孕妇应尽早戒烟,并远离烟草。每种烟草中含有超过4000种化学物质,孕期吸烟会对胎儿产生伤害。

①孕期戒烟的益处:孕期并发症发生率降低;降低死产的危险;降低早产儿的危险;降低低体重儿的危险:吸烟妇女孩子的出生体重与不吸烟妇女孩子的出生体重相比,平均轻200g;降低婴儿猝死症的危险;孩子可远期受益,吸烟父母的孩子更易于出现哮喘等其他严重疾病。

②二手烟对胎儿的危害:如果丈夫或与孕妇同住的家人吸烟,二手烟会影响母儿健康。二手烟也会降低出生体重,增加婴儿猝死的危险。如果父母吸烟,那么婴儿在出生后一年因支气管炎和肺炎的入院率会增加。据英国国家卫生服务体系统计,由于二手烟的危害,每年5岁以下的儿童的入院人数超过17000人。

除以上外,孕妇还需避免食用皮蛋等含铅量高的食物;避免食用过量人参,以免形成流产;尽量少食用高脂高糖的食物,如黄油、食用油、沙拉酱、奶油、巧克力、薯片、饼干、甜点、冰激凌、蛋糕、布丁、气泡汽水,以预防孕期体重增长过快。

二、孕早期的饮食与营养

(一)孕早期的营养需求

在孕早期,胎儿在孕妇腹内不会长得太大,怀孕满3个月时胎儿的体重也不会超过20g。在这一时期,孕妇对营养的需要量基本与孕前相同。但是,在这段时期,大多数孕妇会有不同程度的早孕反应,表现为恶心、呕吐、厌食、偏食等,影响了孕妇的食欲。有些孕妇甚至一闻到菜味就会恶心、呕吐。同时,此期也是胎儿主要器官发育形成的关键时期,特别是胎儿的神经管及主要内脏器官。为缓解孕妇的早孕反应、预防胎儿畸形,孕妇饮食上要尤其注意叶酸的补充,注意戒烟、禁酒。中国营养学会妇幼分会推荐的我国孕早期妇女的平衡膳食宝塔如图4-1所示。

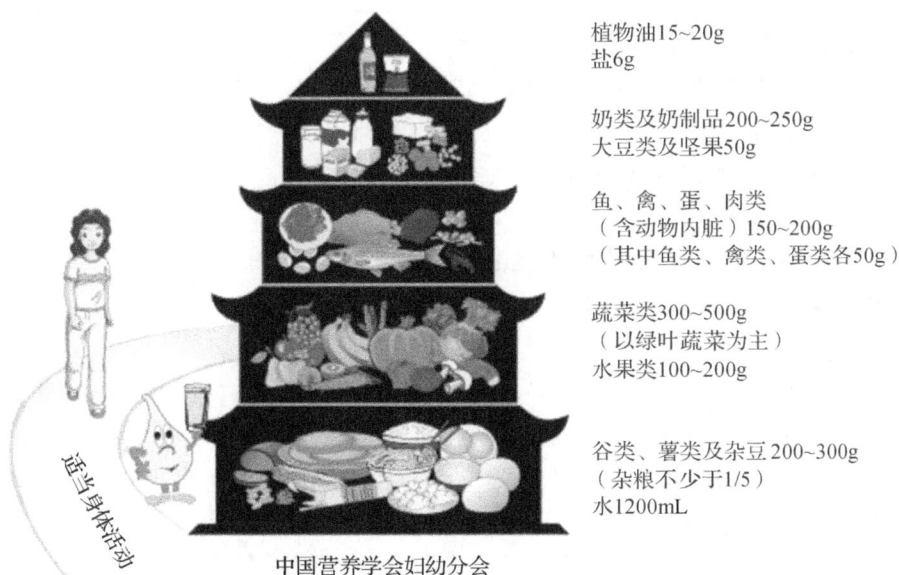

植物油15~20g
盐6g

奶类及奶制品200~250g
大豆类及坚果50g

鱼、禽、蛋、肉类
（含动物内脏）150~200g
（其中鱼类、禽类、蛋类各50g）

蔬菜类300~500g
（以绿叶蔬菜为主）
水果类100~200g

谷类、薯类及杂豆200~300g
（杂粮不少于1/5）
水1200mL

中国营养学会妇幼分会

图 4-1　孕早期妇女平衡膳食宝塔

(二)孕早期的饮食与营养指导

根据孕早期孕妇和胎儿的生理特点,在孕前日常饮食的基础上,孕早期孕妇的饮食指导需针对两个方面:缓解早孕反应的饮食和促进胎儿器官发育的饮食。

1.缓解早孕反应的饮食

如果孕妇出现晨起呕吐,建议其在调整心情和生活作息的基础上,调整饮食以减轻症状。可采取以下方法:

(1)饮食调整:①起床前进食面包干、馒头、饼干,可缓解恶心、呕吐症状。②多摄入液体(如水),缓慢小口饮入,可防止呕吐。③少食多餐。应根据孕妇的食欲和反应的轻重调整进食的次数、时间、数量,采取少食多餐的办法,进食富含高碳水化合物(如面包、米饭、馒头、面条)和低脂肪的食物。尽量适应妊娠反应引起的饮食习惯的短期变化,照顾孕妇的个人喜好,不要片面追求食物的营养价值。随着妊娠反应的减轻,应逐步过渡到平衡饮食。④膳食清淡、可口。清淡、可口的膳食能增进食欲,易于消化,并有利于减轻孕早期妊娠反应,使孕妇尽可能摄取更多食物,满足其营养需要。可根据孕妇的喜好,选择各种新鲜蔬菜和水果、大豆制品、鱼、禽、蛋以及各种谷类制品。⑤避免接触能够引起孕妇恶心、呕吐的食物或气味。⑥避免饮用冷的、刺激性的和甜的饮料。

(2)替代疗法:如果早孕反应严重,通过以上饮食调整不能缓解,医生会推荐口服少量B族维生素,以缓解症状,或者对孕期无害的止吐药。除此之外,还有研究发现,姜类补充剂在减轻恶心、呕吐症状中可起到一定作用。而且,至今为止未见任何报道指出孕期食用姜会对妊娠产生副作用。所以可尝试食用姜汁饼干或喝姜水来缓解恶心症状。

【知识拓展】导致早孕反应的危险因素

如果孕妇有以下情况,易在孕期出现早孕反应:

* 上次怀孕有恶心、呕吐症状者;

* 有孕期恶心、呕吐家族史者;

* 有晕车症状者;

* 使用含雌二醇的避孕药时出现恶心症状者;

* 肥胖者——体重指数(BMI)超过30者;

* 多胎妊娠者;

* 初产妇。

如果一直呕吐,不能进食水,会出现脱水或者营养不良。所以,当出现以下症状,应立即去医院诊治:不能进食水超过24小时;起身时,感觉极度虚弱、头晕目眩;腹部疼痛;体温升高至38℃或以上;呕血。

2.促进胎儿器官发育的饮食

在保证孕早期母体营养摄入的基础上,还应针对此期胎儿主要器官发育的特点,补充叶酸,戒烟禁酒。

(1)注意补充叶酸。叶酸关系到胎儿的神经系统发育,孕早期叶酸缺乏可增加胎儿发生神经管畸形和早产的危险。妇女应从计划妊娠开始(尽可能早)多摄取富含叶酸的食物。由于叶酸补充剂中的叶酸比食物中的叶酸能更好地被机体吸收利用,因此,建议孕早期每日继续补充叶酸400μg。

(2)戒烟、禁酒。烟草中的尼古丁和烟雾中的氰化物、一氧化碳可导致胎儿缺氧、营养不良和发育迟缓。流行病学调查发现,吸烟孕妇产无脑儿、唇裂、痴呆等畸形儿的概率是不吸烟孕妇的2.5倍,生低体重儿的概率是不吸烟孕妇的2倍。孕妇饮酒后,体内的酒精可以通过胎盘进入胎儿血液,造成胎儿发生酒精中毒综合征(宫内发育不良、中枢神经系统发育异常、智力低下等)。最近研究结果表明,孕妇体内低量酒精也会对胎儿造成伤害,孕妇平均一周喝4~5杯葡萄酒,即会损害胎儿的脑干神经。因此,为了生育健康的婴儿,孕妇应戒烟、禁酒,并远离吸烟环境。

三、孕中期和孕晚期的饮食与营养

(一)孕中期、孕晚期的营养需求

从孕中期开始,胎儿进入快速生长发育期,直至分娩。与胎儿的生长发育相适应,母体子宫、乳腺等生殖器官也逐渐发育。此外,母体还需要为分娩和产后泌乳开始储备能量以及营养素。因此,与孕早期相比,孕中期、孕晚期的膳食应增加能量、蛋白质、钙、铁等矿物质的摄入,以满足孕妇显著增加的能量和营养素需要。中国营养学会妇幼分会推荐的我国孕中期、孕晚期妇女的平衡膳食宝塔如图4-2所示。

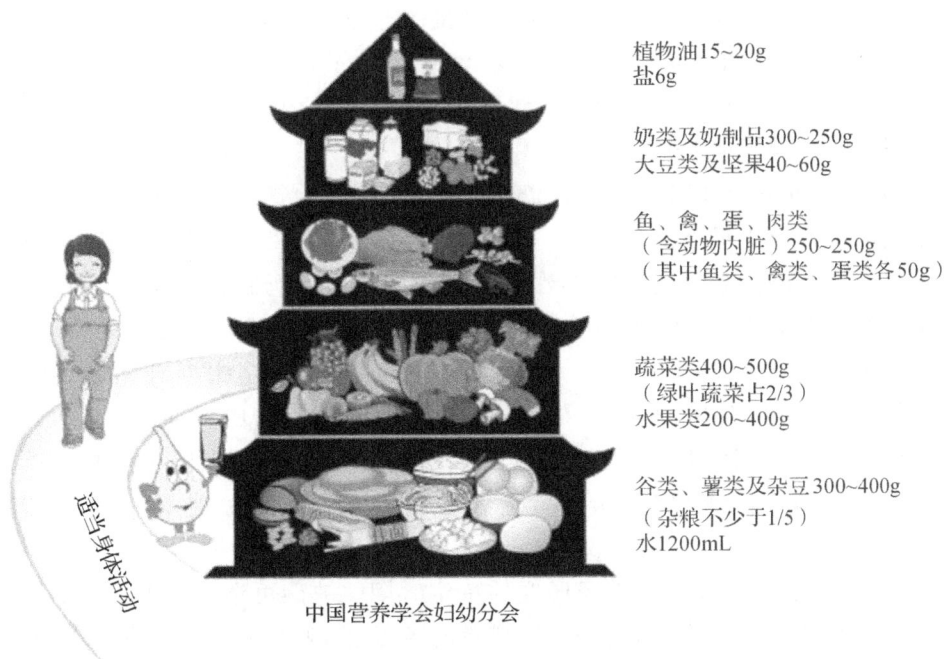

植物油15~20g
盐6g

奶类及奶制品300~250g
大豆类及坚果40~60g

鱼、禽、蛋、肉类
（含动物内脏）250~250g
（其中鱼类、禽类、蛋类各50g）

蔬菜类400~500g
（绿叶蔬菜占2/3）
水果类200~400g

谷类、薯类及杂豆300~400g
（杂粮不少于1/5）
水1200mL

适当身体活动

中国营养学会妇幼分会

图 4-2　孕中期、孕晚期妇女平衡膳食宝塔

（二）孕中期、孕晚期的饮食与营养指导

进入孕中期后，孕妇的早孕反应已经过去，多数孕妇胃口大开，这时就应不失时机地调整饮食，补充营养。在保证饮食质量的同时，还要适当提高各种营养素的摄入量。当然，孕妇也不能不加限制地过多进食，从而造成巨大儿（胎儿的体重超过 4kg），影响生产。孕妇可以在产前检查时请教医生，了解胎儿发育是否良好，同时结合自己身体的胖瘦，是否有妊娠糖尿病，工作量大小，以及家庭经济状况等综合考虑，制订出一个适当的食谱，保证营养的供给。孕中期、孕晚期妇女的饮食与营养需注意以下四个方面：

1. 摄入足够的碳水化合物

碳水化合物是产生能量、维持血糖的主要膳食来源。孕中期、孕晚期妇女的能量需求增加显著，如果此时碳水化合物摄入不足，孕妇的身体就需要通过代谢脂肪和蛋白质来补充能量的供应。而代谢脂肪和蛋白质会产生一种叫作"酮体"的物质，对胎儿的神经系统具有毒性。因此，为了避免这种状况的发生，孕妇应多摄入富含碳水化合物的谷类和水果，每天最好进食谷类主食 200～300g。水果中的碳水化合物多为果糖、葡萄糖和蔗糖，可直接被机体吸收，能较快地通过胎盘为胎儿利用。但水果吃得过多会促使孕妇和胎儿的体重增加，甚至诱发妊娠期糖尿病，故建议孕妇每日吃水果不超过 800g。

2. 增加蛋白质的摄入

在孕中期、孕晚期，胎儿和孕妇蛋白质的需要量增大。孕中期膳食比非孕时每日需增加 15g 蛋白质。常见的能提供 15g 蛋白质的食物有：鸡蛋113g，鱼虾类80～90g，牛奶500g，瘦猪肉/瘦牛肉74g，黄豆43g 等。孕晚期膳食比非孕时每日需增加 20g 蛋白质。常见的能提供 20g 蛋白质的食物有：鸡蛋150g，瘦猪肉/瘦牛肉/鸡肉100g，鱼类110g，黄豆57g，牛奶667g 等。其中，鱼类的脂肪含量相对较低，选择鱼类可避免因孕中期、孕晚期动物性食物摄入量增加而引起脂肪和能量摄入过多的问题。因此,鱼类是孕期首选的动物性食物,建议孕妇每周吃鱼2次。另外,蛋类除了含有优质的蛋白质外,还是卵磷脂、维生素A和维生素B₂的良好来源,建议孕妇每天吃一个鸡蛋。

3.保证钙、铁、碘等矿物质的摄入

孕20周后胎儿骨骼生长加快,孕28周胎儿骨骼开始钙化,钙的需要量明显增加。中国营养学会推荐孕中期每日摄入钙1000mg,孕晚期每日摄入钙1200mg。奶类不仅是钙的良好来源,还含有丰富的蛋白质,建议孕妇孕期多摄入奶制品。

从孕中期开始,孕妇体内血容量迅速增加,而血液红细胞增加相对缓慢,孕妇成为缺铁性贫血的高危人群。此外,基于胎儿铁储备的需要,从孕中期开始铁的需要量增加。孕妇铁摄入不足,会增加流产、早产、低体重儿甚至死胎的发生率,婴幼儿也容易发生缺铁性贫血。建议孕妇常摄入含铁丰富的食物,必要时可在医生的指导下补充小剂量的铁剂。同时,建议孕妇多摄入富含维生素C的水果、蔬菜,以促进铁的吸收和利用。

孕12～22周是胎儿大脑和神经形成的特定时期。缺碘可造成婴儿聋哑、矮小、智力低下等不同程度的先天缺陷,故这一时期应补充充足的碘。除日常食用的加碘盐外,海产品是碘的良好食物来源,建议孕妇每周至少吃一次海产品,如海带、紫菜、海鱼等。

4.适量身体活动,维持体重的适宜增长

孕期对多种微量营养素需要的增加,大于能量需要的增加。如果简单地通过增加食物摄入量来满足微量营养素的需要,极有可能引起体重过多增长,并导致发生妊娠糖尿病和巨大儿(体重大于4kg)的风险增加。因此,孕妇应适时监测自身的体重,并根据体重增长的速度适当调节食物摄入量。建议孕妇每天进行不少于30分钟的低强度身体活动,最好是1～2小时的户外活动,如散步、体操、孕妇瑜伽等。适宜的身体活动有利于维持体重的适宜增长和自然分娩;户外活动还有助于改善维生素D的营养状况,以促进胎儿骨骼的发育和母体的骨骼健康。

【知识拓展】孕妇监测自身体重增长速度的方法

孕期适宜体重增长的推荐值因孕前体重的不同而异,具体评估办法如下:

1.孕前标准体重可用下面的公式粗略估计:标准体重(kg)=身高(cm)-105;对于身高在180cm以上或者150cm以下的孕妇,建议采用下面的公式进行计算,以避免过高或过矮导致的误差:标准体重(kg)=22.0×[身高(m)]²。

2.孕前体重超过标准体重120%的妇女,孕期体重增加以7～8kg为宜。孕前体重超过正常,孕期只需考虑必要性的体重增加,孕中期开始体重增加每周不宜超过300g。

3.孕前体重正常(孕前体重为标准体重的90%～120%)的妇女,孕期体重增加的适宜值为12kg,孕中期开始每周体重增加为400g。

4.孕前体重不足标准体重90%的妇女,孕期体重增加的目标值为14～15kg,孕中期开始每周体重增加为500g。

【案例讨论】

1. 小静饮食营养中存在的问题和潜在的问题如下：

(1) 根据小静的日常饮食习惯，并考虑到她早孕反应较重，分析其存在的问题为：①有膳食能量和三大营养素状况失衡的危险，与常外出吃饭、饮食不规律有关；②有流产、生低体重儿及胎儿神经系统损伤的危险，与爱喝咖啡、工作经常饮酒有关。

(2) 根据小静处于孕早期，分析其潜在问题为：微量元素可能缺乏。

2. 根据小静的孕周及其营养状况给出如下建议和指导：

(1) 由于小静平时常外出吃饭，首先建议她在怀孕期间要保证碳水化合物、谷类、水果的摄入，进食牛奶、绿色蔬菜、瘦肉、鱼、全麦面包、柑橘类水果等。

(2) 如在早餐感到恶心，可以在起床后先吃一些容易消化的淀粉类食物，如米粥、饼干。同时，注意饮食尽量清淡少盐，少量多餐，细嚼慢咽。

(3) 控制含咖啡因的食物和饮品的摄入，每天咖啡因的摄入量不能超过200mg，如每天1马克杯过滤咖啡。

(4) 戒酒。应酬时用奶、豆浆或果汁、矿泉水代替酒精饮料。

(5) 多吃蔬菜和水果，建议每日补充叶酸400μg。

(6) 多吃富含铁的食物，如鸭肝、猪肝、鸭血、羊肉、猪瘦肉、干木耳、紫菜或强化铁的食品等。增加牛奶摄入，保证每日500mL。

第二节 产后饮食与营养

产后是产妇身体修复和调整的过程。这一时期产妇的生理特点主要表现为基础代谢率高，与非哺乳妇女相比基础代谢率高20%左右。乳母摄入的营养，一方面要补偿妊娠和分娩时身体损耗的营养素，促进各器官和各系统功能的恢复；另一方面要保证分泌充足的乳汁，哺育婴儿。故哺乳期妇女对能量、蛋白质、矿物质、水等的需求量均相应增加。以下按照中国营养学会妇幼分会推荐的我国哺乳期妇女的平衡膳食宝塔(图4-3)的要求，对哺乳期妇女的营养需求特点及饮食与营养指导进行介绍。

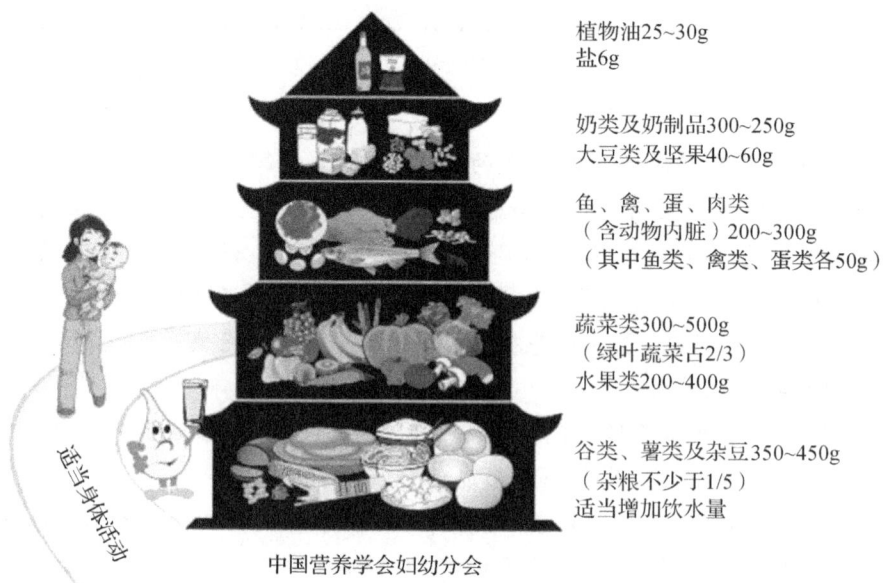

植物油25~30g
盐6g

奶类及奶制品300~250g
大豆类及坚果40~60g

鱼、禽、蛋、肉类
（含动物内脏）200~300g
（其中鱼类、禽类、蛋类各50g）

蔬菜类300~500g
（绿叶蔬菜占2/3）
水果类200~400g

谷类、薯类及杂豆350~450g
（杂粮不少于1/5）
适当增加饮水量

中国营养学会妇幼分会

图 4-3　哺乳期妇女平衡膳食宝塔

一、哺乳期妇女的营养需求特点

（一）热能摄入量增加

产褥期妇女各组织器官的修复和退行性变化需要热量。同时乳母的营养素除要满足乳母自身的能量代谢需求外，还要供给分泌乳汁过程消耗的能量和乳汁本身所含的能量。在正常怀孕条件下，孕期储存的脂肪可为泌乳提供约 1/3 的能量，另外 2/3 则需要由乳母的膳食提供。中国营养学会建议乳母每日能量推荐摄入量应为在原来的基础上增加 500 千卡，其中最好有 100 千卡来自蛋白质。乳母摄入的能量是否充足，可根据母乳的量和母亲的体重来判断。

（二）优质蛋白质摄入量增加

蛋白质是人体细胞的重要组成部分，可促进妊娠和分娩过程中身体疲劳的恢复和创伤的修复。同时，乳母的蛋白质营养状况对泌乳又有很大的影响。膳食中蛋白质的质和量不理想，可使乳汁的分泌量减少，并影响乳汁中蛋白质的氨基酸组成，不利于婴儿的生长发育。乳母应每日增加蛋白质 15g，达到每日 85g，其中一部分应为优质蛋白质。

（三）脂肪摄入量增加

人的乳汁中脂肪含量变化很大，膳食中热能、蛋白质、脂肪高低会影响乳汁中脂肪的含量。当乳母的能量摄入和消耗相等时，乳汁中的脂肪酸组成与膳食脂肪酸的组成相近。乳汁中的脂类，尤其是不饱和脂肪酸，与婴儿的脑发育有密切关系，如二十二碳六烯酸（DHA）对中枢神经的发育就特别重要。

（四）无机盐与维生素摄入量增加

1. 钙

如果乳母膳食钙的摄入量不能满足需要，就会动用母体骨骼中的钙用于维持乳汁中的钙水平。研究表明,女性在哺乳的时候身体会失去 3％～5％ 的骨质。乳母可因缺钙而患骨质软化症,常常出现腰腿酸痛、腿脚抽筋现象。中国营养学会建议乳母每日钙的供给量为 1200mg。

2.铁

母乳中的铁含量很低,增加膳食中铁的摄入虽然可升高乳母血清铁水平,但对乳汁中铁含量的影响不明显。为预防或纠正缺铁性贫血,乳母需要每天通过膳食摄入 25mg 铁,膳食中应多供给富含铁的食物。动物性食物中含铁量较高,吸收率也较植物性铁高,血红素铁的吸收率约为 25％,而非血红素铁的吸收率一般为 3％～8％。

3.维生素 D

维生素 D 经常被称为"阳光维生素",它能调节人体的钙、磷代谢,促进钙在肠道内的吸收,维持骨骼强度,预防骨质疏松等症状。目前多数专家推荐每日至少摄入 400 国际单位的维生素 D,但有些也建议每日可获取 1000 国际单位的维生素 D。晒太阳是获取维生素 D 的最好方式。除此之外,也可从食物中获取,如鲑鱼、鲭鱼、强化牛奶、橙汁以及酸奶。

维生素 D 几乎完全不能通过乳腺,因此乳汁中维生素 D 的含量很低。如果纯母乳喂养的婴儿摄入维生素 D 不足,有可能患上佝偻病。因此,建议纯母乳喂养的婴儿以及那些摄入维生素 D 加强型配方奶粉在 32 盎司以下的婴儿,每日需要额外补充 400 国际单位的维生素 D。同时建议带婴儿多晒太阳。

二、哺乳期妇女的饮食与营养指导

哺乳期妇女的膳食应是以多样化食物构成的平衡膳食,以满足营养需要为原则。这一时期的饮食与营养需注意以下几个方面:

(一)保证优质蛋白质的摄入

鱼、蛋、牛奶、禽、瘦肉是优质蛋白质的来源。乳母可每日增加摄入总量为 100～150g 的鱼、禽、蛋、瘦肉,来满足蛋白质的需要。素食者或经济条件有限者可选豆类制品予以补充,以豆腐、豆浆为宜。

(二)多食各种汤类

乳母一般出汗比较多,再加上乳汁分泌,需水量高于一般人。如果饮水量不足,可导致乳汁分泌量减少。因此,哺乳期妇女要多进食一些汤类,但进食汤类尤其是催乳汤要注意时间及汤的成分。

(1)时间:从乳汁分泌到排出,中间有一重要的环节就是乳腺管要通畅。因此,应让新生儿做到早吸吮、勤吸吮,适当乳腺热敷与按摩,待乳汁分泌增多、乳腺管通畅后再喝汤,这样既能保证全面补充营养,又能增加泌乳,并减少产妇涨奶的痛苦。

(2)成分:进食汤类时应将上面的浮油撇除。一方面,因高脂肪的浓汤易影响食欲,进食后容易引起肥胖;另一方面,高脂肪也会增加乳汁的脂肪含量,造成新生儿、婴儿不能耐受和吸收,从而引起腹泻。因此,产妇宜喝些有营养的荤汤和素汤,如鱼汤、蔬菜汤、面汤等。

（3）红糖水：可为机体提供热量，是较好的补益佳品，但不宜久喝。红糖水有补血的功效，也有活血的作用，久喝对子宫收缩不利，可使血性恶露量增多、持续时间延长。一般产后喝7～10天为宜。

（三）增加钙和铁的摄入

奶类含钙量高，易于吸收利用，是钙良好的食物来源，建议乳母多食用奶制品。每日饮奶至少250mL，以补充约300mg的优质钙。对于那些不能或没有条件饮奶的乳母，建议摄入小鱼、小虾、芝麻酱、深绿色蔬菜等。此外，建议乳母多晒太阳或服用鱼肝油补充维生素D，以促进钙的吸收。

为预防或纠正缺铁性贫血，乳母需要每天通过膳食摄入25mg铁。但是来自植物性食物的铁生物利用率低，因此乳母应多吃一些含铁丰富且吸收利用率高的动物性食物，如动物肝脏、动物血、瘦肉等。茶可能会妨碍铁的吸收，所以吃含铁丰富的食物或服用铁补充剂时要避免喝茶。富含维生素C的食品会增强铁的吸收，可以考虑把牛肉和菠菜一起搭配。

（四）重视蔬菜和水果的摄入

许多地方民间保留着产后不能吃生冷食物的习俗。其实，食用适量的水果不仅能增加营养，帮助消化，还可提供丰富的水分、维生素、纤维素等，预防便秘，促进乳汁分泌，是其他食物不能代替的。产褥期可以摄入温性的蔬菜和水果，如菠菜、油菜、番茄、白菜、苹果、橘子、香蕉等。尽量不要食用寒性的水果和蔬菜，如西瓜、梨、柿子、猕猴桃、苦瓜、空心菜、萝卜缨等。每天应保证摄入蔬菜和水果500g以上。

（五）产褥期食物应多样化

我国大部分地区都有将大量食物集中在产褥期摄入的习惯。在有些地区，乳母在产褥期膳食单一，大量进食鸡蛋等动物性食品，其他食品（如蔬菜、水果）则很少选用。要注意纠正这种食物选择和分配不均衡的做法，保持产褥期食物多样性，主食粗细搭配，副食尽量多样化，以利于各种营养素的吸收，从而保证乳母的健康和乳汁中营养的均衡。

（六）少食多餐，不要节食

合理地安排一天的进餐次数、两餐之间的间隔，摄入的数量与质量非常重要。要根据产褥期妇女的生理状况、日常生活规律、新生儿的生活规律与需要制订出一套合理的进餐方式。两餐之间的间隔要适当，一般混合食物在胃内停留消化的时间为4～5小时，所以两餐之间的间隔以4～6小时较为合适。产褥期妇女的饮食提倡少食多餐，一日三餐外加两次两餐之间的点心。避免不必要的节食，影响身体的恢复。

（七）产后饮食禁忌

（1）产后忌滋补过度。我国的家庭一般都很重视产后的饮食滋补。但其实大补特补既浪费又有损健康。滋补过量很容易导致肥胖，体内糖和脂肪代谢失调，引发各种疾病。此外，营养太丰富必然使奶水中的脂肪含量增多，如婴儿胃肠能够吸收，易造成婴儿肥胖；若婴儿消化能力较差，不能充分吸收，就会出现脂肪泻、长期慢性腹泻，还会造成营养不良。

（2）产后忌吃辛辣温燥和生冷坚硬的食物。因为辛辣温燥食物可助内热，而使产妇上火,出现口舌生疮、大便秘结或痔疮等症状;同时,通过乳汁使婴儿内热加重。因此饮食宜清淡,尤其在产后 5~7 天之内,应以软饭、蛋汤等为主,不要吃过于油腻的食物,特别应忌食大蒜、辣椒、茴香、酒、韭菜等辛辣温燥食物。此外,还应忌食生冷坚硬的食物,以保护脾胃和防止牙齿松动。

(3)忌烟酒,避免喝浓茶和咖啡。乳母吸烟(包括被动吸烟)、饮酒会危害婴儿健康。世界卫生组织的营养报告中提出喝酒还会减少产乳量。因此,哺乳期间禁止喝酒,如果喝酒的话,需要等到酒精完全排出体外后再授乳。同时,每日摄取咖啡因饮品不超过 3 杯,否则乳汁中的咖啡因可能会刺激婴儿并影响其睡眠。

【考考你】

1. 孕中期、孕晚期的饮食指导要点有哪些?

2. 小冰,女,28 岁,产后 1 周。顺产,孕产期一切平顺。产后由婆婆照顾,不让小冰吃蔬菜水果,担心会伤及脾胃和牙齿;忌一切腥膻之物;每天吃 10 个鸡蛋;每天炖猪脚汤或肥鸡汤给小冰大补。

请根据小冰的情况,给予小冰和她婆婆合适的饮食指导。

(张　晶、潘　旋)

第五章 孕产妇及其家庭成员的心理照顾

孕产妇的"心理照顾"应该是照顾到妇女在怀孕分娩期间的心理活动、思想和行为的护理工作。可以说"心理照顾"或心理护理贯穿整个护理工作的过程。这一章主要讨论心理照顾的基本概念、心理变化的内容以及如何给孕产妇提供这些方面的护理。

【案例】

产妇刘某,在产后一周时出现半夜睡不着觉,有时一个人偷偷傻笑的情况。面对家人或外人时话少,平时不关心孩子,饮食量减少。刚开始家人以为刘某是生产后压力过大所致,未给予重视。五天后症状更为明显,开始不吃不喝,呆坐不说话,但在没有人注意时偷偷地吃东西。她对孩子不耐烦、发脾气。家人问话时,她看着人不说话。有时刘某莫名其妙地向家人发脾气,大吵大闹,对着孩子说一些莫名其妙的话。家人开始担心其精神上出现了问题,也害怕她会对孩子造成伤害,因此送她到医院就诊。

讨论:

1. 产妇的哪些表现提示其可能存在心理问题?

2. 我们可以提供哪些帮助?

第一节 心理照顾

一、心理学的定义

心理学是研究人的思想、感受与行为的学科。人的思想和感受包括生理的器官感触、认知、情绪、情感和意志等。心理活动在通常情况下只有通过行为(动作和语言)表现出来。人的行为源于思想和感受,所以要知道一个人的心理感受活动,最通常的办法是观察其动作、行为以及身体各部位表现,或接触一些身体部位来了解。但是在许多情况下,一个人的思想和感受可以受其大脑思维控制,不在其动作、行为以及身体各部位表达出来。应该说人的思想和感受是没有穷尽的、不断演变的过程,是社会和文化的根源,又同时受到社会、文化和其他自然环境的影响和制约。因此,要观察和描述人的思想和行为是一个极其复杂的过程。人的思想与行为有认知、需求、动机、能力、气质、性格等成分。

心理学研究分析人类思维和思维程序，是揭示人的心理活动及其由此产生的行为的学问。思维由各种信息以不同形式或多种过程在大脑里整合，并以人的言语、行动或活动的形式反映出来。心理学也可以说是研究人脑对外界信息诸形式的整合及其内隐、外显行为反映的一门科学。

二、心理照顾的基本概念

给孕产妇提供心理照顾首先包括助产士对孕产妇思想和行为的理解、孕产妇对助产士思想和行为的理解，以及在这些互相理解的基础上形成的孕产妇与助产士之间的关系。除此之外，还包括助产士以及其他妇幼保健人员（产科医生等）和孕产妇以及社会（家庭、社区、国家等）的关系。理解这些关系是提供产科心理照顾的基础。

助产士的目的是给孕产妇提供周密的人性化的护理。对孕产妇来说，理解并能清楚地表达自己的感受、想法及需求，了解助产士的想法及工作内容，这是得到助产士积极帮助的基础。这一基础也是孕产妇建立信心、学会自我照顾和有效地从助产士那里询问自己关注的问题、索取相关信息的条件。双方，尤其是作为服务提供者的助产士，都不可能期待对方在以上关系中起完善和主导作用。但是助产士有职业上的责任和道义期待自己在以上关系中起完善和主导作用。助产士除了要具备专业知识和娴熟的技术之外，还需要有丰富的生活、工作和社会经验。

给孕产妇心理照顾是探索和了解孕产妇的心理，在生育护理中利用和配合她们的心理，通过各种方式和途径，从而达到协助她们完成健康生育分娩的过程。例如，孕妇希望母婴更健康，但由于内分泌的变化、体形变化、情绪变化和角色的转变，她们中的一些人往往会难以一下子适应，而出现一些心理问题。这些问题和她们所在的社会文化和社会的价值观密切相关。

在现代社会里，知识往往被认为是专家和医务人员所独有。其实不然，虽然现在很多人认为心理照顾是医疗的问题，但在这以前，都认为是精神、教育、家庭或社区的问题。要提供心理照顾，帮助孕产妇保持有利于其妊娠和角色转变的最佳心理状态，除了依靠专业人员之外，更多的是要依靠家庭和社会。

心理照顾强调运用心理学的理论和方法紧密结合护理实践，在护理的全过程中增进孕产妇的身心健康。流行于西汉时期和当今的一种孕产妇心理照顾的例子为胎教。怎样让孕妇感觉良好和让胎儿健康地生长发育，在任何时期都是一件非常重要的事情。"胎教"现发展为有广义和狭义之分。广义的胎教指为了促进胎儿生理上和心理上的健康发育成长，同时确保孕产妇能够顺利地度过孕产期所采取的从精神、饮食、环境、劳逸等各方面入手的保健措施。因为没有健康的母亲，亦将不会有强壮的胎儿，有人也把广义胎教称为"间接胎教"。狭义的胎教就是"直接胎教"。狭义的胎教是根据胎儿各感觉器官发育成长的实际情况，有针对性地、积极主动地给予适当合理的信息刺激，使胎儿建立起条件反射，进而促进其大脑机能、躯体运动机能、感觉机能及神经系统机能的成熟。换言之，狭义的胎教就是在胎儿发育成长的各阶段，提供视觉、听觉、触觉等方面的教育,如音乐、抚摩、按摩、触压、拍打、光照、语言、运动、心理、饮食等胎教法,以最大限度地安慰孕妇,使她觉得为了发掘胎儿的智力潜能、提高胎儿素质自己做到了她所能做的,达到提高人类素质的目的。

自古以来,人们对孕产妇情绪影响胎儿发育具有一定的认识。《妇人秘科》指出:"受胎之后,喜怒哀乐,莫感不慎。"由此可见,妊娠期间妇女情绪的变化,对胎儿有直接影响。孕妇始终保持愉悦心情,将有助于胎儿的生长发育。因此古人认为,胎儿在母体中能够感受孕妇情绪、言行的变化。所以,孕妇必须谨守礼仪,给胎儿以良好的影响。其实,追本溯源,胎教既没有按照生理学规则设计实验、提取参数、验证规律,也没有规范的教育学定义。虽然至今未见有科学的论证,但是人们仍普遍认为胎教有利于胎儿在智慧、个性、感情、能力等方面的发育,有利于其出生后在人生道路上的发展。

三、要求

本章学习的基本要求是了解孕产妇及其家庭成员的心理变化,熟悉基础的心理疏导方法。心理疏导的主要实施方法有两个:一是个性化心理疏导与共性化心理疏导;二是有意识心理疏导与无意识心理疏导。

个性化心理疏导是针对孕产妇的个性,解决个性化的心理问题。要求助产士准确了解孕产妇,因人而异,迅速解除孕产妇的心理负荷。共性化心理疏导用来解决孕产妇的共性心理问题,如妊娠初期呕吐的心理疏导、剖宫产的心理疏导、社区孕产妇的心理疏导等。共性化心理疏导要求助产士善于归纳和掌握同类孕产妇心理问题的规律,对潜在的心理问题进行预防性疏导,防止严重心理失常。

有意识心理疏导是指助产士自觉地运用心理学的理论和技术,通过设计的语言和行为,如有益的暗示、确切的保证、合理的解释等,实现对孕产妇的心理支持、心理调控或心理健康教育目标。要求实施者必须具备心理照顾的主动意识和接受过专业化培训。无意识心理疏导是指护理程序的每一个环节中,随时可能影响孕产妇的一切操作和言谈举止。

四、心理照顾的注意事项

心理照顾的基本要点与心理治疗相似,但还要强调以下注意事项:

(1)以孕产妇为中心是心理护理和其他治疗护理取得成功的重要保证之一。与孕产妇接触交谈时,应有目的地运用主动交往和沟通技巧,使孕产妇自愿表达需要和想法;应注意将专业知识和技术运用到日常治疗、康复和保健中,使孕产妇早日恢复健康。

(2)与孕产妇正式交谈前要了解病情,使谈话内容具有针对性,并使她乐意接受。

(3)要尊重孕产妇,让孕产妇对交谈有思想准备,不感到突然和勉强。如果因为病情,孕产妇注意力不集中,处于焦虑、抑郁、愤怒状态,或对护士不信任时,不宜正式交谈。

(4)在整个护理过程中都要善于运用沟通技巧。应用上述的倾听、疏导和保证、支持等心理治疗原则,耐心倾听孕产妇的诉说,对谈话的内容表示很感兴趣,设身处地为孕产妇着想,理解孕产妇的处境和情感,使孕产妇确实感到护士能理解其内心世界和感受。若非必要,一般不要中断孕产妇的谈话。

接触交谈要尊重孕产妇,防止一切不良因素给孕产妇带来的躯体和精神痛苦。涉及孕产妇隐私的谈话,应在没有其他孕产妇的场合进行,此时工作人员也应尽量减少。

交谈方法应灵活实用,采取个体化原则。交谈过程应注意礼貌待人,按孕产妇的姓名、年龄、职业恰当称呼她。要注意树立崇高职业威信和良好形象,以端庄的仪态、温和的态度、诚恳的语言对待孕产妇,善于体会孕产妇的心境,给她温暖、同情、关心和体贴。谈话要针对性强,使其得到安慰、鼓励,乐意接受治疗护理。

交谈中要保持适当的目光接触和自然的姿势,用平静、友好和接纳的方式清楚、有序地交谈。谈话的声调要温和、富有感染力。

接触交谈时,要注意倾听孕产妇的谈话与要求,既要倾听正常的谈话内容,也要倾听异常的谈话内容。对异常的谈话内容,不可表露厌烦、否定的对立情绪。对孕产妇的许诺应兑现,对办不到的事情应耐心解释以取得孕产妇谅解。如有不同意见,应采取婉转方式尽量使孕产妇乐意接受,决不能粗暴地顶撞孕产妇。对孕产妇的病态言行不可嘲笑愚弄。

注意避免因言语暗示、解释含糊、指导失误等造成医源性问题。不可议论孕产妇的缺陷、家事和不良预后。对于涉及孕产妇隐私的内容应注意保密。

(5)进行任何治疗、护理,均应告知孕产妇治疗、护理的理由及注意事项,争取孕产妇的配合。

(6)要重视非语言性沟通。有人指出交谈过程中非语言性沟通占90%,语言性沟通仅占10%,护士的姿态言语要得体。

(7)心理护理是整体护理工作的一部分,体现在护士与孕产妇交往的举手投足间,它既可与其他护理操作同步进行,也可作为一种护理方法单独开展。心理护理应融于整个护理过程中,要以护理程序为框架开展系统的心理护理。

第二节　孕妇及其家庭成员的心理变化和心理照顾

妊娠期间孕妇及其家庭成员均感到将有孩子的喜悦与恐惧、幸福与焦虑、自豪与艰辛。其心理的变化与照顾概括有以下几项:

一、情绪变化

怀孕期间孕妇不仅身体起变化,体内激素含量的变动也牵引着情绪而出现情绪波动,从兴奋到沮丧,而后担忧她能否适应母亲的角色。在重男轻女的家庭中,孕妇往往会心情紧张、焦虑、不安,不知自己怀的是男孩还是女孩。另外,还有部分孕妇由于缺乏医疗保健知识,对妊娠及分娩感到不安或恐惧,怕痛、怕手术、怕难产等。这些生理与心理上的变化,最终会使得不少孕妇患上焦虑症,易出现烦躁、激动、失眠、食欲差等症状,很不利于孕妇和胎儿的身心健康。

写日记是抒发自己不想与人分享情感及思绪的好方法,同时还能帮助孕妇看清自己。女性要加强自我保健,孕前就调整好身心状态,做好充足的怀孕心理准备,积极防止焦虑症的发生。助产士要帮助孕妇的所有家庭成员形成共识,从"重男轻女"的思想桎梏中解脱出来,树立"生男生女都一样"的新观念,使孕妇保持乐观稳定的情绪状态。

二、内分泌的变化

在怀孕期间,孕妇会发现自己变得焦躁易怒,对于小事反应过度,斤斤计较,莫名地沮丧、哭泣。这些情绪变化可能是由于内分泌含量的变动。焦躁、易怒、沮丧并没有什么不好的,只要向一般人解释,就可获得谅解。怀孕是每个妇女几乎都要历经的人生过程,是件喜事。女性能体会到十月怀胎的艰辛才不愧为"母亲"这一光荣称号。在怀孕的过程中,孕妇要尽量放松自己的心态,及时调整和转移产生的不良情绪,如夫妻经常谈心、给胎儿唱唱歌、共同欣赏音乐,必要时还可找心理医生咨询,进行心理治疗。

三、体形变化

在妊娠期间,孕妇需要一段较长的时间来适应体形变化、体重增加、发色改变。她会对自己庞大的身躯感到陌生,可能会担心自己肥胖,变得没有吸引力,害怕产后无法恢复窈窕身材。世界上大多数文化都视孕妇为最美丽的女人。与其对身体感到失望,不如换个角度看看,把圆润视为人体生育力的光辉,对自己孕育下一代的能力及体形感到自豪。

四、认知上的变化

怀孕可以说是重新评估,调整变化、担心、恐惧的阶段。最重要的心理建设就是接受怀孕这个事实。有许多妇女在刚怀孕的那几个月丝毫没有感觉,直到胎儿明显长大了,才意识到自己怀孕了。当她开始接受即将面临的现实时,心理上就会产生矛盾。担心并没有错,远比直到孩子出生之后才开始意识到问题来了好得多。

事实证明,有心理准备的孕妇与没有心理准备的孕妇相比,前者的孕期生活要顺利从容得多,妊娠反应也轻得多。有了这样的心理准备,孕前、孕后生活是轻松愉快的,家庭也充满幸福、安宁和温馨,胎儿会在优良的环境中健康成长。每个成年女性都渴望有一个健康活泼的小宝宝,然而孕育小生命是一个漫长而又艰辛的过程。从准备怀孕起,即将做准妈妈的女人便将开始经历生命中最大的变化。为了更好地适应这一变化,孕前良好的心理准备对即将做准妈妈的女人来说至关重要。

心理上要重视产前检查,接受医生指导。有些准妈妈担心宝宝在子宫里能否健康生长,会不会发生畸形;尤其是怀孕期间遇到伤病,会不会影响宝宝;将来出生的宝宝是否漂亮,是否聪明,是否健康……那么定期的产前检查就是保证母儿健康的重要措施,它已形成了一整套程序。有些妇女不懂得产前检查的重要性,心想只要怀孕期间没病没灾,就没必要检查,已经怀孕了,到时只要能生下小孩就行。这些想法真的不可取!产前检查有利于对妊娠情况的循序掌握,对发现的问题可及时得到解决,是优生的关键。

五、孕妇情绪与优生的关系

孕妇情绪与优生的关系密切,孕妇在妊娠期间,保持心情愉快,精神舒畅,这是优生优育的重要保证。孕妇的情绪变化对胎儿有直接影响。若孕妇心情舒畅,宫内的胎儿活动便正常而有规律;孕妇若在整个孕期情绪稳定,无过大的精神刺激,分娩一般都较顺利,胎儿也较健壮。反之,当孕妇情绪不稳定,或大怒、大悲时,胎动均会明显增强,严重的甚至会引起宫内胎儿畸形、死亡或早产;如果孕妇在整个孕期精神欠佳,情绪低落,呱呱坠地的婴儿不仅体重较轻,而且体质较弱。因此,妇女在怀孕期间保持良好的心态和情绪十分重要。

孕妇的情绪对能否顺利分娩起着相当重要的作用,医护人员应该特别重视临产孕妇的心理保健。这个工作不仅需要医护人员去做,更需要家属的积极配合,而且,从妊娠期就应该开始。丈夫应该给予怀孕妻子无微不至的关怀和照顾。针对妻子思想上存在的一些不必要的顾虑,丈夫应给予耐心解释,积极鼓励和安慰。尤其是在临近分娩时,应尽量少外出,多在妻子身边为她"壮胆"。母亲或婆婆应该采用"现身说法"的方式给临产妇女解除精神负担。此外,一些可能引起临产妇女不快或忧虑的事情暂不要告诉她,以保证她能愉快地接受孕期的各种变化,安心待产。

六、梦境和幻想

在最后三个月的妊娠期中,孕妇做梦的次数会越来越频繁。有关报告指出,大部分的产妇都会梦到胎儿有问题,有时会梦到失去孩子。这可能是过分担心流产或死产的缘故,这些梦境是孕妇在宣泄自己的焦虑。幻想能帮助孕妇在孩子还未出世前,即与她建立亲密的关系。孕妇会发现自己花了好几个小时幻想着自己的孩子,其他什么事情也没有做,不要觉得荒谬,跟肚子里的孩子联系感情是接受孩子的第一步。

怀孕会使女人在体形、情绪、饮食、生活习惯、对丈夫的依赖性等诸多方面发生变化,所有这一切都是正常的、必须经历的自然过程。所有想当妈妈的人都应以平和自然的心境迎接怀孕和分娩的到来。

七、产前准备

产前应做好充分的准备,其中包括身体、心理、物质和社会支持等方面的准备。

(一)身体与心理准备

身体方面,孕妇要注意孕期的体育锻炼,以提高身体素质。特别是那些常坐办公室的女性,要每天参加一些适宜的有氧运动,使心肺功能得到锻炼,使机体能够在产后尽早恢复健康,适应繁忙的母亲角色。心理方面,孕妇在分娩前对育儿知识要有一定的了解,这样在孩子出生后才不至于手忙脚乱。如可以在产前通过读书、听讲座、观摩等学习喂奶的方法、为婴儿洗澡的方法、正确抱孩子的姿势等。同时还要了解一些婴儿常见病的防治方法,对一些意外情况要有思想准备。

(二)物质准备

怀孕、养育小宝宝不仅辛苦,而且需要一定的物质基础。因此在准备要孩子的那一刻,就要学会有计划地消费,为怀孕、宝宝的出世做一定的积蓄。要为小宝宝的降生准备好所需的费用和衣服、被褥、尿裤等物品,并要为母子准备好房间。

(三)社会支持

新生儿的到来,不仅是产妇自己新角色的开始,同时也是产妇家人的一个新挑战。

生儿育女是大自然赋予健康女性的一种天生的能力。只要做好产前保健和有针对性地对孕产妇的特殊心理进行不同的个体、文化和需求的教育和心理照护,让产妇心态平衡、舒畅,自然分娩就会有成为现实的可能。

八、恐惧感

孕妇会开始担心临盆的各种问题:自己是否能承受分娩的痛苦? 会尖叫、排便或失去控制吗? 需要剖腹生产或会阴切开吗? 她可能会很惊讶自己的平静和过分失去控制。但没有关系,只要记得医护人员都已经见过多次了,实在没有什么好难为情的。她会担心自己是否是个好妈妈,是否会伤到孩子或对孩子照顾不周。这些感觉都很常见,可以说是合理的恐惧。也许可以替朋友照顾一下她的小孩子,帮助换尿片、哺喂,这样孕妇就能获得自信。

第三节　产妇及其家庭成员的心理变化和心理照顾

一、分娩时的不确定因素

对产妇和助产士都一样,生育分娩和助产护理具有很多不确定因素。这种认识和当代产科医学力争的肯定性是有冲突的。产妇常希望能使用助产士的技能、经验和知识来帮助她们完成分娩。她们把助产士作为她们的信息来源,希望助产士给她们提供一个安全平台来解答她们的问题。因此,接受不确定因素在产时心理照顾中,要比仅追求或提供知情选择更有效果。接受不确定因素带来镇静和接受现实的能力,这不意味着仅是接受负面的宿命论,而是更多地促进产妇学会相信自己的生育能力和应对生育过程中遇到的一切问题。

二、产时宫缩疼痛的心理照顾

产时宫缩疼痛的物理管理法又是另一种心理照顾的例子。Dick-Read 在 1957 年把松弛技术和提供期待教育系统化。他在 20 世纪 30 年代清晰合理地提出深受美国欢迎，后被输入英国的"恐惧/疼痛/更恐惧/更疼痛"周期理论。英国在 20 世纪六七十年代通过该积极分娩运动的做法，增添了产前分娩姿势及呼吸技术教育的新内容。分娩疼痛心理照顾的其他方式中，最近发展的还有利用音乐来提高松弛和安定的办法及与催眠法相关的各种形式技术。一些作者提示自我导入的一种梦幻情景能增强产妇的自控能力。松弛技术和与催眠法相关的技术使用了想象力和语言神经元之间的联系，指导产妇积极对待分娩，重新认识恐惧、紧张状态与疼痛之间的关系。虽然这方面的关系尚待进一步的研究，但是 Green 等人 2007 年研究的结果指向对分娩的期待影响实际的分娩经历。Green 与她的同事 2007 年在英国东南部六所医院做了一个前瞻性的研究，产前两次和产后第六周一次共调查了 825 位孕妇。问题围绕四个心理方面：成功率、满意度、自我表现感觉和产妇用以描述自己的词语。研究的结果是信息、感觉自我控制与自我感觉良好。

从生理上说，正常分娩的疼痛与病痛有性质上的区别，可以说正常分娩的疼痛是"健康的生理疼痛"，如果不是这样的话，所有正常生育妇女不都成了"病妇"？我们需要化解分娩健康生理疼痛感而去认真对待。健康的生理疼痛感仅是正常分娩的共识，而产生和加剧这种各级疼痛的因素却是那么错综复杂。我们医疗卫生健康学者们都清楚，虽然人类有共同的生理结构，但每个人的生理机制和生理行为有很大差异，生理感受那就更不用说了。这些生理行为和生理感受又与生理的、社会的、文化的、物质的与自然的环境紧紧相连。在产时，这些都是我们开展心理照顾时正确对待分娩疼痛需要研究的课题。的确，用药物推广"无痛分娩"是一种简单科学的方法，类似中国俗话说的"快刀斩乱麻"。结果就是麻很快被斩断解开了，而麻恐怕也没很多长处了。把正常分娩疼痛这种复杂的生理感用麻药简化了，结果也是疼痛似乎不再是这么复杂了，而伴随妇女生育的正常生理感、婴儿的出生感恐怕也将在人类的这种"进化"中渐渐失去与人的缘分。对分娩疼痛的认识和心理照顾，可帮助孕产妇充分认识和理解子宫收缩引起的不适，而使用药物则可能进入"宫缩无力—催产—胎儿缺氧—手术产"的恶性循环。

三、沟通问题

在全球产科医疗化和技术革新的时代，产时的危险和正常问题已经成为政策文件讨论的主题。妇幼群体又是社会的弱势群体。她们的保健是满足人们基本的健康需求和实现健康权利的途径。对几乎不改善临床生育结果的不断上升的剖宫产率和技术干预是不被接受的，这导致了全球性的临床心理支持研究的发展。在世界卫生组织公布的一项调查报告显示，中国 22 所医院剖宫产率平均高达 46.2%，位于亚太和非洲地区的前列。这和产前教育和助产士产时心理支持跟不上孕产妇需求有密切关系。如何回归正常生理性分娩和减少剖宫产已成为我们面临的社会和公共健康的问题。虽然生孩子是人生的一个正常过程，目前却出现了极其复杂的心理问题。

回归正常生理性分娩和减少剖宫产，助产士、医生和孕产妇心理状态和心理照顾是关键。与产妇在一起,助产士成为产妇生育分娩的精神、信息和临床支持的支柱,在分娩全程陪伴着产妇。全程分娩陪伴意味着在关键时刻助产士会与产妇在一起。现有的制度也是这样规定的,在医院和生育中心助产士不会把产妇独自留在一边。助产士不懈地帮助产妇,医生也只是当分娩出现问题时才会出现在产妇身边。医生的任务是处理妊娠与分娩期间出现的任何可能的并发症,必要时运用高科技手段接生,提供医疗方案和一定程度的心理支持。助产士才是健康孕产妇全程和最佳的照顾者。

助产士提供最佳的产时的心理照顾。这些照顾是建立在助产士和产妇相互交流和沟通、共同合作和各自独立自主的基础之上。这给助产士和产妇一定的自主权和建立一种相互理解的空间。该空间结合管理结构的改变,将会结束片段式的服务,提供整体或连续性的生育护理。

四、剖宫产

剖宫产术临床的使用是为了挽救母婴的生命,而不是为了方便、选择吉利日子和经济效益。只有这样,剖宫产的使用才会起积极的作用。剖宫产的产妇不仅要照顾婴儿,还要照顾自己的手术切口,睡眠往往会出问题,而且手术疤痕对心理的影响也不能忽视,手术本身对产妇也是一种较强的刺激。

五、产后抑郁

产后,产妇可能会在分娩早期出现以哭泣、忧郁、烦闷为主的情绪障碍,觉得自己可怜。这时,别人稍微批评一句,都会使她难过,也会无缘无故地哭起来。这些都是很普遍的反应,这是一种生产时紧张与用力得到解除的反应。只要自己明白有抑郁的情形,心里便有了准备,自然有办法应付了。据统计,产后抑郁的产妇约占所有产妇的半数以上,抑郁多在产后3天内出现,持续7天左右,以后多数产妇的症状可减轻或消失,因而易被人们所忽视。

但也有妇女的症状持续较长,会感到消沉、沮丧、悲观、失望,严重者甚至会发展成抑郁症,导致自杀或杀婴而影响产妇的生活。产后抑郁症在发达国家里增加较明显,因为工业化核心家庭不断增多,产妇远离传统大家庭和她们自己社区的支持。据有关专家研究,生孩子是人的社会生活中可能引起较强烈精神反应的刺激之一,面对刺激,机体会出现一系列生理、神经生理、生化、内分泌、代谢、免疫性过程等变化。这些变化与反应者的个性、躯体素质、以往生活经验、当时机能状态、社会支持等各种因素相关。由于每个人的情况不同,其严重程度与持续时间也不尽相同。产妇及其家人对于产后抑郁及产后抑郁症要有所了解。产后抑郁是大多数产妇都会经历的一个时期,是体内激素变化导致的一种正常反应,因此不用害怕。低落的情绪不会维持很长时间。对产后抑郁症,社会、家庭都要予以充分的重视,尤其是产妇的丈夫,有责任、有义务帮助产妇顺利度过这一特殊时期。

【知识拓展】产后抑郁症的诊断标准

(1)在产后2周内出现下列5条或以上,必须具备①②两条:

①情绪抑郁;②对全部或多数活动明显缺乏兴趣或愉悦感;③体重显著下降或增加;④失眠或睡眠过度;⑤精神运动性兴奋或阻滞;⑥疲劳或乏力;⑦遇事皆感毫无意义或有自罪感;⑧思维力减退或注意力涣散;⑨反复出现死亡想法。

(2)在产后4周内发病。

六、产后抑郁症的预防

(一)产妇的心理准备

(1)接受二人家庭变成三人家庭。孩子不仅要占据父母的生活空间,而且要占据夫妻各自在对方心中的空间。这种心理空间的变化往往为年轻的夫妇所忽视,从而感到难以适应。

(2)孩子的出生会给家庭增添许多家务,夫妇双方要共同分担。特别是在妻子怀孕、哺乳期时,丈夫更要主动承担家务,切忌大男子主义。

总之,从女孩到妻子,从结婚到怀孕,从分娩到做母亲,所有这一切都是女人不断成熟的过程。

(二)家庭预防措施

有文献报道,夫妻关系不融洽是发生产后抑郁的最大危险因素。所以产后的房间条件,家庭气氛,丈夫的细心照顾、支持和鼓励,产妇的自我调节,可以缓解产妇的各种压力,是减轻抑郁症的关键。

(1)房间条件。房间要有充足的阳光,但不宜直射婴儿及母亲,可用窗纱遮挡。每天要开窗通风,换走室内污浊空气,保持室内空气新鲜。即使是冬天也应如此,如果怕产妇受风着凉,可在通风时让母婴在其他房间待一会儿。

(2)家庭气氛。家人不能对生儿生女抱怨、指责,无论是生男还是生女都是自己的骨肉,要愉快地接受孩子和产妇,给产妇创造一个良好和谐的家庭环境。

(3)丈夫的细心照顾、支持和鼓励。孩子出生后一个月内,丈夫最好能陪伴在产妇身边,协助产妇护理婴儿,如帮助产妇给婴儿洗澡、换尿布等。有些丈夫怕孩子哭影响自己的睡眠,夜里就独自到其他房间睡,这样会使产妇觉得委屈,抑郁症状加重。丈夫要多陪伴产妇并谅解妻子产褥期的情绪异常,避免争吵。如果出差在外地,一定要想办法尽快赶回来照顾妻儿。

(4)产妇的自我调节。产妇要认识到产后心理的特点,尽量避免悲观情绪的产生。平时注意要有充足的睡眠时间,不要过度疲劳。闲暇时可听一些轻柔、舒缓的音乐,或看一些图文并茂的杂志,或读一些幽默故事来调节身心。参加一些父母准备班之类的团体,或在生产课程中认识些新朋友,或与初为人父、人母的年轻夫妻讨论。在感到孤立的时候,可与自己的父母和丈夫谈谈,一起去拓展社交范围。与他人沟通,分享自己的感情和心事是相当自然的。

【案例讨论】

1.产妇存在失眠,过度兴奋,行为异常,情绪波动大,对家人、孩子不关心,语言减少等异常表现,提示可能存在心理问题。

2.我们可以提供如下帮助:

指导家人要多陪伴产妇,多与产妇交谈,了解其内心想法,并给予开导,发现产妇有异常行为时要及时带其去医院就诊。

要在心理上、生活上关心产妇,帮助解决产妇自身及其护理新生儿时所遇到的困难,促进产妇的角色转变。

指导产妇要有正常的产后活动与休息,注意饮食与营养,坚持产后运动,以促进产妇机体的恢复。

(三)产妇家属的抑郁问题

产后抑郁并非产妇的"专利"。怀孕、分娩对一个家庭来说也是一件重大事项。由二人世界变为三人的小家庭,在经济上、原有的生活习惯、工作与家庭的关系等方面都会发生较大的改变。我们较多关注的是产妇的心理变化,而常常忽略了产妇丈夫同样也承受着较大的心理压力。曾有媒体报道了我国某城市一名男子当众割喉的一幕:面对亲友数小时的苦劝,该男子突然用刀片往脖子上一抹,顿时血染衣襟。幸亏警察处置果断,避免了更大的悲剧发生。事后,男子的父亲说:"儿子与儿媳感情一直不错。儿媳分娩前后没上班,儿子最近又求职不顺,常常念叨生活压力大,所以导致精神逐渐失常。"

我们也曾看到婆婆患产后抑郁症的报道。一个婆婆把孙子哄睡着后,从窗户跳了出去。她留下一本月子日记,里面密密麻麻地写满了育儿笔记,每页后面都记录着自己越来越消极的心情,最后一页写着:"宝贝,奶奶好累,好想休息一下!"医生查看了婆婆的日记后确定,原来她患上了通常只有产妇才会得的产后抑郁症。可此时,已经为时晚矣!所以,产后的心理照顾对象不仅仅是产妇,还包括在产妇身边的家属。

生育护理中的心理照顾和社会与文化紧密相连,是促进正常生育和分娩的重要环节。传统观念认识到生育、身体和心理之间的内在联系并试图取得平衡。传统健康观念的目的在于促进健康状况,承认生育中的克服疼痛力量和心理照顾的意义。我们应该使用传统生育心理照顾和各种替代疗法,因为它们不可能有副作用。如创建温馨环境,提供"二对一"或"一对一"的优质服务,鼓励多活动和变更体位。吗啡、硬膜外麻醉、产钳和剖宫产不适合于生理性分娩。对孕产妇生育护理中的心理照顾能及时让妇女知道医疗干预的副作用以及它们可引发的一系列的分娩并发症。

【考考你】

1.为什么要学习孕产妇的心理照顾?

2.如何进行孕产妇的心理照顾?

(张毅芬、张丽萍)

第六章　孕产妇居家产科监护

在妊娠期,孕妇要定期去医院产前检查;在分娩时,产妇需住院几天;到产后42天,产妇要带着婴儿去医院产后随访,进行母婴的健康状况检查。除了这些时间,孕产妇更多的时候是在家里,而孕产妇、胎儿、新生儿的情况又是会经常发生变化的。如果孕妇及其家属能在医护人员的指导下掌握一些相关知识,并且学会对自身和胎儿的生长发育进行自我检查的方法,就会及时发现异常,这对保障母儿的健康、降低围生期死亡率十分有用。

【案例一】

陈某,35岁初产妇,孕36周,妊娠前血压125/75mmHg(1mmHg=0.133kPa)。近2周双下肢浮肿,早上起来略有减轻,但水肿还是存在。一天中午觉得有些头痛,以为是休息不好,但经午睡后仍觉头痛,并且视物有些模糊,无腹痛,于是到医院就诊。孕妇及其家属急切询问医生病情能否控制,非常担心孕妇及胎儿的安全。

一般检查结果是:体温37℃,脉搏80次/分,血压160/110mmHg,呼吸20次/分,腹部膨隆,无宫缩,双下肢脚踝及胫骨前有凹陷性水肿。产科检查结果是:宫底位于剑突下2横指,枕左前位,胎心144次/分。血常规检查结果是:血红蛋白110g/L,红细胞计数$3.25×10^{12}$/L。尿常规检查结果是:蛋白(+++),未见颗粒管型及红细胞。

讨论:

1.该患者水肿、头痛的原因可能是什么?

2.胎儿现在是否安全?

3.我们可以采取哪些针对性的护理措施?

第一节　孕妇的生理变化及健康安全监护

妊娠是胚胎和胎儿在母体内发育成熟的过程,从卵子受精开始,至胎儿及其附属物自母体排出为止,共40周(280天)。由于卵子受精日期的判断很难绝对准确,实际分娩日期与推算的预产期可以相差1～2周,临床上将妊娠37周与42周(不含)之间,均列为足月妊娠范围。在妊娠37周前分娩的为早产,妊娠42周及以上分娩的为过期产。

从卵子受精到胎儿成熟娩出,这是一个漫长的十月怀胎过程,牵动着多少人的心。母儿平安不仅关系到家庭的幸福,甚至关系到整个社会的安定与昌盛。孕妇除了按要求进行产前检查外,孕期的家庭监护对母儿的健康来说是十分重要的。

一、体重

在妊娠期,孕妇的体重不断增加,但它的增加有一定的规律。在妊娠早期,也就是怀孕的前 3 个月,由于胎儿小及妊娠反应,孕妇体重增加较少,总共增加 0.68～1.36kg。从妊娠中期开始,由于胎儿发育较快,体重增加速度加快。一般来说,从妊娠 20 周开始平均每周增加 300～500g。整个妊娠期孕妇的体重平均增加 12.5～15kg。

一般来说,应在早晨起床后空腹时测量体重。测量前排空膀胱,测量时只穿睡衣、脱去鞋子,读数要准确。这样以便前后对照,及时发现问题。

(一)体重增加过慢

孕妇体重增加过慢,可能是孕妇摄入量不够,也可能是各种病理因素导致胎儿慢性宫内缺氧引起的胎儿生长受限。另外,羊膜病变、羊水过少也可能导致孕妇体重连续数周不增。

1. 孕妇摄入量不够

在怀孕期间,如果孕妇缺乏健康的饮食,营养摄取不足,体重增加不够,就可能会发生以下情况:

(1)贫血。怀孕期间母体除了应付自身营养需要外,还得供应胎儿生长发育所需要的营养,因此没有充足的养分供给,可能会造成母体营养不良,导致贫血的发生,影响胎儿正常的成长与发育。由于妊娠期血液系统的生理变化,妊娠期贫血的诊断标准不同于非妊娠期。根据世界卫生组织的标准,孕妇外周血血红蛋白$<110g/L$,血红胞比容<0.33 为妊娠期贫血。我国多年来一直沿用的妊娠期贫血标准是血红蛋白$<100g/L$,红细胞计数$<3.5\times10^{12}/L$ 或血红胞比容<0.30。

缺铁性贫血是妊娠期最常见的贫血,占妊娠期贫血的 95%。铁的需要量增加是孕妇缺铁的主要原因,胎儿生长发育、妊娠期血容量的增加都需要大量的铁。如果孕妇饮食不均衡,对铁的摄取不足或吸收不良都可引起贫血。

贫血孕妇的抵抗力下降,易并发产褥感染;对分娩、手术和麻醉的耐受力也很差,即使是轻度或中度贫血,孕妇在妊娠期和分娩期间的风险也会增加。例如,贫血性心脏病、妊娠期高血压疾病或妊娠期高血压疾病性心脏病,这些都会使孕产妇的死亡率增加。

在一般情况下,当孕妇贫血时,胎儿缺铁程度不会太严重。但当孕妇为重度贫血时,经过胎盘供氧和营养物质不足以补充胎儿生长所需,容易造成胎儿生长受限、胎儿窘迫、早产或死胎。所以,孕妇应该预防贫血的发生。

妇女在妊娠前就要积极治疗失血性疾病如月经过多等,以增加铁的贮备;怀孕后要加强营养,进食含铁丰富的食物,如猪肝、鸡血、蛋黄、豆类等。在产前检查时,孕妇必须检测血常规,尤其是在妊娠后期应重复检查。妊娠 4 个月起可常规补充铁剂,每天口服硫酸亚铁 0.3g。

【知识拓展】妊娠期贫血的分度

妊娠期贫血的程度一般可分为 4 度。

轻度:红细胞$(3.0\sim3.5)\times10^{12}$/L,血红蛋白 $91\sim100$g/L;

中度:红细胞$(2.0\sim3.0)\times10^{12}$/L,血红蛋白 $61\sim90$g/L;

重度:红细胞$(1.0\sim2.0)\times10^{12}$/L,血红蛋白 $31\sim60$g/L;

极重度:红细胞$\leqslant1.0\times10^{12}$/L,血红蛋白$\leqslant30$g/L。

(2)胎儿生长受限。胎儿生长受限(fetal growth restriction,FGR)是指孕 37 周后,胎儿出生体重小于 2500g;或低于同孕龄平均体重的两个标准差;或低于同孕龄正常体重的第 10 百分位数。胎儿生长受限是围生期的重要并发症,是围生儿死亡的第二大原因,以往称为胎儿宫内发育迟缓。

原本体重就偏轻的准妈妈,怀孕期间又缺乏适当的营养,如果在妊娠 28 周之后体重就不再增加,母体供给胎儿的养分自然会不够,胎儿的生长和发育会因其而减缓甚至于停顿。胎儿体重小于相应月份,为胎儿生长受限。这样的胎儿出生后就是我们平时所说的低体重胎儿。

胎儿期及新生儿时期体重过轻、营养不良、抵抗力低下,会使得婴儿对于感染性疾病和寄生虫疾病的抵抗力减弱,很容易地就被病菌感染,因而较体重正常的婴儿患各种疾病的可能性大,死亡率也高。

【知识拓展】胎儿生长受限的判断

胎儿生长受限的病因多而复杂,约 40% 的病人病因尚不明确。病因中孕妇因素是最常见的,占 $50\%\sim60\%$,包括营养摄入不足、妊娠期高血压疾病、多胎妊娠、前置胎盘、过期妊娠、妊娠合并心脏病、慢性高血压、肾炎、孕妇子宫发育畸形、吸烟、酗酒等。此外,胎儿、胎盘、脐带因素也可引起 FGR。

孕期准确诊断 FGR 并不容易,判断胎儿生长受限的临床指标是通过测量孕妇宫高、腹围、体重,推测胎儿大小。①子宫长度、腹围值连续 3 周测量均在第 10 百分位数以下者,为筛选 FGR 指标,预测准确率达 85% 以上;②计算胎儿发育指数,胎儿发育指数=子宫长度(cm)-3×(月份+1),指数在-3 和+3 之间为正常,小于-3 提示可能为 FGR;③孕晚期孕妇每周增加体重 0.5kg。若体重增长停滞或增长缓慢时,可能为 FGR。另外,B 型超声检查、孕妇尿雌激素及胎盘生乳素测定、电子胎心监护等有助于判断胎儿宫内的状况。

2.羊水过少

妊娠足月时羊水量少于 300mL 称为羊水过少。羊水过少原因不明,许多先天畸形特别是泌尿系统畸形与羊水过少有关,如先天性肾缺如、肾发育不良、多囊肾和尿道狭窄或闭锁等。上述畸形导致尿液生成减少或不能生成,所生成的尿液不能排出或排出减少,无尿或少尿,导致羊水生成下降,羊水吸收正常,最后出现羊水过少。另外,胎盘功能异常、羊膜病变、孕妇脱水、服用某些药物(如利尿剂、布洛芬、卡托普利、吲哚美辛)等也可能发生羊水过少。

如羊水过少，孕妇可于胎动时感觉腹痛；检查时发现宫高、腹围小于同期正常妊娠孕妇，子宫的敏感度较高，轻微的刺激即可引起宫缩。临产后可能出现不协调性宫缩，使得宫口扩张缓慢、产程延长。B超测量单一羊水暗区垂直深度≤2cm者为羊水过少，≤1cm者为严重羊水过少。若用羊水指数法，则≤8cm者为可疑羊水过少，≤5cm者可诊断为羊水过少。

羊水过少若发生在妊娠早期，可导致胎膜与胎体相连；若发生在妊娠中、晚期，子宫周围压力容易对胎儿产生影响，造成胎儿斜颈、曲背、手足畸形等异常。羊水过少由于影响胎肺的膨胀发育，可导致肺发育不全、胎儿生长迟缓等。同时，羊水过少容易发生胎儿宫内窘迫与新生儿窒息，所以围生儿死亡率较高。

（二）体重增加过快

体重增加过快可能是孕妇摄入量过多、多胎妊娠、羊水过多、胎儿过大等导致的；也应考虑是体内有过多的水钠潴留，结合有下肢凹陷性水肿、血压升高，则有可能是妊娠期高血压疾病。

1. 孕妇摄入量过多

孕妇摄入量过多可使体重增加过快，同时可能引发以下情况：

（1）难产。如果孕妇不加节制地进食，难产的概率就会增加。由于孕妇摄入量过多，胎儿容易长得过大。如果胎儿的体重超过4kg就是巨大儿了。巨大儿可能导致胎头大小与骨盆大小不相称的情况，不利于产程进展中胎头的下降和胎头进入骨盆腔的角度，因此会阻碍产程的进展，使得产程延长，从而引起难产，危害胎儿与母亲的性命。当这些过大的胎儿经过产道时，也比较容易造成软产道严重的裂伤，导致产妇出血量过多。

胎儿长得大，自然生产时面临产程不顺利、难产的可能性就较大。另外，产前已经发现胎儿过大者，大多决定采取剖宫产术，或是发生产程进展异常时改行剖宫产术，使剖宫产手术率增加。虽然剖宫生产是非常成熟、安全的手术，然而既然是手术，就有并发症的可能，如麻醉意外、术中出血、羊水栓塞、术后感染等。

（2）妊娠糖尿病。对一些带有糖尿病基因的女性，或是特别爱吃甜食的孕妇而言，怀孕过程中身体的生理反应会导致血液中的血糖呈现钝化的现象。因此稍不注意饮食，血液中的血糖值就会直线上升，使得妊娠糖尿病突然出现，从而导致巨大儿、胎死腹中、新生儿血糖过低等严重并发症的发生。

糖尿病对妊娠的影响包括两方面：

①对孕妇的影响。高血糖可使胚胎发育异常甚至死亡，流产发生率达15%～30%。糖尿病孕妇因广泛血管病变，使小血管内皮细胞增厚及管腔变窄，组织供血不足，所以妊娠期高血压疾病发生率增加，为正常妇女的3～5倍；糖尿病孕妇一旦并发妊娠期高血压疾病，病情就较难控制，对母儿极为不利。糖尿病孕妇抵抗力下降，感染发生率明显增加，以泌尿系统感染最常见。另外，羊水过多、产道损伤、产后出血等的发生率均明显增高。

②对胎儿及新生儿的影响。巨大胎儿的发生率高达 25％～42％,其原因为孕妇血糖通过胎盘转运,而胰岛素不能通过胎盘,使胎儿长期处于高血糖状态,产生大量胰岛素,促进胎儿宫内的生长。当严重糖尿病伴有血管病变时,可发生胎儿生长受限。糖尿病孕妇早产、胎儿畸形、死胎的发生率也高于非糖尿病孕妇。

新生儿呼吸窘迫综合征发生率增高。机理是胎儿高胰岛素血症使胎儿肺表面活性物质产生及分泌减少,胎儿肺成熟延迟。新生儿脱离母体高糖环境后,高胰岛素血症仍存在,若不及时补充糖,易发生低血糖,甚至死亡。

(3)产后肥胖。在正常生产过后,产妇的体重往往并不会立即恢复到产前的状态,依旧会留下 3～5kg 的重量在身上。如果在怀孕期间,孕妇体重的增加又是"超水准"的,那么可想而知,产妇很难再恢复到孕前的苗条身材了。

产妇肥胖显著影响妊娠预后。肥胖产妇产后感染的风险增加,包括剖宫产切口感染、生殖道感染、尿路感染、败血症和子宫内膜炎等。有研究报道,孕前 BMI≥25、产前 BMI≥28 是产后切口感染的危险因素,控制孕前 BMI 及孕期体重过度增长,可降低产后切口感染率。孕期体重指数及其孕期体重指数的变化还是影响产后抑郁的重要因素,肥胖产妇比正常产妇更容易发生产后抑郁。

产后肥胖的妇女往往出现食欲不振、四肢无力、生殖器恢复缓慢,严重的甚至会出现尿失禁、子宫后倾或脱垂等问题。

由此可见,孕期肥胖不容忽视。每个孕妇都应自觉地预防肥胖,不要因怀孕而改变原有的生活方式。孕妇在医生指导下进行合理的饮食及适度的运动,既可预防肥胖又有利于母儿健康。

2.羊水过多

妊娠期间羊水量超过 2000mL,称为羊水过多,发生率为 0.5％～1.0％。羊水量在数日内急剧增多,称为急性羊水过多;羊水量在较长时间内缓慢增多,称为慢性羊水过多。羊水过多时羊水外观、形状与正常者无差异。1/3 羊水过多的原因不明,称为特发性羊水过多。2/3 羊水过多可能与胎儿畸形、妊娠并发症有关。原因中胎儿畸形约占 1/4,以中枢神经系统和消化系统畸形最常见。其他原因有多胎妊娠、胎盘脐带病变、母儿血型不合、糖尿病、高血压、急性病毒性肝炎和重度贫血等。

急性羊水过多较少见,多发生在妊娠 20～24 周。由于羊水量急剧增多,在数日内子宫底急剧上升,横膈上抬,孕妇出现呼吸困难、不能平卧,甚至发绀。腹壁皮肤因张力过大而感到疼痛,严重者皮肤变薄,皮下静脉清晰可见。增大的子宫压迫下腔静脉,影响静脉回流,导致孕妇下肢及外阴部水肿、静脉曲张。

慢性羊水过多较多见,多数发生在妊娠晚期。羊水在数周内逐渐增多,多数孕妇无自觉不适,常在产前检查时发现。慢性羊水过多者的宫高及腹围大于同期孕妇,腹壁皮肤发亮、变薄,触诊时感到皮肤张力大,胎位不清,胎心音遥远或听不到。羊水过多孕妇容易并发妊娠期高血压疾病、早产;破膜后因子宫骤然缩小,可引起胎盘早剥。

B超诊断羊水过多的标准有两个:①羊水最大暗区垂直深度＞7cm 即可考虑为羊水

过多,也有学者认为>8cm才能诊断为羊水过多;②计算羊水指数,国内显示羊水指数>18cm为羊水过多,国外资料则认为羊水指数>20cm方可诊断。

总之,无论体重增加过快或过慢都应引起重视,及时就诊。孕妇应当适度地增加体重,既不能增长太快,又不能增长太慢,一旦胎儿生长出现异常,我们就要寻找原因,是因为孕妇饮食的问题,还是因为疾病或是其他原因,然后有针对性地进行治疗及改善,这样才能减少怀孕和生产时的并发症,让孕妇与胎儿维持最佳健康状况。

二、血压

在整个妊娠期间,孕妇的血压应维持在正常水平,即小于140/90mmHg,或与基础血压相比较,增加不超过30/15mmHg。如怀孕前未曾测过血压,则以第一次产前检查时的血压为对照值。

(一)妊娠期血压的变化

在妊娠早期,孕妇血压无明显变化。在妊娠中期,由于血管扩张及胎盘动静脉短路形成,周围血管阻力降低,因此孕妇血压偏低,以舒张压降低为主,一般收缩压无变化。在妊娠晚期,孕妇血压可有轻度升高。

随着妊娠月份增加,由于妊娠子宫的压迫,血液回流阻力增加,孕妇在孕晚期可出现下肢和外阴静脉曲张或痔。当较长时间取仰卧位时,增大的子宫压迫下腔静脉,使回心血量及心搏出量减少,出现低血压现象,称为仰卧位低血压综合征(supine hypotension syndrome)。改为侧卧位后,下腔静脉血流改善,血压即可恢复正常。孕妇体位影响血压,坐位稍高于仰卧位。

(二)血压测量方法与结果判断(视频 6-1)

血压应在安静状态下测得,如刚有过活动,则至少应休息半小时后再测量。有的孕妇仅仅在劳累、精神紧张、情绪波动后发生血压升高,并在休息后恢复正常。寒冷季节或气温变化过大,特别是气压高时也容易引起孕妇高血压。强声、强光、疼痛等能兴奋交感神经,使血压升高。膀胱过度胀大时血压升高,排尿后血压可下降。

如血压超过正常范围,有可能是妊娠高血压疾病,应及时去医院就诊。孕妇不能过度活动,更不能动作过猛,所有起居动作都要求慢一点,以免发生意外。孕妇一旦患有妊娠高血压疾病,后果严重,所以及早发现易患人群并提早监测非常重要。相信大家了解了孕妇患高血压的原因后能做好预防措施。

学习心得:_____

_____

_____

_____

_____

视频 6-1
测血压

【知识拓展】妊娠期高血压疾病的发病原因

妊娠期高血压疾病是产科常见疾患，占 5%～10%，所造成的孕产妇死亡数约占妊娠相关的死亡总数的 10%～16%，是孕产妇死亡的第二大原因。其主要症状有高血压、蛋白尿、水肿等，病情严重阶段为重度子痫前期和子痫，患者可出现持续性头痛、上腹部不适、视觉障碍，甚至抽搐昏迷。

本病的病因尚不明确，没有任何一种单一因素能够解释所有子痫前期发病的病因和机制。发病原因可能涉及母体、胎盘和胎儿等多种因素，包括滋养细胞浸润能力受损和浅着床、免疫调节功能异常、血管内皮细胞损伤、遗传因素和营养因素。流行病学调查发现如下高危因素：初产妇，孕妇年龄小于 18 岁或大于 40 岁，多胎妊娠，妊娠期高血压病史及家族史，慢性高血压，慢性肾炎，糖尿病，营养不良，低社会经济状况均与妊娠期高血压疾病发病风险增加密切相关。

妊娠期高血压疾病的治疗目的是预防重度子痫前期和子痫的发生，降低母儿围生期发病率和死亡率，改善母婴预后。

三、乳房

在妊娠早期，孕妇的乳房腺体组织发育增大、充血，孕妇自觉乳房发胀或刺痛，并出现乳头和乳晕着色。乳晕上的皮脂腺肥大，形成散在的小隆起，称为蒙氏结节。胎盘分泌的雌激素刺激乳腺腺管的发育，分泌的孕激素促进乳腺腺泡的发育。此外，乳腺发育完善还需垂体生乳素、胎盘生乳素，以及胰岛素、皮质醇、甲状腺素等参与。在妊娠末期，尤其是近分娩期，从孕妇乳头可挤出少许黄色乳汁，称为初乳。初乳内含有丰富的营养及抗体，利于新生儿营养和免疫。

在妊娠期间，要注意进行乳房的检查和保健，由于乳房增大下垂，而且乳房本身没有肌肉支持，需要有一个很好的胸罩支托，罩杯的大小要能覆盖整个乳房。保持乳房的清洁卫生，每日用清水冲洗。洗浴时可以使用浴液，但不应使用肥皂，因为肥皂会洗去皮脂腺的分泌物，容易使乳头皲裂，增加感染机会。

大部分妇女的乳房是坚挺的，有少数妇女（约占 3%）的乳头可能扁平或者凹陷，不需要特殊处理，多数乳头在分娩前后可自行改善，一般不影响哺乳。也可配置乳头罩（图6-1），从妊娠 7 个月起佩戴，对乳头周围组织起到稳定作用。柔和的压力可使内陷的乳头外翻，乳头经中央小孔保持持续突起。

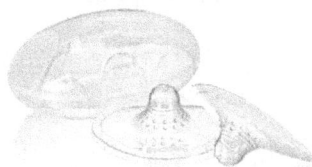

图 6-1 乳头罩

四、水肿

妊娠期孕妇的水肿可以分为生理性水肿和病理性水肿。

下腔静脉是人体最大的静脉，收集下肢、盆部和腹部的静脉血。下腔静脉由左、右髂总静脉汇合而成，汇合部位多在第 5 腰椎水平，少数在第 4 腰椎。下腔静脉位于脊柱的右前方,沿腹主动脉的右侧上行。孕妇于妊娠后期因子宫增大,压迫下腔静脉使回流受阻,可以导致踝部及下肢浮肿。若经休息后消退,属于正常现象。若下肢浮肿明显,经休息后不能消退,则应考虑妊娠期高血压疾病、营养不良性低蛋白血症、贫血或合并肾脏疾病等,孕妇要及时就诊,查明原因后给予针对性的处理。

下肢水肿的孕妇要多卧床休息,取侧卧位并稍抬高双下肢,解除增大的子宫对下腔静脉的压迫。避免长时间站或坐,以免加重水肿。如孕妇需长时间站立,则两下肢轮流休息,收缩下肢肌肉,以利血液回流。孕妇双脚有水肿时,所穿袜子要柔软宽松,鞋子也要宽松,以免引起皮肤破损。

有水肿的孕妇同时要注意饮食调理:

(一)进食足够量的蛋白质

水肿的孕妇,特别是由营养不良引起水肿的孕妇,每天一定要保证摄入禽、肉、鱼、虾、蛋、奶等动物类食物和豆类食物。这类食物含有丰富的优质蛋白质。贫血的孕妇每周要注意进食2~3次动物肝脏以补充铁。

(二)进食足够量的蔬菜和水果

孕妇每天要进食500g左右的蔬菜、200~400g水果。蔬菜和水果中含有人体必需的多种维生素和微量元素,它们可以提高机体的抵抗力,加强新陈代谢,还具有解毒利尿等作用。

(三)食物的选择

水肿时饮食要清淡,不要吃过咸的食物,特别不要多吃咸菜、咸肉等腌制的食物,以防止水肿加重。

少吃或不吃难消化和易胀气的食物,如油炸的糯米糕、白薯、洋葱、土豆等,以免引起腹胀,使血液回流不畅,加重水肿。

(四)控制水分的摄入

在一般情况下,下肢水肿者可适当限制盐的摄入,但不必限制水分。水肿较严重或全身性水肿的孕妇应适当地控制水分的摄入。

五、产前检查

(一)产前检查的目的及时间

产前检查的目的是监护孕妇及胎儿的健康状况,及早发现并治疗妊娠并发症,及时纠正胎位异常,及时发现胎儿发育异常。

产前检查的时间应从确诊为早孕时开始,在确诊早孕后建立围产期保健卡,如经全面检查未发现异常者,应于妊娠20周起接受产前系列检查,通常于20~36周期间,每4周检查一次;自妊娠36周起每周检查一次,即于妊娠20、24、28、32、36、37、38、39、40周共做产前检查9次。在有些城市,孕28周前每4周检查一次,孕28周后每2周检查一次,孕36周起每周检查一次。

(二)产前检查的内容

了解孕妇及其家属的基本情况,收集健康史、孕产史,并为孕妇推算预产期。对孕进行全面的身体评估和心理-社会评估,了解基本的健康状况、骨盆的形状与大小、胎儿发育情况,进行血常规、血型、肝功能等相关检查,综合评估孕妇是否存在可能危害孕妇、胎儿及新生儿或者导致难产的高危因素。

高危妊娠几乎包括所有的病理产科,凡具有以下一个或一个以上因素者,均属高危妊娠范畴。孕妇年龄<18 岁或≥35 岁,体重<40kg 或>80kg,身高<140cm,孕妇受教育时间<6 年,未进行或晚进行产前检查,居住条件差、未婚或独居、收入低下者;有异常孕产史者,如自然流产、异位妊娠、早产、死胎、死产、难产(包括剖宫产史)、新生儿死亡、新生儿溶血性黄疸、新生儿畸形和先天性或遗传性疾病等;各种妊娠并发症,如妊娠期高血压疾病、前置胎盘、胎盘早剥、羊水过多或过少、胎儿生长受限、过期妊娠、母儿血型不合等;各种妊娠合并症,如心脏病、高血压、肾脏病、肝炎、甲状腺功能亢进、血液病、病毒感染(风疹、巨细胞病毒感染)等;可能发生分娩异常者,如胎位异常、骨盆异常、软产道异常、巨大胎儿、多胎妊娠等;胎盘功能不全;妊娠期接触大量放射线、化学性毒物、服用过对胎儿有影响的药物;盆腔肿瘤或曾有手术史等。

六、异常症状

孕妇出现下列症状应立即就诊:阴道流血、腹部疼痛、头晕眼花、阴道流液、胎动减少等。

(一)阴道流血

在妊娠早期出现阴道流血应考虑是流产、异位妊娠或者是葡萄胎等;如阴道流血发生在妊娠晚期,则有可能是前置胎盘或胎盘早期剥离等疾病。

(二)腹部疼痛

在妊娠早期出现腹部疼痛,首先应考虑是流产、异位妊娠或者是葡萄胎;如腹部疼痛发生在妊娠晚期,则有可能是早产、胎盘早期剥离、子宫破裂等。

(三)阴道流液

出现不能自控的阴道流液,应考虑是胎膜早破。在正常情况下,胎膜在分娩第一产程末破裂,如在临产前胎膜破裂则为胎膜早破。孕妇应该平卧,以免脐带脱垂导致胎儿宫内缺氧,并立即去医院就诊。

(四)头晕眼花

在妊娠晚期,孕妇出现头晕眼花时首先应考虑是妊娠高血压疾病中的子痫前期;当孕妇有贫血时,也可有头晕眼花的症状。

(五)胎动减少

妊娠期胎动减少,往往提醒我们可能存在胎儿宫内缺氧的情况,必须给予高度的重视。引起胎儿宫内缺氧的原因比较复杂,可以是子宫胎盘功能不足,也可以是孕妇存在某些疾病,或者是胎儿自身的因素。所以出现胎动减少要立即去医院就诊,以便明确诊断,进行及时的处理。

七、分娩先兆

在正式临产前,孕妇往往会出现一些症状,预示着即将正式临产,孕妇及其家人应该做好住院分娩的准备。临产前的症状包括不规律子宫收缩和血性阴道分泌物。

（一）不规则子宫收缩

临近预产期，子宫可能出现不规则收缩，常在夜间出现而于清晨消失。每次持续时间少于30秒；间隔时间可长可短，但都比正式临产时间长，大于5～6分钟。子宫收缩也可表现为短时间内有规律，继而又无规律或子宫收缩消失。孕妇可感到轻微腰酸，下腹轻微胀痛。因这种无效的子宫收缩不能使宫口开大，故也称之为假临产。不规则子宫收缩出现在晚上的较多，活动后常可以消失。

（二）血性阴道分泌物

正式临产前1～2天，出现少量血性黏液自阴道排出，称为见红（show）。这是因为子宫不规则收缩，使宫颈内口附近的胎膜与该处的子宫壁发生分离，导致毛细血管破裂，少量血液经阴道排出。见红是分娩即将开始的比较可靠的征象，但只是临产的先兆，在正常情况下不必急于去医院，可以在家做好自身卫生准备、分娩用物准备，避免单独外出和出远门。

【案例讨论】

1. 该患者水肿、头痛的原因可能是重度子痫前期。子痫前期发展到重度时，血压可达160/110mmHg，尿蛋白＋＋以上，伴有不同程度的水肿，患者出现头晕头痛、视物模糊、恶心呕吐等症状。

妊娠期贫血也可引起头晕、乏力。陈某的血红蛋白110g/L，属于正常，虽然低于非妊娠期女性的正常标准，但孕妇因血液稀释可以有生理性贫血。

陈某需要住院接受治疗。针对孕妇的护理措施有：

（1）做好孕妇及其家属的心理护理，稳定他们的情绪。如实告知病情，并进行通俗易懂的解释。

（2）指导孕妇卧床休息，以左侧卧位为宜。需起床走动时要有人陪伴，以免跌倒受伤。

（3）指导孕妇摄入足够的水和富含纤维素的食品，以及足够的蛋白质。

（4）将病人安排在安静、光线较暗的病室，医护活动尽量集中。床边准备呼叫器，放好急救药物及用品、产包。

（5）按医嘱给予相关治疗。

第二节　胎儿的健康安全监护

描述胎儿发育特征，以4周作为一个孕龄（gestational age）单位。妊娠8周内（即受精6周内）是胎体主要器官发育形成的时期，称为胚胎（embryo）；从妊娠后第9周（即受精后第7周）起称为胎儿（fetus），是胎体各器官进一步成长成熟的时期。

一、胎儿的生理特点

(一)循环系统

胎儿的一条脐静脉携带来自胎盘的含氧的、营养物质丰富的血液进入胎体,而两条脐动脉主要携带来自胎儿含氧较低的混合血,通过胎盘与母血交换。胎儿出生后开始自主呼吸,肺循环建立,胎盘循环停止。

(二)血液

在胎儿体内,红细胞、白细胞的总数均较高;胎儿的血红蛋白随妊娠的进展,逐渐由原始血红蛋白过渡为胎儿血红蛋白和成人血红蛋白。

(三)呼吸系统

胎儿在母体内不能自主呼吸,由母儿血液在胎盘进行气体交换来完成呼吸功能,但胎儿在出生前呼吸系统已经发育成熟。

(四)消化系统

在妊娠 16 周时,胎儿的胃肠功能已基本建立,胎儿可吞咽羊水并通过排出尿液以控制羊水量。

(五)泌尿系统

在妊娠 11～14 周时,胎儿的肾脏具有排泄功能。

(六)胎儿的身长

临床上可用下列公式来计算胎儿身长:

妊娠 1～20 周的胎儿身长(cm)＝妊娠月数^2

妊娠 21～40 周的胎儿身长(cm)＝妊娠月数×5

(七)胎儿的体重

胎儿的体重是判断胎儿发育的重要指标之一,临床上可以通过公式来计算。

1.预测胎儿体重公式一

胎儿体重(g)＝－4973.72＋260.69×HC(头围,cm)

2.预测胎儿体重公式二

胎儿体重(g)＝－2686.60＋171.48×AC(腹围,cm)

3.预测胎儿体重公式三

胎儿体重(g)＝－2232.56＋747.42×FL(股骨长,cm)

4.预测胎儿体重公式四

胎儿体重(g)＝－2513.51＋1049.90×FTH(胎儿腿部皮下脂肪厚度,cm)

5.预测胎儿体重公式五

胎儿体重(g)＝－5168.32＋100.97×HC(头围,cm)＋110.86×AC(腹围,cm)＋143.09×FL(股骨长,cm)＋331.43×FTH(胎儿腿部皮下脂肪厚度,cm)

6.预测胎儿体重公式六

胎儿体重(g)＝900×BPD(双顶径,cm)－5200

7. 预测胎儿体重公式七

胎儿体重(g)＝2900＋0.3×宫底高(cm)×腰围(cm)

预测胎儿体重说明:以上计算公式仅为估算,并不代表婴儿出生的实际体重。预测胎儿体重的目的在于及早发现胎儿发育上存在的问题。一般来说,出生时的实际体重与预测体重会有正负 10%～15% 的误差。比如,出生体重 4000g,其误差范围会为 400g。也就是说,宝宝体重越大,误差范围也就越大。

胎儿 B 超正常参数如表 6-1 所示。

表 6-1　胎儿 B 超正常参数

孕周	双顶径/cm	腹围/cm	股骨长/cm
13 周	2.52±0.25	6.90±1.65	1.17±0.31
14 周	2.83±0.57	7.77±1.82	1.38±0.48
15 周	3.23±0.51	9.13±1.56	1.74±0.58
16 周	3.62±0.58	10.32±1.92	2.10±0.51
17 周	3.97±0.44	11.49±1.62	2.52±0.44
18 周	4.25±0.53	12.41±1.89	2.71±0.46
19 周	4.52±0.53	13.59±2.30	3.03±0.50
20 周	4.88±0.58	14.80±1.89	3.35±0.47
21 周	5.22±0.42	15.62±1.84	3.64±0.40
22 周	5.45±0.57	16.70±2.23	3.82±0.47
23 周	5.80±0.44	17.90±1.85	4.21±0.41
24 周	6.05±0.50	18.74±2.23	4.36±0.51
25 周	6.39±0.70	19.64±2.20	4.65±0.42
26 周	6.68±0.61	21.62±2.30	4.87±0.41
27 周	6.98±0.57	21.81±2.12	5.10±0.41
28 周	7.24±0.65	22.86±2.41	5.35±0.55
29 周	7.50±0.65	23.71±1.50	5.61±0.44
30 周	7.83±0.62	24.88±2.03	5.77±0.47
31 周	8.06±0.60	25.78±2.32	6.03±0.38
32 周	8.17±0.65	26.20±2.33	6.43±0.49
33 周	8.50±0.47	27.78±2.30	6.52±0.46
34 周	8.61±0.63	27.99±2.55	6.62±0.43
35 周	8.70±0.55	28.74±2.88	6.71±0.45
36 周	8.81±0.57	29.44±2.83	6.95±0.47
37 周	9.00±0.63	30.14±2.17	7.10±0.52
38 周	9.08±0.59	30.63±2.83	7.20±0.43
39 周	9.21±0.59	31.34±3.12	7.34±0.53
40 周	9.28±0.50	31.49±2.79	7.40±0.53

二、宫底高度

妊娠后随着胎儿的发育，子宫逐渐增大，根据宫底高度可以了解胎儿在宫内的生长情况。妊娠后子宫明显增大、变软。妊娠 12 周后增大的子宫超出盆腔，一般略向右旋，这与盆腔左侧为乙状结肠占据有关。未孕时，子宫大小约为 7cm×5cm×3cm，容量为 5mL，重量为 50g。妊娠足月时子宫容量达 5000mL，重量约为 1000g，即容量增加到原来的约 1000 倍，重量增加到原来的约 20 倍。

通过手测宫底高度或用软尺测量耻上子宫底高度，可以判断子宫大小与妊娠周数是否相符，如表 6-2 所示。但宫底高度存在个体差异，故仅供参考。

表 6-2　判断子宫大小与妊娠周数是否相符

妊娠周数	手测宫底高度	尺测耻上子宫底高度/cm
12 周末	耻骨联合上 2～3 横指	
16 周末	脐耻之间	
20 周末	脐下 1 横指	18(15.3～21.4)
24 周末	脐上 1 横指	24(22.0～25.1)
28 周末	脐上 3 横指	26(22.4～29.0)
32 周末	脐与剑突之间	29(25.3～32.0)
36 周末	剑突下 2 横指	32(29.8～34.5)
40 周末	脐与剑突之间或略高	33(30.0～35.3)

如果宫底高度大于妊娠月份，则可能是胎儿较大、羊水过多、多胎妊娠等；如果宫底高度小于妊娠月份，则可能是胎儿生长受限或停止生长、羊水过少等。孕妇出现这些情况都应及时去医院就诊，听取医护人员的专业指导，要采取有针对性的措施，不能盲目地自己采取增加或减少每日进食量的方法，以免延误病情。

三、胎动

胎儿在子宫内的活动称胎动（fetal movement，FM）。数胎动是监护胎儿宫内安危的重要方法。

（一）正常胎动

在正常情况下，妊娠 18～20 周开始孕妇可自觉胎动，以后胎动逐渐增加；28～32 周胎动次数达到高峰；38 周以后胎动次数逐渐减少。在一天中，胎动的规律是上午 8—12 时胎动均匀，以后逐渐减少，下午 2—3 时胎动最少，3 时后胎动逐渐增加，至晚上 8—11 时最多，可以比白天多 3 倍。

（二）胎动计数的方法

胎动是胎儿情况的反映，孕妇要学会自我监测胎儿的宫内状况，数胎动是一种直接方便的方法。在正常情况下，胎动每小时 3～5 次。孕妇自妊娠 30 周开始，应每天早、中、晚各数 1 小时胎动，每小时胎动不低于 4 次，反映胎儿情况良好。将 3 次胎动数的和乘以 4，即得 12 小时的胎动次数。如果 12 小时的胎动次数在 30 次或以上，说明胎儿状况良好；如果下降至 20～30 次，应提高警惕；如果低于 20 次，则应及时到医院就诊，采取措施。

数胎动时孕妇思想要集中,静坐或平卧,以免遗漏胎动感觉,每次均应做记录。一次胎动是胎儿的一次运动过程,而不是以胎儿的一拳一脚来计数,不然会造成胎动过多的假象。胎动过多、过少都是胎儿宫内缺氧的表现,应及时就诊。一般来说,胎动消失后24小时胎心也就消失了。

四、胎心

(一)正常胎心

在妊娠8周末,胎儿早期心脏形成。在妊娠18~20周时,用听诊器经孕妇腹壁能听到胎心音,呈双音,如钟表的"滴答"声,第一音与第二音接近,速度较快,每分钟120~160次,以在胎儿背部听诊较清楚。听到的胎心音需与子宫杂音、腹主动脉音相区分。

(二)听胎心的方法

听胎心时孕妇取仰卧位,胎心听筒与孕妇腹壁接触不留缝隙,以免影响传导;听者耳朵紧贴听筒。确定听到胎心音后,持续数1分钟并记录。因为胎儿在宫内下颏抵着前胸,双上肢交叉在胸前,所以胎心音在胎儿的背侧最清楚。一般来说,妊娠24周以前,胎心音多在脐下正中或稍偏左或右听到。妊娠24周以后,听胎心的位置应是:枕左前在左下腹、枕右前在右下腹、骶左前在左上腹、骶右前在右上腹、横位者在脐周部位。现在大多数医院都用超声多普勒监测胎心,方法更简单,胎心音也听得更清晰。

如胎心大于160次/分、小于120次/分或胎心不规则,这都是胎儿宫内缺氧的表现。胎儿发生宫内缺氧,其胎心变化的规律是先增快、后减慢、最后消失。一旦出现胎心异常,要及时就诊,否则可能胎死宫内。

【知识拓展】胎儿窘迫

胎儿窘迫是指胎儿在宫内有缺氧征象,危及胎儿健康和生命。胎儿窘迫是一种综合症状,主要发生在临产过程中,也可发生在妊娠后期。其病因可归纳为3大类:母体因素、胎儿因素、脐带和胎盘因素。

胎儿窘迫的主要表现为胎心音改变、胎动异常、羊水胎粪污染或羊水过少,严重者胎动消失。在妊娠期发生的多为慢性胎儿窘迫,主要表现为胎动减少或消失、胎儿生长受限、胎盘功能减退、羊水胎粪污染等。而在分娩期发生的多为急性胎儿窘迫,主要表现为胎心率加快或减慢、羊水胎粪污染等。

出现胎儿窘迫时,要针对病因积极纠正缺氧状态。孕妇左侧卧位,吸氧。急性胎儿窘迫间隔吸氧30分钟/次,间隔5分钟;慢性胎儿窘迫者吸氧每天2~3次,每次30分钟。此外针对病因采取措施,并作出判断,是继续妊娠还是终止妊娠,是经阴道分娩还是剖宫产。

【案例讨论】

2.以目前的情况来看,宫底位于剑突下2横指,胎心144次/分,胎儿发育及胎心都在正常范围,暂时是安全的。但是子痫前期的主要病理变化是全身小动脉痉挛,可以影响胎盘的血液供应,所以要警惕胎儿宫内缺氧的发生。

3.针对目前的情况,可以采取以下护理措施:

(1)指导孕妇数胎动,当12小时胎动数少于20次时要及时报告医生。

(2)多取左侧卧位,以增加子宫和胎盘的血供。

(3)胎心监测。每天听胎心4次,或按医嘱应用胎心电子监护仪。

第三节　产妇的生理变化及健康安全监护

产妇全身各器官除乳腺外从胎盘娩出至恢复或接近正常未孕状态所需的时间,称为产褥期,一般规定为6周。产后这段恢复时间俗称"月子",在我国自古以来都是非常受到重视的,因为产妇的健康状况直接关系到妇女的身心健康及新生儿的健康。

【案例二】

产妇张某,孕1产1,3天前自然阴道分娩。经护理评估得:体温38.2℃,脉搏70次/分,血压100/60mmHg。恶露为浆液性,量中,宫底居中、脐下3指、硬。左侧会阴切口,缝线3针,无红肿,轻微疼痛不适。乳房胀痛,有硬块,乳头红肿并有裂口。产妇不愿哺乳,要求退奶,新生儿哭闹不休。

讨论:

1.根据病例,现在主要的护理问题是什么?

2.可以采取哪些有效的护理措施?

一、产后2小时观察

产后出血是分娩期的严重并发症,居我国产妇死亡原因的首位。其发生率占分娩总数的2%~3%,其中80%以上发生在产后2小时之内。所以,产妇分娩后需留在产房观察2小时。注意子宫收缩、宫底高度、阴道出血量、膀胱充盈情况、会阴及阴道有无血肿等,并测血压、脉搏。若阴道流血量虽不多,但子宫收缩不良、宫底上升,表示宫腔内有积血,应挤压宫底,排出积血,并给予子宫收缩剂。若产妇自觉有肛门坠胀感,多有阴道后壁血肿,应行肛查,确诊后给予及时处理。产后30分钟内让产妇与新生儿肌肤接触,并协助产妇首次哺乳。经过2小时观察如无异常,连同新生儿一起送至母婴同室区。

二、子宫复旧与宫缩痛

(一)子宫复旧

妊娠子宫自胎盘娩出后逐渐恢复至未孕状态的过程称子宫复旧。胎盘娩出后,由于子宫收缩,产妇腹部可触及圆而硬的子宫,宫底在脐下一横指。产后第 1 天,因盆底肌肉收缩使宫颈外口升至坐骨棘水平,致使宫底稍上升,平脐或脐下一横指。以后每天下降 1～2cm,至产后第 10 天子宫降入骨盆腔内,在耻骨联合上方扪不到宫底了。正常子宫约于产后第 42 天恢复至孕前大小。

(二)检查方法

每天应在同一时间测宫底高度,以了解子宫复旧情况。测量前,产妇应先排尿,并按摩子宫使其收缩后,再测耻骨联合上缘至宫底的距离,摸清子宫大小及硬度,并促进宫腔内血块排出,以免影响子宫收缩,同时更换会阴垫。

(三)子宫复旧不良

如果宫底下降缓慢,说明子宫复旧不良,可能是由于子宫收缩无力、胎盘胎膜残留、子宫内膜炎与子宫肌炎、产后休息不足等引起的,常伴有血性恶露持续的时间延长,可达 7～10 天,量明显增多,有时可出现大出血。有感染者,恶露浑浊或伴有臭味,产妇多感觉腹痛及下腹坠胀。当发生这些情况时,要及时到医院就诊,以明确诊断,采取有效的措施。

(四)产后宫缩痛

产褥早期由于子宫收缩引起的下腹阵发性疼痛称为宫缩痛,多见于经产妇,一般产后 1～2 天出现并持续 2～3 天自然消失。哺乳时由于缩宫素分泌反射性增加,宫缩痛加剧。一般不需进行特殊处理,重者可进行下腹部热敷、按摩;服用益母草膏、红糖水、黄酒、山楂等也可见效。

三、恶露

产后随子宫蜕膜(特别是胎盘附着处蜕膜)的脱落,含有血液、坏死蜕膜组织及宫颈黏液分泌物经阴道排出,称为恶露。正常恶露有血腥味,但无臭味,持续 4～6 周。

(一)恶露的变化

恶露可分为三种。①血性恶露:血鲜红,含有大量血液和少量胎膜及坏死蜕膜组织,一般在产后 7 天内;②浆液性恶露:色淡红似浆液,含有少量血液、较多的坏死蜕膜组织、宫颈黏液及细菌等,可持续 1 周左右;③白色恶露:黏稠,色泽较白,含有大量白细胞、坏死蜕膜组织、表皮细胞及细菌等,可持续 2～3 周。

(二)恶露的观察

产后应观察恶露量、颜色、气味、持续时间。如果血性恶露持续两周以上,量多,常提示胎盘附着处复原不良或有胎盘胎膜残留。如果恶露持续时间长且为脓性,或有臭味且子宫压痛,表示有宫腔内感染。如果有大量出血,子宫大而软,则常提示子宫复旧不良。出现恶露异常要及时就诊,以便查明原因,有针对性地进行治疗,及时使用宫缩剂促进宫缩,或给予抗生素控制感染。

四、乳房

(一)乳汁分泌

产后乳房的主要变化是泌乳。分娩后体内呈低雌激素、高泌乳激素水平,乳汁开始分泌。

产妇在产后 24 小时左右开始感觉乳房发胀、变硬,最初几天的初乳呈淡黄色、质较稠,内含大量蛋白质、胡萝卜素及免疫物质,非常有营养,易于吸收,并且可以增加新生儿的抵抗力,是早期新生儿理想的天然食物。以后的乳汁分泌量随婴儿的需要逐渐增多,最高每天可达 1000~3000mL,产后 6 个月逐渐减少。

乳汁分泌则依赖于哺乳时的吸吮刺激。婴儿的吮吸可刺激乳汁的分泌及喷出,产妇的营养、睡眠、情绪及健康状况也与乳汁分泌密切相关。

(二)母乳喂养技巧

新生儿出生后母乳为首选(图 6-2),提倡尽早开奶(生后 30 分钟内);教会产妇正确喂奶和判断婴儿是否吃饱的方法,促进母子感情交流。当产妇因故不能喂奶时可采用人工喂养法。

1.促使母乳喂养成功的措施

世界卫生组织及联合国儿童基金会联合发起创建爱婴医院的活动中提出促使母乳喂养成功的十条措施:①有书面的母乳喂养政策,并常规地传达到每位保健人员;②对所有保健人员进行必要的培训,使他们实施这一政策;③要把母乳喂养的好处及处理方法告诉所有产妇;④帮助产妇在产后半小时内哺乳;⑤指导产妇如何喂奶,以及在需要与婴儿分开的情况下如何保持泌乳;⑥除母乳外禁止给新生

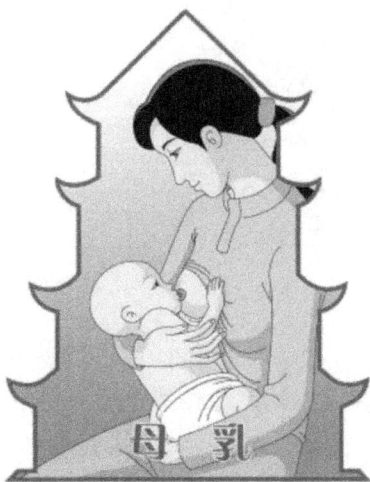

母乳是6个月以内婴儿最理想的天然食品

按需喂奶,每天一般喂奶6次以上

可在医生的指导下,使用少量营养补充品,如维生素D或鱼肝油

中国营养学会妇幼分会

图 6-2　0～6 个月龄婴儿平衡膳食宝塔

儿喂任何食物和饮料,除非有医学指征;⑦实行母婴同室,让产妇和婴儿一天 24 小时在一起;⑧鼓励按需哺乳;⑨不要给母乳喂养的新生儿吸橡皮奶嘴,或使用人工奶嘴做安慰物;⑩促进母乳喂养支持组织的建立,将出院的产妇转给这些组织。其中临床中最重要的是早接触、早吸吮、母婴同室、按需哺乳。

2.哺乳时间

成功的母乳喂养与早吸吮密切相关。早吸吮即产后立即开始哺乳。此时,新生儿正处于警觉的状态,也是吸吮反射最强烈的时刻,早吸吮既可以使新生儿吸收营养丰富的初乳,促进其对乳房的接受,又可以促进产妇乳汁的分泌,进而促进子宫的收缩与复旧。

目前倡导和推崇的喂奶方式是按需哺乳。按需哺乳指的是当婴儿需要时进行哺乳,哺乳时间没有限制,按婴儿的需要而定;如果产妇奶胀了,而婴儿肯吃,也可以哺乳,使乳汁及时排空。按需哺乳是母乳喂养取得成功的关键之一,尤其在婴儿出生后的头几周。

3.哺乳姿势与方法

哺乳时,产妇及婴儿均应选择舒适的位置,采用坐位或卧位姿势(图 6-3)。乳头应放在婴儿舌上方,并让其吸入大部分乳晕,用一手扶托并挤压乳房,协助乳汁外溢,防止乳房堵住婴儿鼻孔。在一般情况下,从一边乳房开始哺乳,吸空一侧乳房后再吸另一侧乳

房。下一次从那个上次没有喂完的乳房开始。每次哺乳后,应将婴儿抱起轻拍背部 1~2 分钟,排出胃内空气,以防溢奶。

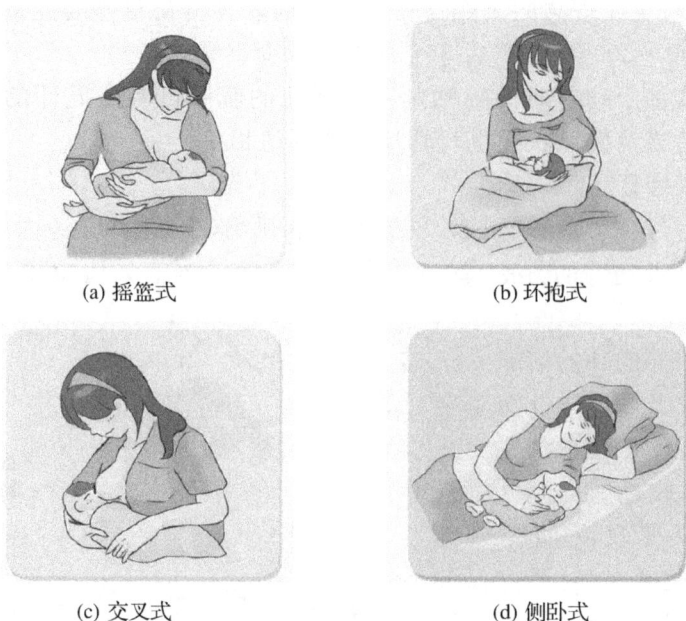

(a) 摇篮式

(b) 环抱式

(c) 交叉式

(d) 侧卧式

图 6-3 产妇哺乳时的正确体位

哺乳前应洗净双手,柔和地按摩乳房,刺激排乳反射,用清洁的毛巾清洁乳头和乳晕,切忌用肥皂或酒精之类清洁,以免引起局部皮肤干燥、皲裂。哺乳中如婴儿吸吮姿势不正确或产妇感到乳头疼痛,应让婴儿重新吸吮。哺乳结束时,用示指轻压婴儿下颏,使其松口,避免在口腔负压情况下拉出乳头,造成乳头疼痛、损伤(图 6-4)。

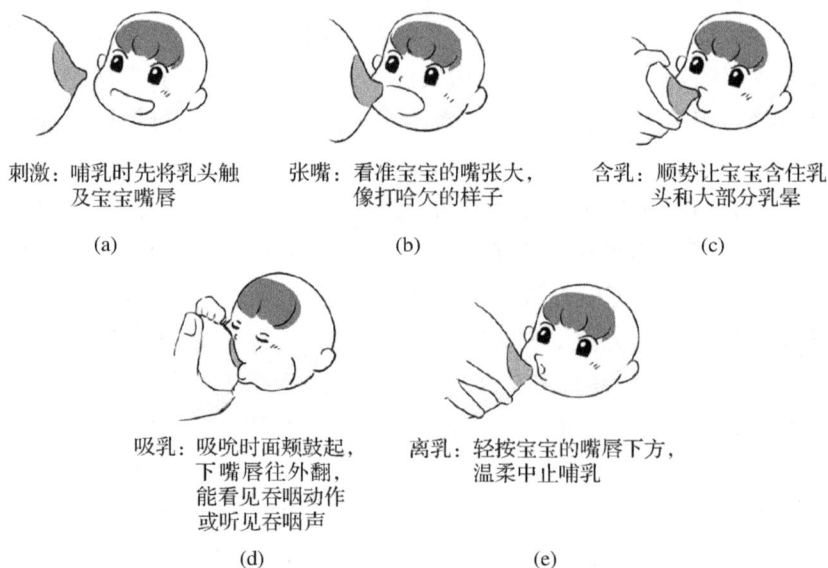

刺激:哺乳时先将乳头触
及宝宝嘴唇

(a)

张嘴:看准宝宝的嘴张大,
像打哈欠的样子

(b)

含乳:顺势让宝宝含住乳
头和大部分乳晕

(c)

吸乳:吸吮时面颊鼓起,
下嘴唇往外翻,
能看见吞咽动作
或听见吞咽声

(d)

离乳:轻按宝宝的嘴唇下方,
温柔中止哺乳

(e)

图 6-4 哺乳时婴儿含乳、吸吮和离乳的正确姿势

4.母乳喂养有效征象

许多母乳喂养的产妇对婴儿摄取的奶量十分关心,担心婴儿没有吃饱。这时,护理人员应告知她们:产后初期婴儿对奶量需求不大,而主要是睡眠,少量与多次的哺喂比较合适,以后婴儿对奶量的需求才渐渐增加。指导她们观察:如果哺喂适当,喂奶时可听见吞咽声,母亲有泌乳的感觉,喂奶前乳房丰满,喂奶后乳房较柔软;婴儿尿布 24 小时湿至少 6 次,大便每日若干次;哺喂后测试其吸吮反射不存在,两次哺喂之间婴儿安静;婴儿体重增长理想。以上情况可提供母乳喂养产妇参考。

(三)人工喂养技巧

因产妇或婴儿的各种原因不能母乳喂养时,可选择人工喂养。

1.代乳品

(1)鲜牛奶。牛奶含酪蛋白多,脂肪颗粒大,不易消化,含必需氨基酸、必需脂肪酸以及糖、维生素、微量元素也较少,因此,用牛奶喂养时应进行以下调整:

婴儿满月前喂鲜牛奶可加水稀释。因为牛奶中含有大量酪蛋白,进入胃后遇胃酸凝结成的团块较大,不易被消化吸收。稀释牛奶使酪蛋白凝块变小易于消化,并减轻肾脏负担。一般婴儿出生后 1～4 天用 2 份奶加 1 份水;5～14 天用 3 份奶加 1 份水;15 天～满月用 4 份奶加 1 份水;满月以后,如果消化功能好,大便正常,就可以考虑用全奶。用全奶喂养时,应于两次喂奶间再加喂一次水。

因为牛奶中含糖量较少,不能供给婴儿足够的热量。一般来说,每 100mL 牛奶需加糖 5～8g。

牛奶食用前要煮沸 2～3 分钟,使其蛋白质、脂肪颗粒变小,有利于吸收。

(2)奶粉。先将奶粉加水稀释,加水方法有两种:一是按体积计算,比例为 1∶4,即 1 平匙奶粉加 4 平匙水;另一是按重量计算,比例为 1∶8,即 10g 奶粉加 80g 水,然后加入 5%～8% 的糖,搅匀即成牛奶,再根据婴儿的大小,将奶液按比例冲淡后进行喂哺。在家庭中,以按体积计算比较方便。

2.奶量

对于每天的需奶量,足月新生儿出生第一天为 30～60mL/(kg·d),第二天为 60～90mL/(kg·d),第三天为 90～120mL/(kg·d),以后每天增加 10mL/(kg·d),10 天后为体重(g)的 1/5。具体的奶量应根据新生儿的情况酌情增减。

3.奶瓶喂养法

奶瓶喂养法是指用奶瓶来喂养婴儿,供给营养。准备消毒的奶瓶、奶嘴、干净的小毛巾或面巾纸、调配好的乳品、尿布(备用)等。

操作步骤:①备齐用物,放在婴儿床旁。更换尿布,洗手。②检查牛奶温度,并注意奶嘴孔大小。③将小毛巾或面巾纸垫在婴儿颈部。④将婴儿抱起,注意保暖,以手臂环抱婴儿头部并用身体支持婴儿。⑤利用觅乳反射,使婴儿张嘴,倾斜奶瓶使牛奶充满整个奶嘴,再放在婴儿舌上,即开始喂食。喂食过程中可轻轻移动奶瓶,以刺激吸吮。⑥若婴儿停止吸吮,则予以轻拍背后再喂,或在喂奶约 10 分钟及喂食完毕后各拍背 1 次以驱尽胃内空气。⑦随时用小毛巾或面巾擦拭婴儿嘴边溢出的奶。喂食中随时观察婴儿的呼吸、面色、有无呛咳等异常情况。⑧将婴儿放回小床,取舒适的体位(将头侧向一边,避免溢奶后窒息)。⑨整理用物。⑩记录婴儿的吃奶情况、有无大小便或其他异常情况。

4.人工喂养注意事项

应用牛奶或奶粉喂养时,除根据婴儿的大小、生长发育、体重和大便情况适当调整奶量及浓度外,还要注意以下几点:

(1)用具消毒。奶瓶、奶嘴、食匙等每天都要洗刷干净,煮沸1次(煮沸时间一般为水开后再煮15分钟,奶嘴只能煮3分钟)。每次喂奶应用清洁奶嘴,喂完后马上取下,洗净,放在干净的瓶内,临用时用开水浸泡3～5分钟。

(2)检查奶的质量。牛奶应放在阴凉通风的地方,防止过热变质。奶粉要根据用量每次调后一次用完,现吃现调。

(3)奶汁温度适宜。奶汁不要过热、过凉,将奶汁滴在手背上几滴,以不烫手为宜。

(4)奶嘴开口适中。奶嘴开口不要过小、过大,过小的话婴儿吸着费力,过大的话奶流过急使婴儿容易呛奶。将奶瓶侧竖时,奶汁可快速滴出即可。在喂奶时,奶瓶应斜竖,使奶汁充满奶嘴,以免吸入空气。

(四)乳房异常情况

当出现下列异常情况,要及时采取护理措施,以免影响母乳喂养。

1.乳房胀痛

产后尽早哺乳、按需哺乳、增加哺乳的次数及每次哺乳后挤出多余的乳汁,可预防乳房胀痛。若发现乳房胀痛,指导产妇采取下列措施:①哺乳前热敷乳房,疏通腺管;②两次哺乳间冷敷乳房,减少局部充血;③按摩乳房;④婴儿吸吮不足时,可借助吸奶器吸引,吸尽剩余乳汁;⑤中药散结通乳,可外敷芒硝或金黄散。

2.乳头凹陷

对于个别凹陷乳头产前未完全纠正者,哺乳前热敷乳房3～5分钟,同时按摩乳房以引起排乳反射,继而捻转乳头并轻轻向外牵拉使其不回缩。对婴儿吸吮不到乳汁的产妇,可用乳罩间接哺乳或产妇挤乳后用小匙喂养。

以下方法有助于纠正乳头凹陷:

(1)乳头牵拉练习(图6-5)。先用热毛巾热敷乳房,然后用一手托住乳房,另一手拇指、中指和示指抓住乳头,轻轻向外牵拉,并左右捻转乳头。每天2次,每次重复10～20遍。这种方法既能使乳头上皮增厚,又能治疗乳头凹陷。

(2)乳头伸展练习(十字操)(图6-6)。将两拇指或示指平行放在乳头两侧,慢慢地由乳头向两侧外方拉开,牵拉乳晕皮肤及皮下组织,使乳头向外突出;用同样的方法由乳头向上、下纵向牵拉。每天2次,每次5分钟。

(3)严重的乳头凹陷可采用真空抽吸法,每天2次,每次重复10～20遍。可由产妇本人或其丈夫帮助进行。

3.乳头皲裂

乳头皲裂主要是由于产妇没有掌握正确的哺乳姿势,婴儿没有含住大部分乳晕造成的。应指导产妇掌握正确的哺乳方法,同时给予相应的处理。轻者在哺乳后局部涂抹

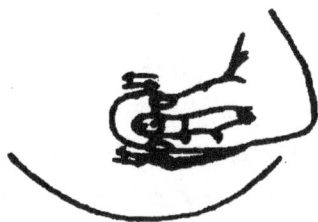

图 6-5　乳头牵拉练习

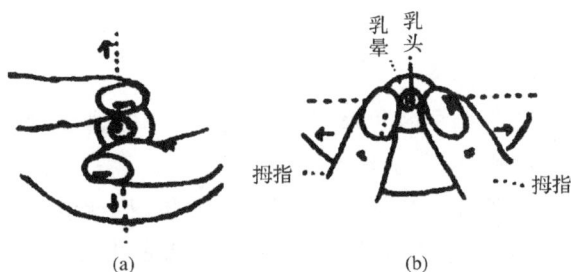

图 6-6　乳头伸展练习

鱼肝油铋剂,哺乳前用温水擦净;严重者应停止直接哺乳,可间接哺乳或将乳汁挤出喂养婴儿。

4.乳汁不足

乳汁不足主要是分娩最初几天没有进行有效的吸吮、哺乳次数少造成的。应指导产妇增加哺乳的次数和掌握正确的哺乳方法,并让产妇保持精神愉快、睡眠充足,多摄入营养丰富的汤类食物,还可配合催乳中药促使乳汁分泌。

5.退奶

因某种原因需停止喂奶者,应限制摄入汤类食物,用绷带紧束胸部,停止吸奶、挤奶。可指导产妇采用:①芒硝 250g 研成粉末,分装于两个薄布袋后内敷于两乳房上,并固定;②生麦芽 60～90g 煎服,每天 1 剂,连服 3 天;③口服维生素 B_6,每天 3 次,每次 200mg,连服 5～7 天;④口服己烯雌酚 5mg,每天 3 次,连服 3 天,以后每天 5mg,再服 3 天。

五、会阴护理

由于分娩的时候胎儿压迫会阴部,再加上生产时有的产妇有会阴侧切,也可能是分娩时有不同程度的会阴部撕裂伤,产后会阴部很容易发生充血和肿胀。产后阴道内不断有恶露排出,如果不加强会阴部的护理,就容易引起会阴部甚至生殖系统的感染。

(一)会阴部日常护理

(1)保持外阴清洁干燥,每天用温开水清洗外阴至少 2 次,并在每次大便后洗 1 次。清洗外阴要用产妇专用的清洁盆、毛巾,使用后要彻底清洁、日晒。

(2)每次清洗后要更换消毒会阴垫。

(3)会阴肿痛明显的可用温热毛巾热敷以助消肿,每天 2～3 次。也可用 95％乙醇湿敷或 50％硫酸镁液湿热敷,每天 2 次,每次 15 分钟。

(4)注意内裤的清洁卫生,勤洗勤换。将洗好的衣物晾在阳光下充分暴晒,以杀死细菌,预防感染。

(二)会阴有伤口者的护理

(1)若会阴部有伤口,产妇应采取健侧卧位,以免恶露污染伤口。

(2)会阴部撕裂伤或会阴侧切伤口可用 1∶5000 高锰酸钾溶液冲洗。

(3)会阴伤口红肿者,可进行局部红外线照射,促进愈合。若有感染,可提前拆线引流。

(4)会阴伤口 3～5 天后拆线。

【案例讨论】

1.现在主要的护理问题有两个:一是体温升高,可能与产后乳胀有关;二是疼痛,与会阴侧切伤口、乳头皲裂有关。

2.护理措施包括:乳房热敷,按摩,尽可能吸尽乳汁,减轻胀痛。乳头涂铋糊剂等促进愈合;如不能直接哺乳,可将乳汁吸出喂给新生儿吃。对产妇进行健康宣教,说明母乳喂养的好处,并指导如何排空乳房。多饮水,必要时物理降温。取右侧卧位,减少对左侧会阴伤口的压迫,并保持伤口的清洁干燥,避免感染。

【考考你】

1.孕妇体重增加过快要考虑哪些原因?怎么办?

2.孕妇出现哪些症状时应立即去医院就诊?为什么?

3.如何计算12小时的胎动次数?

4.产后应如何观察恶露的变化?

(张丽萍)

第七章   分娩的应对技巧

本章由四部分构成,包括孕期运动、呼吸锻炼、分娩准备以及产时应对技巧。适当的孕期运动锻炼不仅可以帮助孕妇适应妊娠期的生理变化、促进胎儿生长发育,还可以有效调节体重、锻炼肌肉骨盆关节,进而促进自然分娩。同时,在孕期对孕妇进行呼吸训练,对神经肌肉控制、产前体操及呼吸技巧的学习过程,可以有效地使产妇在分娩时转移对疼痛的注意力,适度放松肌肉,促进产程进展。并且,在孕期进行分娩准备知识和产时应对技巧的健康教育,可帮助孕妇及陪产者识别先兆临产及临产征象,了解产程及管理方法,更好地与产科医务人员配合。除此之外,这些知识和技巧的掌握也可提高妇女自然分娩的信心。

【案例】

小琳,30 岁,身高 160cm,体重 75kg(孕前 55kg)。孕 28 周,孕期一切平顺。最近无恶心呕吐,食欲好。怀孕后辞去工作,在家待产。孕前不喜欢运动,孕期运动少。因想要二胎,计划顺产。孕期产前检查时,小琳在门诊进行自然分娩咨询。

讨论:

1.结合第四章饮食与营养中孕妇的体重检测内容,对小琳的体重管理进行评估。

2.根据小琳的情况,对其进行孕期运动指导。

3.根据小琳的孕周,还可给予哪些配合自然分娩的指导?

第一节   孕期运动

目前,大量的研究证明,中等强度的运动锻炼可以帮助孕妇调节神经系统、增强心肺功能、促进腰部及下肢血液循环、松弛肌肉和关节、控制体重及减少腰酸腿疼,并且有助于孕妇保持愉快的精神状态,使整个分娩过程变得更加容易,进而减少产时并发症,并促进产后妇女自身状态的恢复。另外,有学者指出,规律的孕期运动可能会预防妊娠期糖尿病的发生,降低初产妇早产的概率。鉴于孕期运动的重要性,本节从孕期运动的意义、孕期遵循的运动原则、孕期各阶段的运动锻炼等内容进行阐述。

一、孕期运动的意义

生命在于运动,孕期妇女需要运动锻炼。合理的运动锻炼能使妇女的孕期生活既丰富多样又有规律性,动静交替,劳逸结合,这不仅充分满足了孕妇的身心需要,还对胎儿的健康成长产生重要的影响。具体来说,包括以下几个方面:

(一)有利于孕妇维持健康的体魄

在怀孕期间,孕妇在生理上和心理上都发生着巨大的变化,孕期不同阶段出现的症状都会让孕妇承担一定的身体上和情感上的压力,规律有序的运动锻炼可以帮助她们很好地适应这些变化。因此,在安排孕妇的各种运动时,要注意根据孕妇不同阶段的特点,注意动与静的交替,注意运动的内容和方式。此外,还要注意使孕妇能得到充分的休息,避免过度疲劳。

(二)有助于孕妇自然分娩

健康的体魄是自然分娩的基础。在自然分娩过程中,由于每个孕妇的体质不同,其子宫收缩的频率和强度也大不相同。研究表明,平时喜欢运动的孕妇比平时不喜欢运动的孕妇的子宫更有力度、更有弹性,自然分娩时子宫收缩的频率也会更快些。同时,由于运动能增加肺活量,孕妇更容易通过调整呼吸来配合子宫收缩的节奏。此外,孕期运动可缓解孕妇的疲劳和压力,增强自然分娩的信心。

(三)能促进胎儿的生长发育

胎儿的正常发育需要适当的运动刺激。孕妇每次进行运动锻炼,都有充足的氧气进入胎儿的血液循环,提高血氧含量,加快羊水的循环,并能刺激胎儿的神经系统、感觉器官、循环和呼吸系统的发育和形成,促进胎儿的新陈代谢。户外活动还能使人呼吸新鲜的空气,沐浴在阳光中,可避免维生素D的缺乏,促进胎儿骨骼的发育。

二、孕期遵循的运动原则

运动可帮助孕妇适应孕期不断改变的身体和情绪状态,同时促进循环、排泄和整体健康。但因为孕期的特点,与非孕期相比,运动过程中要遵循一定的原则。

(一)运动准备

运动场地宜选择在空气清新、绿树成荫、较宽阔的场所;着装宜宽松、舒适、透气,鞋要合脚轻便;每次运动都要做好运动前的准备活动和运动后的放松活动;运动锻炼中要及时补充水分和其他液体;天气炎热时避免剧烈运动,以防虚脱;注意保暖,出汗后及时擦干,以免着凉。

(二)运动强度

研究发现,孕期一定强度的运动可以降低糖尿病和体重过度增加的风险,但也要适度。基本原则是能够保证孕妇出汗,但是又不会感觉到喘不过气,或者在运动后不会感觉精疲力竭。可通过以下两种方法来评估强度:①在运动过程中能够保证正常说话。如果在说话时感觉喘不过气来,则说明运动强度过大。②不要超过最大心率。妇幼保健人员可以建议孕妇购买一个心率监测器(戴在手腕上),帮助孕妇监控最大心率。最大心率计算公式如下:

最大心率＝220－年龄

尽量每天保持一定的活动:每天半小时步行即可,如果做不到也要尽量做些运动;也可建议孕妇进行力量训练,每周 1～2 次,每次 8～10 个力量训练。

(三)根据孕前运动情况适度调整

(1)如果孕前运动较少,不要孕期马上进行剧烈运动。如果开始一项有氧运动(如跑步、游泳、骑自行车、步行或有氧运动课程),最开始连续运动不要超过 15 分钟,每周 3 次,之后逐渐增加运动量,每周进行至少 4 次,每次 30 分钟。

(2)对于在孕前进行高强度运动的孕妇,在自我感觉舒适的前提下,尽可能保持孕前的运动节奏。但在必要时需逐渐地减少运动量,因为急剧减少运动量会引起便秘、循环系统问题,或者神经性应激。

(四)运动与休息相结合

提醒孕妇遵照自己身体的感觉来进行运动。适当强度运动产生的紧张感需要适当的休息来平衡。在整个孕期,有些时候孕妇是需要多休息的。比如,孕妇处于压力下,胎儿又在生长发育中,孕妇的精力可能会下降,她可能需要每天中午小睡一下(或者在下班回家后需要马上小睡)。

工作时间较长的孕妇需要特别注意。她们很难按照自己的需要进行饮食、休息和运动。因此,对于这些孕妇,应建议她们尽可能减少工作时间,因为孕期是妇女为分娩和产后做准备的关键时期,需要相对灵活一点的工作制。

(五)适时停止运动

要明确产前运动的目的是促进身心和谐和放松,而不是达到一个新的运动高度。运动时一旦出现疼痛或不舒服(如疲劳、眩晕、恶心等症状),应立即停止运动。对于某些在孕前一直坚持运动的孕妇,妇幼保健人员应提醒其特别注意,因为她们尤其容易忽视身体的不适。如出现腹痛或阴道出血等症状,应及时就近就医检查。

(六)孕期需要避免和注意的运动

(1)避免平卧,尤其在孕 16 周以后,以防止子宫压迫腹主动脉,导致回心血流受阻,出现体位性低血压。

(2)避免参加任何可能被碰撞的运动,如跆拳道、柔道或者壁球。

(3)避免潜水,因为胎儿对于减压病和气体栓塞没有自我防护功能。

(4)避免在还没有适应海拔高度前,在海平面 2500m 以上运动,因为孕妇和胎儿会出现高原反应。

(5)当进行可能摔倒的运动(如骑马、高山滑雪、冰球、体操或骑行)时,一定要注意安全。

(七)高危孕妇的运动原则

高危孕妇需在专业产科医生或助产士的指导下安排适当的运动。如患有高血压的孕妇应限制运动量;患有糖尿病的孕妇可适当加大运动量以控制血糖水平;有流产史的孕妇在孕早期要多卧床休息;多胎妊娠的孕妇以散步之类的轻缓运动为宜。

三、孕期各阶段的运动锻炼

由于孕期不同阶段孕妇的身体状态不同,妇幼保健人员应根据各个阶段的特点,指导其选择不同的运动方式及内容,并坚持练习。

(一)孕早期的运动锻炼

在孕早期,受精卵刚刚种植在宫腔中,尚不稳定,胎盘还未完全形成,产妇体内的激素水平也不稳定,剧烈运动和过度疲劳容易导致流产。因此,孕早期可以做一些柔和的有氧运动,如散步、阴道练习等来锻炼身体,以消除疲劳、释放压力。

1.散步

散步是一种缓和、安全且有效的运动锻炼方式,不仅适合孕早期,也适合整个孕期。孕期散步所遵循的具体方法参见第三章第四节。

2.阴道练习

在孕期进行阴道练习,可提高盆底肌肉局部敏感度,增强产道的弹性,促进正常分娩,还可防止产后阴道松弛。阴道练习方法简单,练习时不受场所和时间的限制。姿势可以根据身体状况选择站、坐、躺位。具体练习方法有:

(1)阴道爬楼梯练习。这是锻炼阴道紧实度的最好练习方式之一。具体练习方法为:①将阴道想象成五层楼公寓的电梯;②呼气时紧缩阴道,想象着整个阴道慢慢往肚脐内部拉提,每一秒钟好像往上爬一层楼的感觉,直到第五层,共5秒;③当整个阴道拉提至电梯第五层(腹部中心点)时,维持姿势,屏气5秒;④然后,慢慢吸气并放松阴道,每一秒钟好像往下一层楼的感觉,直到最低层,共5秒。该练习每天1～2次,每次10～15组。

(2)骨盆底肌肉运动,也称为凯格尔运动。其目的是通过自主收缩和放松盆腔底部肌肉,增强该部分肌肉的功能,促进分娩的顺利进行,帮助产后恢复,预防产后尿失禁、子宫脱垂和阴道松弛等疾病。具体方法参见第三章第四节。

(二)孕中期的运动锻炼

在孕中期,孕妇既没有早孕反应的烦恼,胎儿也处于稳定发育状态,故孕中期是孕期较为舒适的阶段。孕妇可根据个人身体状况及过去的锻炼情况,适当提高运动的频率,延长运动时间,进行力所能及的锻炼。虽然此阶段运动量可以适当增加,但仍需注意不可进行容易失去平衡的激烈运动。下面介绍两种孕期常用的锻炼方法:孕妇瑜伽和孕妇体操。

1.孕妇瑜伽

瑜伽运动有助于促进血液循环、帮助消化和控制呼吸。众多研究表明,瑜伽运动可以使孕妇的肌肉、关节、韧带等得到锻炼,增加肌肉的张力和弹性,使关节韧带松弛柔软,有助于胎儿顺利通过产道进行自然分娩,降低剖宫产率和难产率;同时,也对控制孕期体重的过度增长和降低巨大儿的发生率有利。但由于孕早期胚胎发育不稳定等生理因素,建议孕妇从孕中期(妊娠16周)再开始进行瑜伽锻炼,并遵循以下原则:

(1)充足的准备工作。练习瑜伽前应准备专用瑜伽垫、瑜伽带等辅助练习用品,不可偷懒在床上练,否则很容易受伤。瑜伽垫的材质应环保、无毒、柔软。另外,练习瑜伽应在饭后3～4小时,这样在练习的时候不会给胃肠道增加负担。患低血糖的孕妇,可在练习前1～2小时进食易消化的流质食物。

(2)专业的指导。初练瑜伽的孕妇需在专业导师的带领下进行练习,以及时发现练习中存在的错误和问题,导师会根据专业知识和不同孕妇的身体特点进行相应的健康指导,为孕妇练习瑜伽提供安全保障。练习瑜伽的姿势并非一成不变,熟练者可选择自我感觉舒适的姿势进行练习。

(3)足够的伸展空间。瑜伽运动地点不受场地限制,只要有足够的伸展空间就可以了。在保障安全的情况下,可根据孕妇运动的条件及习惯选择居家练习、户外练习等练习方式。保持练瑜伽场地安静、舒适、温暖,避免旁人打扰,能帮助孕妇保持心境平和,以达到满意的练习效果。

(4)适当的练习强度。瑜伽练习强度需要根据自身情况循序渐进。初学者运动时间在15分钟为宜,熟练后再逐渐延长时间。如果无法达到动作要求的标准,切忌勉强。虽然瑜伽的动作舒缓,但由于孕妇特殊的生理特点,在练习时,还是要多加注意和小心,以免造成损伤。另外,练习时呼吸需要与相应动作保持一致,但不要刻意去做,如感觉在进行某个姿势时憋不住气,可暂时恢复正常的呼吸。

2.孕妇体操

孕妇体操的锻炼项目多样,好处也很多。孕妇体操能够有效地防止由于体重增加和重心变化引起的腰腿疼痛,能够缓解骨盆和腰腿部的肌肉酸痛,为胎儿在分娩时顺利通过产道做准备。

孕妇应根据自身身体状况及环境条件,选择适合的体操项目进行锻炼。在准备做操前应排空大小便,做操时注意补充水分,以不疲劳为宜。另外,并非人人适合孕妇体操,如有前置胎盘、宫颈松弛症以及有流产史的孕妇宜静养,不建议进行孕妇体操。如果要做操,需要在专业医务人员指导下进行一些简单动作的练习。持续时间不宜过长,动作幅度不可太大、太猛,否则容易诱发子宫收缩。如出现腹部疼痛、阴道出血等流产、早产现象,应立即停止做操。以下介绍常用的几个孕妇体操动作:

(1)练习盘腿坐(图7-1)。起床后或睡觉前盘腿坐在地板上,两手掌心轻轻地放在两膝盖上,配合呼吸用手轻轻地推压膝盖,使膝盖接近床面,持续一呼一吸的时间,然后复原。如此一压一放持续2～3分钟。

(2)抬臀运动(图7-2)(视频7-1):孕妇取仰卧位,双手臂伸直放于身体两侧;双膝屈曲,脚平放在床上,双脚分开与肩宽;吸气,腰背慢慢向上拱起,尽量将臀部抬高;保持正常呼吸,坚持5秒左右再慢慢将臀部放下;休息5秒后再重复该动作,重复10次。

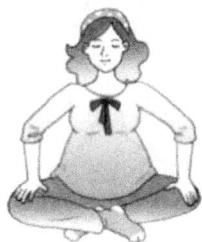

图 7-1 练习盘腿坐

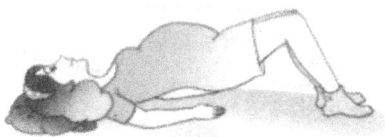

图 7-2 抬臀运动

学习心得：_____

_____

_____

_____

视频 7-1
抬臀运动

（3）摆腿运动（视频 7-2）：孕妇取仰卧位，双手臂伸直与躯干垂直；左腿伸直，右腿屈曲，右脚掌心平放于床面，右脚跟靠近臀部；然后深吸气，呼气，右腿缓慢倒向左腿，使腰向左扭转；然后吸气，右腿回正，呼气，右腿再向外侧缓慢倒下，使右侧大腿贴近床面；如此反复，重复 3～5 分钟。

学习心得：_____

_____

_____

_____

视频 7-2
摆腿运动

（4）扭动骨盆运动（图 7-3）。仰卧位，膝盖屈曲并拢，将大小腿缓慢有节奏地左右摇摆，膝盖似画圈状。

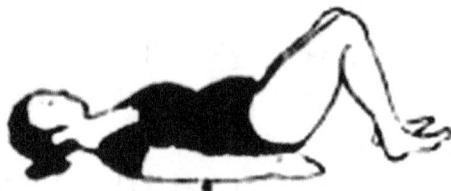

图 7-3　扭动骨盆运动

（三）孕晚期的运动锻炼

1. 体位指导

孕晚期妇女由于腹部增大，不舒适感的程度增加。此期可指导孕妇采取前倾的体位如趴的动作和扶物的前倾站立（图 7-4）。这种自然体位可有效地解除子宫的重力压迫，并可增加胎儿在宫内的活动空间，有利于胎儿保持正常的胎位，是孕晚期妇女有益的体位。

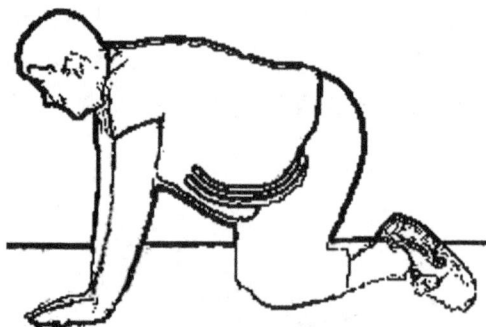

（a）

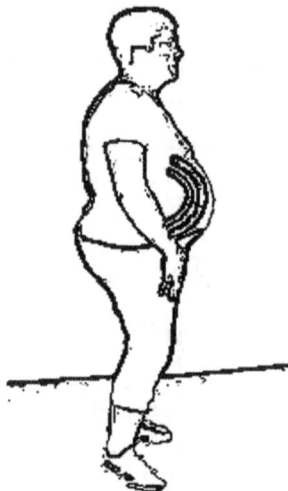

（b）

图 7-4　孕晚期手膝位及前倾站立姿势

2.运动指导

在孕晚期,随着子宫的增大,孕妇腹部变大,血容量迅速增加,偶有不规则的宫缩,活动起来孕妇会感到胸闷及喘气困难。因此,在这个阶段的运动应以慢、安全为原则,掌握适度的运动量,为分娩做好准备。运动时间以15分钟左右为宜。运动时要有亲属或朋友的陪伴,并注意活动的幅度和频率,一旦发生不适症状,应马上停止运动,及时就医。

孕晚期可选择一些方便、简单的体操动作,帮助放松肌肉,减轻腰背酸痛。本节主要介绍几种适合孕晚期的舒展体操动作。

(1)下蹲动作。可帮助打开跨部,锻炼盆底肌肉弹性,缓解孕晚期骨盆疼痛。练习时可根据自身情况不必下蹲太低,下蹲时动作宜慢,充分锻炼大腿肌肉。每次练习3个为宜。具体方法如下(图7-5):

第一步:站立位,双腿分开与肩同宽,脚尖朝外,双手,十指交叉放于脐下。

第二步:吸气,脊柱向上伸展。呼气,缓慢屈膝向下蹲,双腿呈马步状(重心不稳者可扶墙完成下蹲动作)。

第三步:深呼吸,继续向下蹲坐,直至坐在地面上。

第四步:深呼吸,双手自然下垂,坐位放松休息。

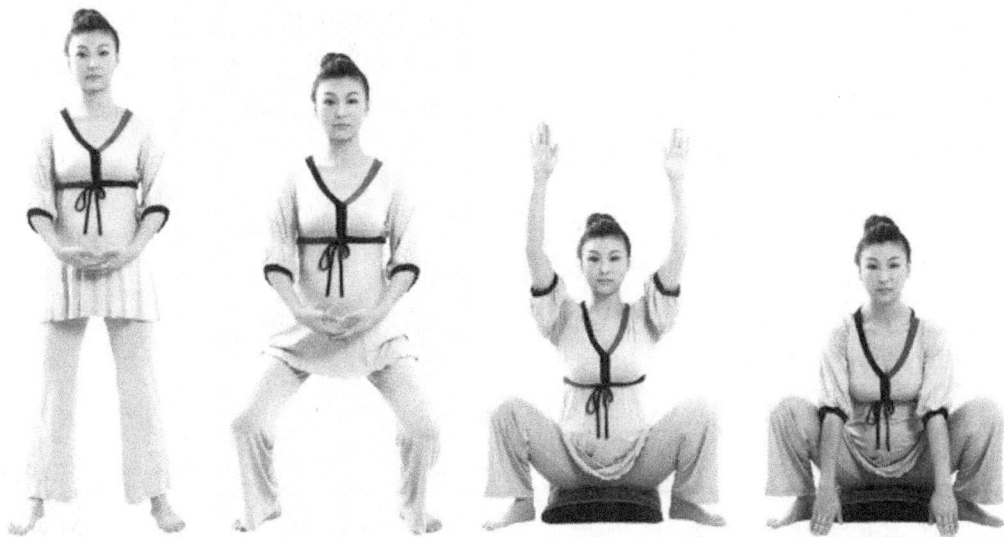

1.(可面向墙)站立位,双腿分开与肩同宽,脚尖朝外,双手十指交叉放于脐下

2.吸气,脊柱向上伸展。呼气,缓慢屈膝向下蹲(这个时候,准妈妈们也可以用手扶墙,来完成下蹲动作),做马步状

3.深呼吸,继续向下蹲坐,直至坐在地面上(准妈妈们可在臀下放一个抱枕)

4.深呼吸,双手自然下垂,坐位放松休息

图7-5 下蹲动作

(2)足部运动。足尖和踝关节的活动可以改善下肢血液循环,减轻孕妇下肢水肿、静脉曲张等症状。每次以3分钟为宜,具体方法如下(图7-6):

第一步:端坐在椅子上,双足并拢,掌心放平,垂直于地面。

第二步:足尖背屈,一呼一吸后慢慢复原。

第三步:将右腿放于左腿上,右足尖慢慢上下活动,然后交换腿,重复该动作。

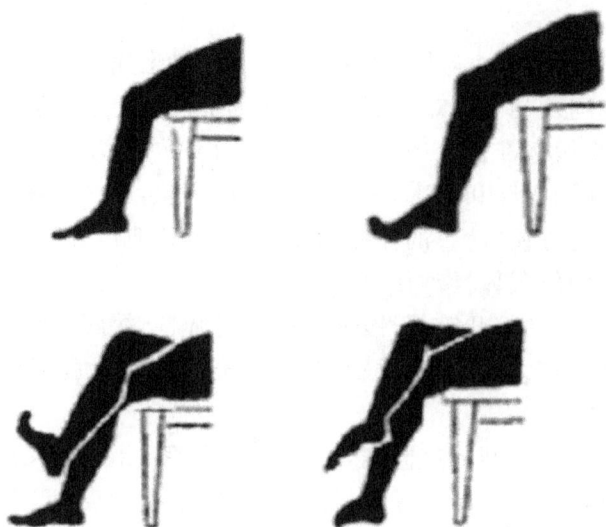

图 7-6　足部运动

　　（3）骨盆摆动（骨盆倾斜）（图 7-7）（视频 7-3）。这种体位和运动有利于解除胎头枕部对骶尾关节的压力，从而减轻孕妇的骶部疼痛。孕妇以半卧位躺在床上，头部垫枕，膝部弯曲，两足平放于床上；一只手放在腹部，另一只手垫在背下；深吸气，呼气，收紧腹部和臀部肌肉，拱起背部；保持平稳呼吸，保持这个姿势 10 秒，然后放松；重复此动作 10 次。骨盆摆动可以在站立、坐、跪等姿势时进行锻炼。

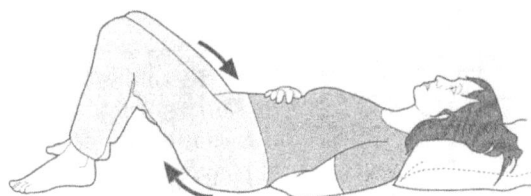

图 7-7　骨盆摆动

　　学习心得：_____

_____

_____

_____

_____

视频 7-3
骨盆摆动

　　（4）腹部力量训练（图 7-8）（视频 7-4）。随着胎儿在子宫里逐渐长大，孕妇身体重心渐渐前移。为保持平衡，孕妇在站立或走路时，肩部及头部会向后仰，形成一种孕妇特有的挺胸凸肚姿态。这种姿态易造成胸部脊柱的过度前凸弯曲，从而引起腰部疼痛症状。以下训练可以增强腹部肌肉力量，缓解背痛。

　　具体方法如下：

　　第一步：四肢撑地，双膝分开与骨盆同宽，双手分开与肩同宽，手指向前，脚背放松，手臂垂直支撑,头部和肩部放松。

第二步:吸气,然后呼气,背部缓慢向上拱起,头部放松向下,适当增加腹部压力。

第三步:吸气还原,然后呼气,背部和腰部放松下沉,胸部扩张,感觉脊椎一节一节放松,回到四肢位。

第四步:最后还原动作,注意呼吸和身体律动的配合。

第五步:重复这个动作10次。

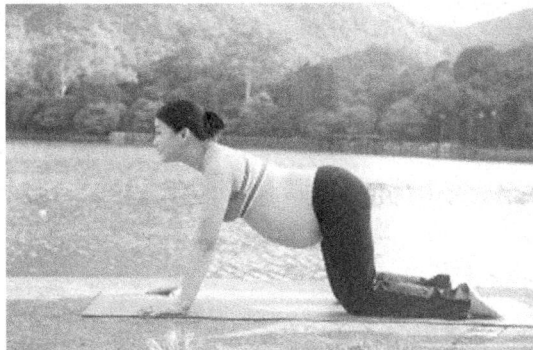

图7-8 腹部力量训练

学习心得:＿＿＿＿＿＿＿＿＿＿＿＿＿＿＿＿＿＿＿＿＿＿
＿＿＿＿＿＿＿＿＿＿＿＿＿＿＿＿＿＿＿＿＿＿＿＿＿＿＿＿
＿＿＿＿＿＿＿＿＿＿＿＿＿＿＿＿＿＿＿＿＿＿＿＿＿＿＿＿
＿＿＿＿＿＿＿＿＿＿＿＿＿＿＿＿＿＿＿＿＿＿＿＿＿＿＿＿
＿＿＿＿＿＿＿＿＿＿＿＿＿＿＿＿＿＿＿＿＿＿＿＿＿＿＿＿

视频7-4
腹部力量训练

【案例讨论】

1. 小琳孕前体重55kg,按照公式"标准体重(kg)＝身高(cm)－105",粗略估算其孕前体重在正常范围内,其孕期体重增加的适宜值应为12kg。目前怀孕28周,体重已经增加20kg,需要在对饮食营养评估的基础上,对其进行运动指导。

2. 因为小琳不喜欢运动,根据她的个人身体状况,建议她在家人陪同下进行散步,从这种缓和、安全且有效的运动锻炼方式开始,并告知其散步的原则。

在一段时间散步的基础上,建议她进行孕妇瑜伽和体操这样的舒缓运动,为分娩做准备。根据她肢体的柔韧性,可建议她进行一些简单的瑜伽体位和体操姿势,如盘腿坐、抬臂运动、摆腿运动等。同时,告知其相关运动的原则。

第二节　呼吸锻炼

适度的呼吸锻炼是帮助孕妇在分娩过程中放松的一个最简便的方法。然而,分娩过程中非常缓慢的深度呼吸能引起通气过度,导致产妇手指麻木、手足痉挛甚至抽搐;产妇在宫缩达到高峰时引起的浅快呼吸可导致通气不足并伴随缺氧;而频繁的浅快呼吸或屏气也是惊慌的表现。因此,在孕期和分娩过程中,对孕妇进行呼吸锻炼和指导,不仅可使产妇的注意力转移、精神放松,达到减轻宫缩疼痛的目的,更有利于正常分娩过程的顺利进行。目前,根据宫缩的不同阶段做有规律的吸气、呼气动作的呼吸锻炼方法有拉玛泽呼吸法、瑞德法和布莱德雷法。

一、拉玛泽呼吸法

目前,国内外比较提倡的是拉玛泽呼吸锻炼方法。这种锻炼利用呼吸技巧来缓解子宫收缩痛,维持镇定及保持体力;同时,减轻妇女对分娩的陌生及恐惧,增强正常分娩的信心。另外,在孕期练习的过程中还可以让夫妻共享怀孕及分娩过程,增加亲密感。

(一)拉玛泽呼吸锻炼的准备工作

(1)呼吸锻炼的环境应保持温暖,选择坚固的硬板床或地板做练习,避免在弹簧床或软床上练习。

(2)孕妇运动前应排空膀胱,空腹或饭后2小时开始,穿宽松衣服。

(二)拉玛泽呼吸锻炼的方法实施

1.廓清式呼吸(以下每项呼吸运动前后均需做此呼吸)

眼睛注视一个焦点,用鼻子慢慢吸气至腹部,用嘴唇像吹蜡烛一样慢慢呼气。

2.胸式呼吸(宫口开大2～3cm)

完全放松,眼睛注视一定点,由鼻子吸气,由口吐气,腹部保持放松,每分钟6～9次吸吐,每次速度平稳,吸吐气量均匀。

3.浅而慢加速呼吸(宫口开大4～8cm)

由鼻子吸气,由口吐气,随着子宫收缩增强而加速,随其减弱而减缓。

4.浅的呼吸(宫缩强,频率高,宫口开大8～10cm)

微张嘴吸吐(发出"嘻嘻嘻"音),保持高位呼吸,在喉咙处发音。呼吸速度依子宫强度调整,吸及吐的气量一样,避免换气过度,连续4～6个快速吸气再大力吐气,重复至宫缩结束。

5.闭气用力运动(宫口开全)

大口吸气后憋气,往下用力,头略抬起看肚脐,下巴缩收,憋气20～30秒,吸气后马上用力到宫缩结束,预产期前3周每天练习。

目前,鼓励孕妇根据自己的感觉选择用力时间及方式;不鼓励妇女屏住呼吸过长,因为这样会增加胎儿缺氧的危险。

6.哈气运动(宫口未开全而有强烈便意感时,以及当胎头娩出 2/3 时)

嘴巴张开,像喘息式的急促呼吸。

(三)拉玛泽呼吸锻炼的注意事项

(1)胎位正常,无任何危险妊娠先兆,具有正常分娩指征,并且在医务人员指导下进行该项呼吸练习。

(2)在练习过程中,应建立正常分娩产程的概念,以配合各项呼吸技巧的应用。

(3)怀孕满 7 个月以后即可开始练习呼吸技巧,需要反复练习直至技术熟练。

(4)呼吸锻炼次数由少逐渐增多,并根据个人身体状况,避免劳累。

(5)提倡丈夫或陪产者陪同进行练习。

二、瑞德法

瑞德法是由英国医师迪克·瑞德提出来的,其原理为恐惧会导致紧张,从而加重疼痛,若能打破恐惧—疼痛的链环,便能减轻分娩时因宫缩而引起的疼痛。此方法包括放松技巧和腹式呼吸技巧,具体做法如下。

1.放松技巧

孕妇侧卧,头下垫一小枕,让腹部的重量位于床垫上,身体的任一部位均不交叠。练习方法类似于拉玛泽的放松技巧。

2.腹式呼吸

孕妇平卧,集中注意力使腹肌提升,缓慢地呼吸。在分娩末期,当腹式呼吸不足以应付时,可改用快速的胸式呼吸。目的在于转移注意力,以减轻全身肌肉的紧张性,同时迫使腹肌升起,使子宫在收缩时轻松而不受约束,以维持子宫良好的血液供应。

三、布莱德雷法

罗伯特·布莱德雷医师提出的布莱德雷法又称"丈夫教练法"。其放松和控制呼吸的技巧同瑞德法,主要强调在妊娠、分娩和新生儿出生后最初几天内丈夫的重要性。在分娩过程中,丈夫可以鼓励产妇适当活动来促进产程,也可以指导产妇用转移注意力的方法来减轻疼痛。

【案例讨论】

3.可建议小琳从怀孕 7 个月开始由家人陪同进行拉玛泽呼吸锻炼,一直到临产。这样反复练习可有效地让产妇在分娩时将注意力集中在对自己的呼吸控制上,从而转移疼痛,适度放松肌肉,进而能够在产痛和分娩过程中保持镇定,达到加快产程并让婴儿顺利出生的目的。

第三节　分娩准备

近年来,人们对分娩的认识和态度发生了很大的变化。孕妇及其家人在分娩过程中开始逐渐地发挥着主导作用,而不是简单地将分娩方式等选择权交给医务人员。为了有效地发挥孕妇的主导作用,促进孕妇与医务人员伙伴关系的建立,进而促进正常分娩,保障母婴安康,为孕妇及其家人提供充分的、与分娩准备相关的健康教育是非常必要的。本节从分娩计划的制订、先兆临产的评估、分娩机制、临产和产程几个方面阐述分娩准备。

一、分娩计划的制订

分娩计划是在分娩前,产妇将其对分娩的期待和认为分娩中重要的事情写下来,为产时提供参考的一份书面说明。分娩计划中通常阐述了孕妇希望获得怎样的分娩体验、希望分娩中照护者如何照顾自己。

（一）制订分娩计划的意义

分娩过程具有个体化和不可预知的特点,国外的孕妇及其家人会在孕期与医生或助产士共同制订分娩计划。目前,分娩计划的制订在国内医院也广泛开展,其意义在于:

（1）在产前访视或检查时,与照护者讨论、审查分娩计划,可帮助孕妇提前了解与分娩相关的、可选择的资源及分娩方式。

（2）可以帮助孕妇了解所选择分娩医院的正常分娩流程,为分娩做更充分的准备。

（3）有助于医务人员和家人了解孕妇的想法和需求,帮助其实现最佳的分娩体验。

（4）能够让孕妇和医务人员提前讨论其对分娩过程中需要采取医疗干预的观点（如产钳、麻醉药或止痛剂、外阴切开术的使用等）,避免分娩时因为必要的医疗干预所引起的不必要的纠纷。

（二）制订分娩计划的步骤

（1）孕妇首先与医务人员、朋友及家人讨论实现分娩目标的流程。

（2）向相关人员,如产科医生、助产士,咨询分娩过程中可能关注的问题,如分娩镇痛方法、可否选择家属陪产、选择谁来陪产、如何看待产时的医疗干预（如产钳助产）等。

（3）孕妇可根据自身对分娩的期待、病史、本次妊娠的情况以及所选择的分娩场所的现有资源,拟出分娩计划的初稿,和分娩照护者沟通、审查后形成最终的分娩计划。

（4）孕妇将最终的分娩计划复印多份,去医院待产时随身携带;分娩时,将分娩计划分发给分娩照护者,使其了解孕妇的分娩需求。

（5）孕妇要了解,分娩计划具有弹性,在整个孕期和产时可以进行调整;同时,她需要做好准备,接受在实际分娩中分娩计划的必要的、可能她所不期望的调整,如出现孕妇或胎儿并发症,或者可能没有她需要辅助分娩的设备（如水中分娩池）。

(三)分娩计划的内容

分娩计划中孕妇可以描述理想的分娩过程,以及希望自己和宝宝获得怎样的照护。可参考如表 7-1 所示的框架制订分娩计划。

表 7-1 分娩计划框架

主 题	举 例
分娩环境	明亮的光线或柔和、暗淡的光线 希望由谁负责观察产程
分娩支持	分娩过程中希望由谁陪伴
分娩时的饮食	根据自己的需要,自由摄取清淡的食物和饮料
镇痛方式:非药物镇痛	按摩;水疗法(淋浴,浴盆);冷、热敷;音乐疗法;香料按摩(精油);分娩过程中自由体位;分娩球
镇痛方式:药物镇痛	希望首选药物镇痛的方式;或者除非你要求时,才能使用首选短效镇痛药,如吗啡、芬太尼;如果可以,选择硬膜外注射的方式
医疗干预	连续胎心监护或者间歇胎心监护 持续静脉滴注生理盐水 自发破膜或人工破膜 只有在产程异常、有确切需要的时候才使用催产素,使用前,优先选择刺激乳头和走路的方式进行调节
第二产程	我想用力时帮助我用力;用力时,除了屏气外,帮助我喊出来;帮助我改变体位(站位,蹲位,侧卧位);避免会阴切开(切开会阴,帮助婴儿快速娩出),允许皮肤的自然裂伤
第三产程	宝宝出生后立即剪断脐带或至少延迟 60 秒再剪断脐带;希望由谁剪断脐带;只有在出血很多的情况下才使用催产素防止产后出血
新生儿护理	婴儿出生后,立即放在我身上进行皮肤接触;婴儿出生 1 小时内进行母乳喂养;喂养方式为母乳或奶瓶;是否应用安抚奶嘴
新生儿出生后 4 小时的护理	一切护理都在新生儿父母在场的情况下进行;是否注射维生素 K、抗生素眼药膏;是否让新生儿游泳
产后护理	母婴同室或将新生儿安置在育婴室

二、先兆临产的评估

在分娩发动前,会出现预示不久即将临产的症状,称为先兆临产。了解先兆临产的特征,有助于孕妇进行分娩前的准备。

(一)假临产

临产发动前会有一个缓慢渐进的临产前期(又称假临产),表现为:①宫缩持续时间短（<30秒）且不恒定，间歇时间长而不规则，宫缩强度不增加；②宫缩时不适主要集中在下腹部，不伴随宫颈管消失和宫颈口扩张；③常在夜间出现，白天消失；④给予镇静剂可以抑制宫缩。

临产前期是一个漫长的生理过程，往往与第一产程潜伏期不易区分，目前缺乏较客观的检查手段，认真细致的临床观察是唯一有效的判断方法。对低危产妇，提倡在第一产程活跃期宫口开大3～4cm以上入院，可提高正常分娩率，减少不必要的产科干预。

（二）见红

分娩前24～48小时内，因宫颈内口附近的胎膜与该处的子宫壁分离，毛细血管破裂后有少量出血，与宫颈管内黏液相混排出，称为见红。见红是分娩即将开始的比较可靠的征象。

（三）破水

有些孕妇在临近分娩时，因子宫收缩加强，子宫内压力增高，使得羊膜囊在临产前破裂，囊内清亮的羊水流出。一般破水后很快就要分娩，此时应让孕妇取平卧位，防止脐带脱垂，并迅速送往医院分娩。

三、分娩机制

分娩机制是指胎儿先露部在通过产道时，为适应骨盆各平面的不同形态，被动地进行一系列适应性转动，以其最小径线通过产道的过程。临床上以枕左前位最多见，故以枕左前位的分娩机制为例给予阐述。对分娩机制的讲解，有助于孕妇对分娩过程的直观了解，使其清楚胎儿在母体内的一系列活动，提高孕妇的自主性，增强其自然分娩的信心。

（一）衔接

胎头双顶径进入骨盆入口平面，胎头颅骨最低点接近或达到坐骨棘水平，称为衔接（图7-9）。胎头以半俯屈状态以枕额径进入骨盆入口，由于枕额径大于骨盆入口前后径，胎头矢状缝坐落在骨盆入口右斜径上，胎头枕骨在骨盆左前方。经产妇多在分娩开始后胎头衔接，部分初产妇在预产期前1～2周内胎头衔接。若初产妇已临产而胎头仍未衔接，应警惕有头盆不称。

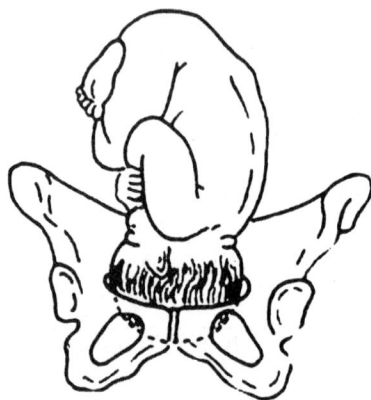

图7-9　衔接

（二）下降

胎头沿骨盆轴前进的动作称为下降，是胎儿娩出的首要条件。下降动作贯穿于分娩全过程，与其他动作相伴随。下降动作呈间歇性，宫缩时胎头下降，间歇时胎头又稍退缩。

促使胎头下降的因素有：①宫缩时通过羊水传导，压力经胎轴传至胎头；②宫缩时宫底直接压迫胎臀；③胎体伸直伸长；④腹肌收缩使腹压增加。初产妇胎头下降速度因宫口扩张缓慢和软组织阻力大较经产妇慢。临床上注意观察胎头下降程度，把其作为判断产程进展的重要标志。

（三）俯屈

当胎头以枕额径进入骨盆腔降至骨盆底时，原处于半俯屈状态的胎头枕部遇肛提肌阻力，借杠杆作用进一步俯屈，使下颏接近胸部，以胎头最小的枕下前囟径代替较长的枕额径，变胎头衔接时的枕额周径（平均 34.8cm）为枕下前囟径（平均 32.6cm）（图 7-10），以适应产道，有利于胎头继续下降。

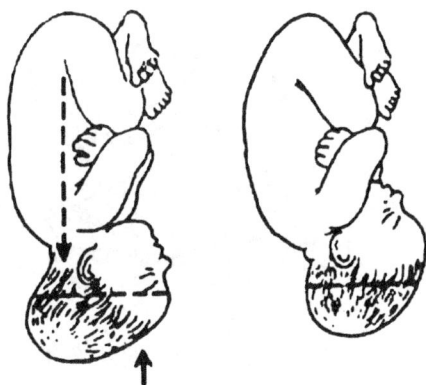
图 7-10　俯屈

（四）内旋转

胎头围绕骨盆纵轴旋转，使其矢状缝与中骨盆及骨盆出口前后径相一致的动作称为内旋转。内旋转从中骨盆开始至骨盆出口平面完成，以适应中骨盆及骨盆出口前后径大于横径的特点，有利于胎头下降。枕先露时，胎头枕部到达骨盆底位置最低，肛提肌收缩力将胎头枕部推向阻力小、部位宽的前方，枕左前位的胎头向前旋转45°（图 7-11(a)）。

胎头向前向中线旋转45°时，后囟转至耻骨弓下（图 7-11(b)）。胎头于第一产程末完成内旋转动作。

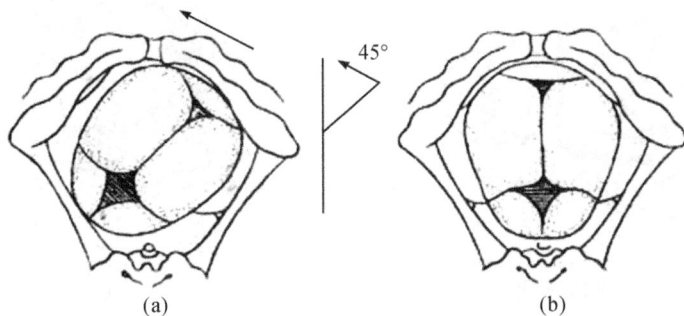
图 7-11　胎头内旋转

（五）仰伸

胎头完成内旋转后，当完全俯屈的胎头下降达阴道外口时，宫缩和腹压继续迫使胎头下降，而肛提肌收缩力又将胎头向前推进。两者的共同作用（合力）使胎头沿骨盆轴下段向下前的方向转向前，胎头枕骨下部达耻骨联合下缘时，以耻骨弓为支点，使胎头逐渐仰伸，胎头的顶、额、鼻、口、颏由会阴前缘相继娩出（图 7-12）。当胎头仰伸时，胎儿双肩径沿左斜径进入骨盆入口。

（六）复位及外旋转

胎头娩出时，胎儿双肩径沿骨盆入口左斜径下降。胎头娩出后，为使胎头与胎肩恢复正常关系，胎头枕部向左旋转45°称为复位。胎肩在盆腔内继续下降，前（右）肩向前向中线旋转45°时，胎儿双肩径转成骨盆出口前后径相一致的方向，胎头枕部需在外继续向左旋转45°，以保持胎头与胎肩的垂直关系，称为外旋转（图 7-13）。

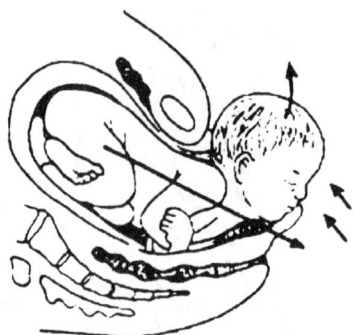

图 7-12　胎头仰伸

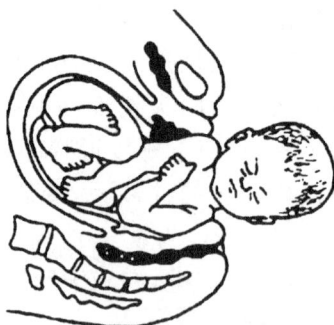

图 7-13　胎头外旋转

(七)胎肩及胎儿娩出

胎头完成外旋转后,胎儿前(右)肩在耻骨弓下先娩出(图 7-14),随即后(左)肩从会阴前缘娩出(图 7-15)。胎儿双肩娩出后,胎体及胎儿下肢随之取侧位顺利娩出。至此,胎儿娩出过程全部完成。

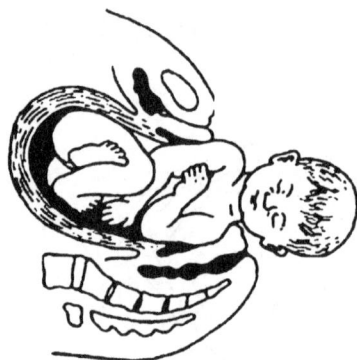

图 7-14　前肩娩出

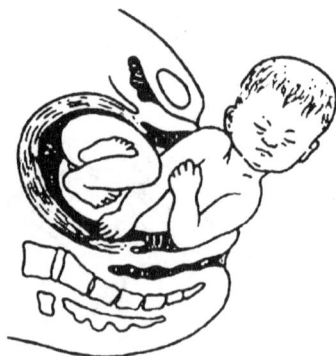

图 7-15　后肩娩出

分娩机制各动作虽分别介绍,但却是连续进行的,下降动作始终贯穿于分娩全过程。

四、临产和产程

(一)临产的诊断

临产开始的标志为有规律且逐渐增强的子宫收缩,持续 30 秒或以上,间歇 5～6 分钟,同时伴随进行性宫颈管消失、宫口扩张和胎先露部下降。

(二)产程分期

总产程即分娩全过程,是指从开始出现规律宫缩直到胎儿胎盘娩出,分为三个产程。

1. 第一产程

第一产程又称宫颈扩张期,从子宫肌层出现规律的具有足够频率(每 5～6 分钟 1次)、强度和持续时间的收缩,导致宫颈管逐渐消失、扩张直至宫口完全扩张即开全为止。初产妇的宫颈较紧,宫口扩张较慢,需 11～12 小时;经产妇的宫颈较松,宫口扩张较快,需 6～8 小时。

第一产程又分为潜伏期和活跃期。潜伏期是指从临产出现规律宫缩开始至宫口扩张

3cm。此期间扩张速度较慢,平均每 2～3 小时扩张 1cm,约需 8 小时,最大时限为 16 小时。活跃期是指宫口扩张 3～10cm。此期间扩张速度明显加快,约需 4 小时,最大时限为 8 小时,超过 8 小时称为活跃期延长,可疑有难产因素存在。活跃期划分为 3 期,最初是加速期,是指宫口扩张 3～4cm,约需 1.5 小时;接着是最大加速期,是指宫口扩张 4～9cm,约需 2 小时;最后是减速期,是指宫口扩张 9～10cm,约需 30 分钟,然后进入第二产程。

2. 第二产程

第二产程又称胎儿娩出期,从宫口完全扩张(开全)到胎儿娩出结束,是娩出胎儿的全过程。初产妇需 1～2 小时,不应超过 2 小时;经产妇通常数分钟即可完成,但也有长达 1 小时者,不应超过 1 小时。

3. 第三产程

第三产程又称胎盘娩出期,从胎儿娩出开始到胎盘胎膜娩出,即胎盘剥离和娩出的过程,需 5～15 分钟,不应超过 30 分钟。

第四节　产时应对技巧

为保证顺利分娩,产妇分娩过程中的放松和应对非常关键。这需要妇幼保健人员在孕期向其讲解整个分娩的过程,各个阶段可能出现的感觉,如何应对分娩过程中出现的各种情况,以及如何与医务人员合作,尤其是指导其如何应对分娩时的不适和疼痛。研究指出,产前运动的身体准备、对产程的了解、呼吸放松技巧的练习、连续性的家人朋友的分娩陪伴、音乐、按摩、产时体位变换等均有助于产时放松并缓解不适。以下按照产程分期介绍分娩过程中不同阶段产妇的感觉和应对技巧(呼吸放松技巧详见本章第二节)。

一、第一产程潜伏期的应对技巧

(一)孕妇的感觉及应对

孕妇在潜伏期常无明显疼痛和不适,宫缩时可能暂时停止活动,在宫缩间歇期又表情自如,能够自己进食饮水,可以和家人谈话或行走。

此时鼓励孕妇保持精神愉快,思想放松。可以做深慢、均匀的腹式呼吸。每次宫缩时深吸气,同时逐渐鼓高腹部,呼气时缓缓下降,可以减轻痛感。同时,补充营养和水分,尽量吃些高热量的食物,如粥、牛奶、鸡蛋等,多饮汤水以保证有足够的体力。

(二)体位

在分娩早期阶段,如果孕妇在分娩过程中没有并发症,则鼓励其保持活动状态,尝试进行孕期的瑜伽运动,进行平时的日常活动。如潜伏期在晚上,尽可能保证充足休息和睡眠。

在第一产程中孕妇觉得最舒服的体位则是最适宜的体位,因为这种自我感觉舒适的体位可以促进骨盆与胎儿的相互适应,从而有利于加速产程。当孕妇感觉疼痛程度加重时,助产士应鼓励孕妇在宫缩期放松并将注意力集中到有节律的呼吸上。

第一产程早期孕妇可以根据自己的感觉,借助待产室中工具(如分娩球、座椅等)及家属的支持处于自由体位,比如垂直坐位、前倾坐位、前倾站位、前倾跪位、手膝位等(图 7-16～图 7-18)。在采用各种体位的同时,孕妇应做骨盆倾斜运动,可以在一定程度上缓解腰骶部疼痛。

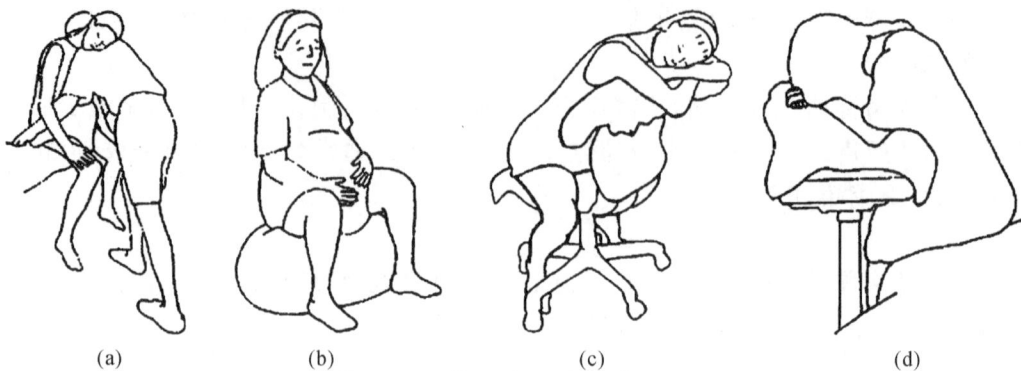

(a)　　　　　　(b)　　　　　　(c)　　　　　　(d)

图 7-16　第一产程的各种坐位

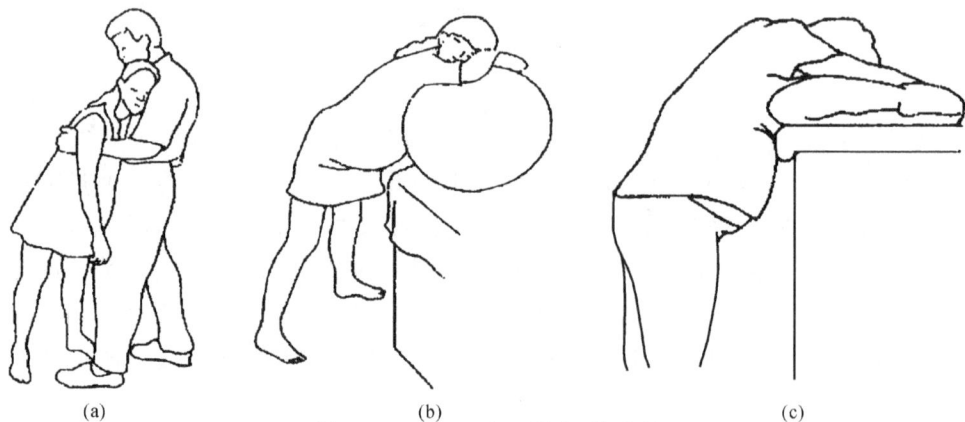

(a)　　　　　　(b)　　　　　　(c)

图 7-17　第一产程的各种站位

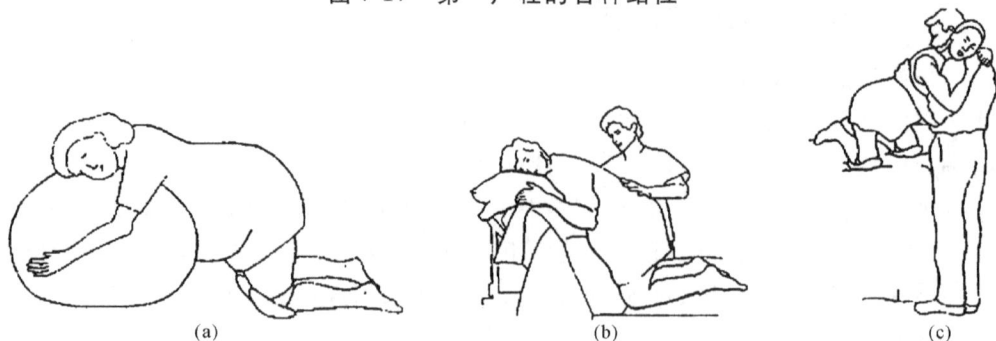

(a)　　　　　　(b)　　　　　　(c)

图 7-18　第一产程的各种趴位

二、第一产程活跃期的应对技巧

(一)孕妇的感觉

进入活跃期,宫缩频率和强度逐渐增强,孕妇在宫缩时表情变得紧张,坐卧不安,常有较严重的腰痛或下腹收紧感,出汗较多。胎膜多在宫口近开全时破裂,破膜后宫缩常有减缓,孕妇自感轻松,半小时到 1 小时后,宫缩又增强,此时宫口多已开全。

(二)体位与呼吸

随着产程进展,孕妇会感觉很难找到一个舒适的体位并且不停更换体位。在这个阶段,大部分孕妇会背靠着枕头一直坐在床上,并将注意力集中在放松和呼吸锻炼上。当每次宫缩来临时,孕妇呼吸的节律和深度受到影响。因此,助产士应提前告诉孕妇此时应尽可能保持呼吸的平稳,用"缓慢的叹气"这种方法来指导孕妇,可帮助孕妇避免过度通气,并且可以放松生理压力尤其放松肩部压力。

在情感支持方面,助产士应在孕妇产前教会陪产家属抚摸、按摩等使孕妇舒适的方法。在孕妇宫口即将开全、很想用力时,应向孕妇介绍间断式呼气方法:两次短暂呼吸跟随着一次深长呼气,这种方法可以缓解盆底筋膜的压力和越来越强的宫内压力。另外,一些特殊体位也可以缓解这种非常想用力的感觉,如半卧位和膝胸卧位。

三、第二产程的应对技巧

(一)孕妇的感觉及应对

此时孕妇常感觉疼痛减轻,但宫缩频率越来越密集,宫缩时间越来越长。当胎儿下降时,胎头压迫到盆底肌,孕妇会产生强烈的屏气用力感。部分孕妇会产生濒死感、感到呼吸困难等。当胎头出来时,孕妇会阴部位会有灼热感和延展的感觉。

宫口开全后,当孕妇有屏气用力的感觉时,鼓励其宫缩时向下用力,用力时间及方式可根据自己的感觉选择。这个时候不鼓励孕妇屏住呼吸过长时间,否则会增加胎儿缺氧的危险。如果孕妇感到用力没有效果,助产人员可给予适当指导。宫缩间歇,注意休息放松,少量饮水。

当胎头即将娩出时,指导孕妇不要在宫缩时屏气用力,避免造成会阴的严重裂伤。此时,为了避免用力,深度喘气是非常有用的。

(二)体位

仰卧膀胱截石位分娩在国内外应用广泛。此体位有利于显示手术视野,方便助产士接产操作及突发情况抢救。但这种分娩体位的局限性在于:①骶尾关节很难扩张,骨盆空间相对狭窄,胎头下降阻力较大;②不能充分运用胎儿重力,容易消耗产妇体力,引起宫缩乏力,增加产后出血的发生率;③仰卧位促使子宫压迫下腔静脉,造成产妇血液循环受阻,循环血量降低,胎盘供血减少,发生胎儿窘迫和新生儿窒息的概率增加。

1996 年世界卫生组织提出,自由体位使产妇更舒适,更符合生理体位,有利于自然分娩。国外研究表明,分娩体位的选择与第二产程进展、母儿健康促进关系密切。近年来,一些欧美国家对非传统体位分娩的研究已日趋成熟,我国学者对新型分娩体位的临床应用也进行了探索,效果明显。

目前在部分医院,第二产程中产妇可以选择的体位包括垂直位、卧位、手膝位等。

1.垂直体位

垂直体位包括站立位、蹲位、半坐位。

(1)站立位。产妇站在床边,双手扶住窗栏,双腿略微张开,可以左右晃动臀部。

此种体位使骨盆的可塑性不再受到抑制,增加了骨盆出口径线,为胎儿提供了宽敞的机转空间,使胎位朝着最有利分娩的枕前位方向旋转。同时,该体位使子宫对腹主动脉及下腔静脉的压迫减轻,增加了胎盘供血量,降低了新生儿窒息率。

但初产妇第二产程的时间较长,长时间站立会让产妇感到疲惫,因此站立位可配合蹲位、半坐位联合应用于第二产程。

(2)蹲位。蹲位分娩让产妇双脚平放在地板或床上,同时有同伴或者栏杆协助或用其他方法维持身体平衡。

产妇进入第二产程后采用蹲位,宫缩期间用力屏气,充分发挥宫缩及腹压作用;增加了骨产道径线,使胎先露下降速度加快;蹲位符合产道的生理结构,产道曲线与胎儿轴及地心引力一致,增加了胎儿向下向外的重力,有利于胎儿娩出和矫正胎儿异常胎位;蹲位与产妇平时排便位一致,在分娩时容易掌握用力技巧,可缩短产程时间。

然而,蹲位分娩的不足在于对会阴损伤较严重。

(3)半坐位。半坐位分娩可指导产妇在坐式产床或特制产凳上就座,调整体位使产妇感觉舒适。

半坐位分娩可使坐骨棘的间径平均增加0.67cm,出口前后径增加1~2cm,骨盆出口面积平均增加28%;半坐位分娩可使胎儿纵轴与产轴一致,骨产道空间增大,顺应分娩机转的生理体位;能充分发挥胎儿的重力作用,加强宫缩,缩短产程;半坐位也可促进产妇屏气,避免在第二产程不正确使用腹压而消耗体力。

然而,半坐位可引起宫缩间歇期宫腔内压力增加,较高间歇期宫内压力作用于产妇宫颈,容易发生宫颈和会阴水肿。因此,产妇不宜长时间采用该体位,应根据个人情况掌握使用时间,并结合其他体位联合应用为佳。

2.卧位

目前临床上采用的卧位包括屈腿半卧位和屈腿侧卧位。

屈腿半卧位:屈腿半卧位时产妇取半卧位,床头抬高约50°,产妇双手抱大腿或膝盖,配合宫缩用力。

屈腿侧卧位:嘱产妇侧卧于床上,臀和膝盖放松,双腿之间放一枕头或将上侧腿放在腿架上。

屈腿卧位使产妇骨盆后三角空隙相对增宽,后三角充分暴露,胎头下降阻力减小,有利于缩短第二产程及降低难产率。

3.手膝位

手膝位是让产妇双膝着地,戴上护膝,身体向前倾屈,双手掌或者双拳着地支撑自己,膝下需放置垫子。

这种分娩体位可增加胎儿在子宫内的活动空间,减轻胎儿对产妇腰骶部压迫的疼痛感,方便医护人员进行阴道检查,有利于枕后位胎儿的旋转,增进产妇的舒适感。

该体位不足之处在于长时间应用会使产妇上臂酸痛,由此产妇可把上身和头放在枕头上、椅子上休息,也可达到手膝位效果。

目前在国内部分医院,不同分娩体位在第二产程中的应用结果提示,在国家和医院相关政策的允许下,助产士在孕期应向产妇介绍第二产程中可以选择的体位,但是要注意不同的体位选择要根据个人舒适度、缓解产痛的方法及产科因素来决定。

四、第三产程的应对技巧

胎儿娩出后,宫底降至脐平,此时产妇感到轻松,宫缩暂停数分钟后再出现。在胎盘娩出前,避免刺激子宫,防止反射性的子宫收缩阻碍胎盘的娩出。

胎盘娩出后,产妇会感到轻松,此时可与新生儿进行肌肤接触,能够促进母子情感的建立及孩子日后的身心发展。

❖❖❖❖❖❖❖❖❖❖❖❖❖❖❖❖❖❖❖❖❖❖❖❖❖❖❖❖❖❖❖❖❖❖❖❖❖❖❖

【考考你】

1.孕期各阶段锻炼的原则是什么?

2.为什么要制订分娩计划? 大致包括哪些内容?

3.第一产程和第二产程可采取的体位有哪些?

（张　晶、郭红华）

第八章 家庭育儿知识

第一节 胎 教

每一位父母都希望自己的孩子健康、聪明。怎样让自己的孩子更聪明呢？这无疑是很多准父母们迫切想要了解的。如果准父母们有这样的愿望，那就从孕期对胎儿进行胎教开始。

【案例一】

科学面对"胎教"——马诺然、翟逸清成功胎教的报道

马诺然出生于北京的一个公务员家庭。她出生后 12 天的时候，特别明显的就是她做了一个 90°的侧翻。按照孩子体格和神经发育，一般满 3 个月以后才能翻身。当时家人认为是很偶然的，后来到了马诺然满月那天，她又翻了一次。在 4 个月多一点她就能坐住。在 1 岁 8 个月上下楼梯的时候，让她两手不扶任何外界的物体，她也可以完成。儿科医生检测她的体格、评价她的神经，都反映她的神经功能是超常的。

翟逸清出生于天津一个普通的家庭。她从婴儿室里被抱出来时，就有一个特别之处，她看着母乳喂养的宣传画，从左到右转着圈看，脖子就没有耷拉过。她对文字、语言特别感兴趣，她的智力也比书上说的超前。5 岁的她已经开始独立谱曲。7 岁的时候，她的英语已经达到高中的水平。

讨论：

他们不是神童，但是他们的智能发育、智商比一般孩子高。他们有着同龄儿童所不能达到的能力，是偶然还是必然？到底是什么使他们有着超出同龄儿童的能力？这两个孩子有着超出同龄儿童的能力，他们的父母认为良好的胎教是一个基础。翟逸清和马诺然在胎儿时期都接受了什么样的胎教呢？

一、胎教的含义

什么是胎教呢？毋庸置疑，胎教是一门科学，胎教有狭义和广义之分，通常所说的胎教，一般是指狭义的胎教。狭义的胎教也称为直接胎教或主动胎教，即根据胎儿感觉器

官发育成长的实际情况,利用一定的方法和手段,有针对性地、积极主动地给予适当的刺激,以激发胎儿大脑和神经系统的有益活动,从而促进其身心健康发育。

广义的胎教也称间接胎教,是指为了促进胎儿生理和心理健康发育成长,同时确保孕妇能够顺利度过孕产期,所采取的精神、饮食、环境、劳逸等各方面的保健措施,并利用一定的方法和手段,通过母体给予胎儿有利于其大脑和神经系统功能尽早成熟的有益活动,进而为出生后的继续教育打下良好的基础。

"胎教"一词并非是现在才有的流行新词,早在中国古代的医书和礼仪文献中,即有关于胎教知识的记载。最早出现在汉朝,那时胎教的基本含义是孕妇必须遵守的道德、行为规范。古人认为,胎儿在母体中能够感受孕妇情绪、言行的感化,所以孕妇必须谨守礼仪,给胎儿以良好的影响,名为胎教。《列女传》中记载太任怀周文王时讲究胎教的事例,一直被奉为胎教典范,并在此基础上提出了孕期有关行为、饮食、起居各方面的注意事项。如采用除烦恼、禁房劳、戒生冷、慎寒温、服药饵、宜静养等节养方法,以达到保证孕妇身体健康,预防胎儿发育不良,以及防止堕胎、小产、难产等目的。古人有关胎教方面的认识水平受到时代和阶级的局限,不乏缺少科学依据的论断,有些甚至是主观臆断的。对于今天的人们来说,应该取其精华、去其糟粕,更好地拓展优生优育的理论与实践。

【知识拓展】胎教的历史发展历程

胎教的思想起源于我国。目前国外亦在大力开展胎教的研究,并普遍认为中国是胎教的发源地。在我国古代的典籍中,有关胎教的论述颇多。

西汉刘向的《列女传》中讲到:"古者妇人妊子寝不侧,坐不边,立不跛,不食邪味,割不正不食,席不正不坐,目不视于邪色,耳不听于淫声,夜则令瞽诵诗书,道正色。如此则生子形容端正,才德必过人矣。故妊子之时必慎所感,感于善则善,感于恶则恶,人生而肖父母者……"

贾谊在《新书·胎教》中记有:"周妃后妊成王于身,立而不跛,坐而不差,笑而不渲,独处不倨,虽怒不骂,胎教之谓也。"

《医心方·求子》中的胎教之道记述得更为详尽:"凡女子怀孕之后,须行善事,勿视恶声,勿听恶语,省淫语,勿咒诅,勿骂詈,勿惊恐,勿劳倦,勿妄语,勿忧愁,勿食生冷醋滑热食,勿乘车马,勿登高,勿临深,勿下坂,勿急行,勿服饵,勿针灸,皆须端心正念,常听经书,遂令男女,如是聪明,智慧,忠真,贞良,所谓胎教是也。"

隋代巢元方在《诸病源候论·妊娠候》中记有"子欲端正庄严,常口谈正言,身行正事",提出外象内感的胎教理论。

相传孟子之母曾说过:"吾怀孕是子,席不正不坐,割不正不食,胎教之也。"

《源经训诂》中记有:"目不视恶色,耳不听淫声,口不出乱言,不食邪味,常行忠孝友爱、兹良之事,则生子聪明,才智德贤过人也。"

传说中的后稷母亲姜源氏怀孕后,十分注重胎教,在整个怀孕期间保持着"性情恬静,为人和善,喜好稼穑,常涉足郊野,观赏植物,细听虫鸣,迩云遐思,背风而倚"。

唐代大医学家孙思邈在《备急千金要方·养胎》一书中记有"调心神,和情性,节嗜欲,庶事清静",并阐明了逐月养胎法。

宋代陈自明在《妇人大全良方·总论》中记有"立胎教,能令人生良善、长寿、忠效、仁义、聪明、无疾,盍须十月好景象","欲子美好,玩白璧,观孔雀"。

清代末年的改良派代表人物康有为在他的《大同书》中提出创建"人本院"即"胎教院"的主张。

民国初年著名教育家蔡元培在《蔡元培选集·美育实施的方法》中也提出设立"胎教院"的建议。

综观以上所述,可知我国很早以来便已经注意到优生、优育、优教的重要性。一些有识之士早就有关于胎儿生活在母腹中时能够接受母亲言行感化的朴素认识,已经认识到人的情感活动可以影响脏腑气血功能,并通过母体传递给胎儿。母儿之间是一脉相通的。所以主张孕妇必须"严守礼仪,清心养性","受胎之始,喜怒哀乐,莫敢不慎"等,以预防疾病的发生,避免影响胎儿的正常发育或形成畸形。

(作者:高振敏　来源:中国早教网)

自从20世纪60年代以来,世界上许多国家纷纷建立专门的胎教研究机构、胎教研究中心和胎教大学,进行胎教实验,研究胎教理论,取得了一系列的成绩。到了20世纪70年代,科学的发展使人们可以对胎儿在子宫内的活动和反应等进行直接的观察,为胎教奠定了理论基础,胎教得到了发展,受到国内外的普遍重视。现代的科学证明,胎儿已完全具备听觉、感觉、视觉、触觉、味觉五种感觉,同时又具有感知和记忆两种能力,使得对胎儿进行教育成为可能而有意义。

专家们一致认为,胎教就是对胎儿的感官教育,这种教育是通过母体对胎儿的综合影响来实施的。它是通过有意识地控制、调整母体内外环境,避免各种不良刺激对胚胎和胎儿的影响,使胎儿智力、行为的形成和发展有一个良好的基础。

二、胎教的注意事项

我们之所以把胎教看得那么重,是出于对未来的希望,对后代的责任感。这使我们愿意接受胎教、早教,希望把最好的给我们的宝宝。但是,由于我们没有经验,以及我们掌握的知识不够多,往往容易出现操之过急、过度等情况。因此,实施胎教的时候须注意以下事项:

(一)树立科学的胎教理念

胎教主要是在胎儿发展的不同阶段,根据胎儿发育的特点,在专业人员的指导下,通过调整孕妇本人的情绪和生活习惯等,实施科学合理的干预措施,让孩子的大脑、神经系统及各种感觉机能、运动机能发展更健全完善。所有的胎教内容和方式都是为了给胎儿提供适宜的内外环境,只有在适宜的环境里,胎儿才能健康地发育。

一方面,胎教是可行的。现代医学研究认为,胎儿是一个有感觉的小生命,对外界的各种变化都能作出一定的反应。国内外医学家通过仪器测得:胎儿在母体内不是酣睡,而是随着自身的发育逐步具有皮肤感觉、肢体活动、呼吸运动、发声等能力,而且不由自主地接受母亲生理、心理变化的影响,产生类似的情绪反应。4 个月的胎儿已经开始在母亲的子宫里活动,母亲已经能够感受到胎动了,6 个月的胎儿大脑细胞的数目已接近成人,各种感觉器官趋于完善,胎儿能够感知外界刺激,能够随着母亲的情绪波动而活动。另一方面,不宜片面扩大胎教的作用,也不能忽略某些因素的影响。在科学的胎教理论指导下,的确出生了许多体格健壮、智力超常的孩子,但胎教并不是为了培养天才、神童,而是用合理的膳食营养与丰富适宜的环境,对胎儿大脑的正常生长发育给予维护和促进,以便大脑网络构建得更丰富,已被许多产科医生和普通家庭所接受。科学合理的胎教肯定对孩子有一定的影响,但是从具体的统计情况来看很难作出判断,因为孩子的成长受很多因素的影响,如遗传、环境及主要的看护人、看护方式等。例如,某个孩子本来就具有音乐的天赋,妈妈在孕期也进行了音乐胎教,就很难判断是胎教的因素还是孩子本身的天赋。即便是做智力检测,也很难判断,因为有很多人为的因素会影响测查的结果,如孩子当时的状态和测查者的经验等。

(二)统一认识,动员全家人的参与

无论是家里的老人还是年轻的小夫妻都应该调整观念,正确理解胎教的科学内涵,以确保科学胎教的有效进行。老人们需要调整观念,主动了解和接受胎教是一种经证明可行的科学育儿理论这一事实,在胎教过程中要给予理解和支持;而年轻的夫妻们则更需要调低对胎教的心理预期,要理解胎教只是一种育儿理论,它有助于宝宝的健康成长,但也不要过分迷信胎教的作用。

胎教不是准妈妈一个人的事,其他家庭成员也要参与进来。比如丈夫在抚摸妻子腹部时可与胎儿说话,使胎儿从小就能听到父亲的声音,在胎儿期就感受到父爱,促进日后与父亲建立起亲密关系。美国的优生学家认为,胎儿最喜欢爸爸的声音。也许是因为男性特有的低沉、宽厚、粗犷的嗓音更适合胎儿的听觉功能,胎儿对准爸爸的声音总是表现出积极的反应,这一点是准妈妈无法取代的。准爸爸参与胎教,不仅能让准妈妈感觉受到重视与疼爱,胎儿也能感受到准妈妈愉快的心情,这样更容易使得胎儿日后成为一个健康快乐的宝宝。胎教是一个系统性的家庭育儿工程,需要家庭成员的共同配合。在进行胎教的过程中,温馨、和谐、快乐的家庭环境是确保胎教成效的重要因素。因而,爷爷奶奶、外公外婆要主动配合,为胎儿创造一个温馨、和谐、快乐的家庭环境。只有如此,才能确保胎教的有效进行。

(三)选择最适合的方案

社会上有种类繁多的"胎教方案",多数父母不希望让自己的孩子落伍,争相参加培训或购买"方案"。其实,这些所谓的"方案"中有一些就是打着"科学""专家"的旗号在误导准父母,有的指导思想就是遗传决定论,有的明显违背儿童发展的自然过程,有的只是为了经济目的。因此,建议准父母从正规的渠道学习一些有关儿童发展方面的知识,包括孕期心理卫生、儿童心理与教育学及胎教、早教的有关常识。这能使自己做到心中有数,保持冷静的头脑,善于识别和选择适合自己的方法。胎儿在不同的阶段具有不同的能力,如 4 个月的胎儿会动,所以可以给胎儿做体操,通过羊水的流动促进皮肤触觉的发育;5 个月的胎儿具有听觉能力,可以听到声音,这时可以听音乐和语言刺激;5.5 个月

的胎儿具有视觉能力,可以适当给予视觉刺激……做到既不放弃施教的时机,又不过度人为干预,在自然和谐中有计划地进行胎教,才可能获得最大的效果。

(四)保证适时、适度的胎教

胎教是一个循序渐进的过程,不能操之过急,应该根据胎儿生理发育的特点逐步进行。无论哪种胎教方法,都有定时定量和适宜的刺激方法的问题。

怀孕的前3个月应做好安胎的准备工作;从第4个月起,准妈妈可以按自己的生活作息时间来安排胎教。在孕早期,胎儿大脑还未发育完全,也没有足够的认知、记忆能力。而且,宝宝在子宫里需要足够的睡眠,准妈妈这时候进行胎教,还会打搅宝宝睡觉。孕26周左右胎儿的条件反射基本上已经形成,因此,孕中期正是开展胎教的最佳时期。对于合理的时间,专家认为应在胎儿清醒时,且能使胎儿从母亲供血当中获得足够营养的条件下进行。例如准妈妈饭后两小时内,这段时间准妈妈血内的葡萄糖含量能够满足胎儿需要,是最佳胎教时间。怀孕36周以后胎教方法要慎重选择,避免进行过度刺激、过量运动的胎教。因为这时孕妇的子宫容易收缩,胎教还可能刺激子宫收缩,造成血液循环不通畅。在妊娠期间,准妈妈除了要重视自身的健康和营养条件外,还要重视周围环境的影响,努力培养积极的心理状况和情绪体验,以便让宝宝在胎内环境中受到良好的感应,使宝宝出生后健壮而聪明。

胎教没有造就神童的例子很多,但是我们也不能认为胎教毫无作用。有些情况也引起了有关专家的重视。有的胎儿经过音乐胎教后,虽然聪明活泼,但精力过盛,总是不爱睡觉。原来是准妈妈每日抽空就将胎教器置于腹部。有时妈妈因疲劳很快入睡了,胎教器仍不断刺激着胎儿。这些认为"多多益善"的做法,有可能干扰胎儿的生物钟。

总之,科学的胎教需要父母对胎教有正确认识,学习相应的知识、技能,需要动员全家成员共同参与,要选择最佳的方案进行科学胎教。不要急于求成,应按自然的发展规律,按胎儿的月龄及每个胎儿的发展水平进行相应的胎教。

三、胎教的类型与方法

(一)情绪胎教

对孕妇的情绪进行调节,使之忘掉烦恼和忧虑,拥有清新的氛围及和谐的心境。孕妇的神经递质作用促使胎儿的大脑得以良好的发育。准妈妈的情绪能影响胎儿的身心发育。准妈妈情绪过度不安,可能导致胎儿脑积水或腭裂、唇裂;在怀孕后期受到恐惧、惊吓或严重刺激,能引起胎盘早期剥离而致胎儿死亡;孕期经受长期情绪压力,胎动次数比正常多数倍,胎儿出生后不但体重轻,而且消化功能失调,喜欢哭闹,不爱睡觉,易受惊吓,此类孩子长大后,往往对环境适应性差。准妈妈常处于过度兴奋或极度不安的状态,就会对自己的脑部产生负面的刺激,抑制胎儿分泌激素因子,以致记忆力发展受到抑制。美国心理学家克雷奇等人的实验还证明,孕妇的情绪激动会影响后代的情绪特征。还有研究证实,孕妇保持放松的心情,对胎儿记忆力的成长有很大帮助。

所以,孕妇要保持精神愉快、情绪安定,遇事要自我控制,不要大喜、大悲、大怒,排除有害信息对情绪的干扰。准爸爸的一举一动,乃至情感态度,不仅影响准妈妈,也影响准妈妈腹中的胎儿。因此,在准妈妈心情不好时,准爸爸应开导她,安慰她,切忌惹准妈妈生气。

(二)营养胎教

根据妊娠早、中、晚三期胎儿发育的特点,合理指导孕妇摄取食物中的 7 种营养素(即蛋白质、脂肪、碳水化合物、矿物质、维生素、水、纤维素),促进胎儿的生长发育。

如何做好营养胎教呢?

(1)培养良好的饮食习惯:如果孩子经常表现出没有食欲、吐奶、消化吸收不良,或在辅食添加时出现明显偏食,往往其母亲在怀孕时的饮食状况也是胃口不好、偏食,或是吃饭的过程紧张匆忙,常被外界干扰打断。由此可见,母亲的不良饮食习惯对胎儿有很大的影响,所以为了宝宝的饮食问题,准妈妈更应该培养自己良好的饮食习惯。不要让肚子太饿,也不要暴饮暴食。

(2)要做到规律饮食:即三餐定时、定量、定点。最理想的吃饭时间为早餐 7—8 时,午餐 12 时,晚餐 6—7 时,吃饭时间最好控制在 30～60 分钟。进食的过程要从容,心情要愉快。三餐都不宜被忽略或合并,尤其是早餐,分量要足够。每餐各占一天所需热量的 1/3,或呈倒金字塔形——早餐丰富、午餐适中、晚餐量少。吃饭的时候最好固定在一个气氛和谐温馨的地点,且尽量不被外界干扰而影响或打断用餐。

(3)营养要均衡而多变:身体所需的营养尽量从食物中获得。不同的食物所含的营养素是不一样的,目前仍有许多营养素尚未被发现。所以建议多变化食物的种类,每天可吃 2～5 种不同的食物,营养才易充足。补充营养要科学、合理。不要认为多多益善,拼命地补充营养,这样会造成孕妇发胖,不利于孕妇的分娩。孕妇应补充足够的维生素。而只有营养均衡的饮食,才能保证维生素的摄入。

(4)要以没有加工的食物为主:因为没有加工的食物中的营养素不容易丢失,有利于为胎儿提供全面的营养。孕妇应尽量多吃天然食物,如五谷、青菜、新鲜水果。烹调时以保留食物原味的方式为主,少用调味料,少吃垃圾食品。让宝宝还在子宫里时就习惯此类的饮食模式,加上日后用心培养,就不会为孩子"不爱吃青菜、正餐,喜吃饼干、糖果、汉堡、可乐"而烦恼了。

(5)注意铁质的摄入:到了妊娠中后期,孕妇的血容量增加,使红细胞相对不足。另外,母体除了本身对铁的需求之外,还要供给日益成长的胎儿对铁的需要。孕妇贫血容易出现水肿、妊娠期高血压疾病、心功能障碍,还会使胎儿发育不良、体重偏低、早产甚至死亡。因此,孕妇应该多吃一些含铁丰富的食物,如奶类、蛋类、瘦肉、豆制品、动物肝脏等,还需要多吃西红柿、绿色蔬菜、红枣、柑橘等。如果血红蛋白低于 100g/L,应遵医嘱补充各种铁剂药物及维生素,直到血红蛋白恢复正常为止。

(6)其他:应避免过量的饮食,并减少热量高的食物,最好采取少食多餐的方式,一天分 4～5 次进餐。此时,最好不要吃有刺激性、有兴奋作用以及会破坏神经系统平衡的食物,不要吃生冷的食物。

(三)音乐胎教

音乐胎教主要是以音波刺激胎儿听觉器官的神经功能,从孕 16 周起,便可有计划地实施。每天1～2次,每次10～15分钟,选择在胎儿觉醒有胎动时进行。一般在晚上临睡前比较合适,可以通过收录机直接播放,收录机应距离孕妇1.5～2m,音响强度在60～70dB。但要注意千万不能把收录机直接放在孕妇腹壁上给胎儿听。可使用胎教传声器,直接放在孕妇腹壁胎儿头部的相应部位,音量的大小可以根据成人隔着手掌听到传声器中的音响强度,亦即相当于胎儿在子宫内所能听到的音响强度来调试。对于腹壁厚的孕妇,音量可以稍大一些;对于腹壁薄的孕妇,音量应适当小一些。胎教选择的音乐应该是平缓流畅、轻柔欢快的旋律,比如一些钢琴曲、古代名曲、大自然的声音等,最好选用经过医学界优生学会审定的胎教音乐,不宜用迪斯科、摇滚乐等太过刺激亢奋的音乐。在胎儿收听音乐的同时,孕妇亦应通过耳机收听带有心理诱导词的孕妇专用磁带,或选择自己喜爱的各种乐曲,并随着音乐表现的内容进行情景的联想,力求达到心旷神怡的意境,借以调整心态,增强胎教效果。

(四)运动胎教

运动胎教指孕妇通过适宜的体育锻炼,间接地促进胎儿在腹中活动,同时也能够促进胎儿肌肉的生长与大脑的健康发育。它对准妈妈以及腹中胎儿都有好处,既能增强母子体质,也有助于胎儿大脑的发育和智力的发展。运动会使胎儿在宫内的相对位置改变及子宫内羊水晃动,训练胎儿的平衡感。另外,还能促进孕妇全身血液循环,增加胎盘血供,有利于胎儿健康发育。对于母体也有很大的帮助,比如适当的运动可以缓解孕妇孕期的疲劳和不适,使其心情舒畅。能增加孕妇的食欲,从而满足母体与胎儿对不断增加的营养的需求。合适的运动能加速孕妇肠胃的蠕动,这样可以为孕妇顺畅排便提供条件,进而减少甚至避免发生便秘。运动能增强孕妇腹肌、腰背肌和盆底肌的张力和弹性,使其关节、韧带松弛柔软,有利于孕妇正常妊娠及顺利分娩;还能合理控制孕期体重的增加,促进产后体形恢复。

运动胎教的最佳时间段为怀孕的第12～16周。怀孕12周以内的孕妇或者是接近妊娠尾声的孕妇,最好不要进行运动胎教。此外,如果孕妇有流产或者早产的迹象,同样也不适合训练。

运动胎教方法有多种,但是不同身体状况、不同孕期的孕妇需选择适合的类型。如在孕早期,孕妇有着不同程度的生理反应,若运动不当,可能会导致流产。因此在孕早期孕妇不适合进行大量的运动,可以采用散步等节奏较慢的运动方式。在孕中期,胎儿发育已经稳定,此时可以适当地增加活动量,根据自己身体状况,选择孕妇操、孕妇瑜伽、游泳等运动方式,但是不能选择那些需要剧烈运动的竞技类活动。在孕晚期不宜进行大量的运动,尤其要结合自己的身体状况,采取静养或者适当散步等形式度过此阶段。要注意不能采取过于用力的动作,比如提取重物、背负重物等。

(五)语言胎教

语言胎教是指孕妇及家人用文明礼貌、富于哲理和韵律的语言,有目的地对子宫中的胎儿讲话,给胎儿的大脑新皮质输入最初的语言印记,为后天的学习打下基础。准妈妈们可以在每天固定的时候,对宝宝说说话,或者是讲个故事。内容不要太过复杂,可以重复说一句话,或者是讲同一个故事,便于宝宝理解记忆。另外,研究发现,胎儿对爸爸低沉浑厚的声音特别敏感，所以，准爸爸们也要多跟宝宝说说话。

(六)抚摸胎教

抚摸胎教指孕妇本人或者丈夫用手在孕妇的腹壁轻轻地抚摩胎儿，引起胎儿触觉上的刺激，以促进胎儿感觉神经及大脑的发育。妈妈们可以在每天睡觉前、宝宝醒着的时候，对宝宝进行抚摸胎教。抚摸胎教是种触觉刺激，可以促进宝宝大脑功能的协调发展。胎儿受到母亲双手轻轻的抚摩之后，亦会引起一定的条件反射，从而激发胎儿活动的积极性，形成良好的触觉刺激，通过反射性躯体蠕动，以促进大脑功能的协调发育。孕妇每晚睡觉前先排空膀胱，平卧床上，放松腹部，用双手由上至下，从右向左，轻轻地抚摩胎儿，就像在抚摩出生后的婴儿那样，每次持续 5～10 分钟。但应注意手的动作要轻柔，切忌粗暴。

(七)光照胎教

光照胎教是指在胎儿视觉发育的特殊时期，利用光源进行刺激，进而促进视觉器官发育和大脑发育的一种胎教方法。光照胎教能促进宝宝视觉功能的建立和发育，光能够通过视神经刺激大脑视觉中枢。进行光照胎教成功的宝宝出生后视觉敏锐、协调，专注力、记忆力也比较好。实验证明，适当的光照对胎儿的视网膜以及视神经有益。

孕 6 个月以后，可以每天用手电筒紧贴孕妇腹壁照射胎头部位，每次持续 5 分钟左右。结束时，可以反复关闭、开启手电筒数次。

在胎教实施中，孕妇应注意把自身的感受详细地记录下来，如胎动的变化是增加还是减少，是大动还是小动，是肢体动还是躯体动。通过一段时间的训练和记录，孕妇可以总结一下胎儿对刺激是否建立起特定的反应或规律。不要在胎儿睡眠时施行胎教，否则会影响胎儿正常的生理周期，必须在有胎动的时候进行胎教。光照时可以配合对话，综合的良性刺激可能对胎儿更有益。

目前通行的光照胎教在光照强度、时间、光源频率以及光源对于孕妇腹腔壁、胎盘的通透性等均没有严格标准，在操作上存在较大的随意性，过强的光源长时间照射对胎儿的视觉及神经系统的发育均会产生不良的后果。而当光强、频率不合适时，光不能透射到子宫中，不能对胎儿产生合适的刺激，不能起到胎教的作用，所以在光源的选择、光照时间上均需慎重。

【案例讨论】

1996 年年初，32 岁的黄杰怀孕了，要做妈妈了，她却有些紧张了，因为她担心自己的年龄偏大。女性的最佳生育年龄为 25 岁到 29 岁，男性的最佳生育年龄为 30 岁到 35 岁，该年龄段夫妻生的优生儿童占多数，那么黄杰等于错过了这个最佳的生育年龄了。

生一个健康聪明的宝宝是每对父母的愿望，黄杰夫妇也不例外，他们想利用胎教达到优生优育的目的。然而在当时，人们对胎教没有一个完整的认识，认为指的就是听听音乐。

夫妻俩来到天津市第一中心医院产科寻求帮助。赵忠桢是产科主任医师，从事胎教课题的研究，她的回答跟黄杰夫妇心目中的胎教多少有些不同。

赵主任主张黄杰在怀孕期间情绪要好，营养要全面、合理，要荤素、粗细搭配，平衡饮食，同时要去含有丰富氧气的地方，比如公园等环境优美的地方，去呼吸新鲜空气。

赵忠桢并没有主张过早给胎儿听音乐，而是在第一步就强调情绪和充分的营养对促进胎儿大脑发育的重要性。黄杰夫妇在半信半疑中接受了这个计划。

与黄杰不同，北京的马银平是在最佳生育年龄25岁的时候怀了孕。相同的是，她们都是在舒心安静的环境中，给胎儿的发育提供了充足的营养。

尽管马诺然和翟逸清的出生时间相差了5年半，但是两个孩子出生后表现出不同寻常的举动，让她们的父母确信这种大脑促进计划的科学性。

孩子的这些超常之处，归功于父母早期合理的营养和对身体的抚摸与感官刺激。接受抚摸刺激的孩子灵敏度高，而且肌肉力量强壮，抬头、爬行、行走等动作比没有接受抚摸刺激的孩子要早。在抚摸的刺激下，翟逸清和马诺然经常在妈妈的子宫里散步，练就了强壮的体魄，他们出生后的超常表现，证实适当的抚摸刺激对胎儿有积极作用。

除此之外，按照专家们制订的胎教计划，黄杰和马银平怀孕5个月以后，音乐刺激就是很重要的一项。黄杰回忆如果每天早晨10点半左右，或者下午4点半左右不给胎儿听音乐，不给她做抚摸，她就会不乐意，会拿小脚丫揣或拿脑袋撞，说明胎儿有感应。

黄杰和马银平在怀孕期间所做的胎教，包括合理的营养、必要的抚摸刺激、在孕6个月之后的音乐刺激，另外她们还经常对胎儿说话，让她熟悉身边亲人的声音，这些良性的环境刺激都能促进大脑的发育。那么，科学的胎教还包括哪些呢？光照胎教中手电筒的光照射子宫时，超声波记录了胎儿眨眼睛的动作。就是这样一个不经意的眨眼睛动作，会在胎儿体内引起一系列的反应。一开始可能是没有什么感觉，慢慢到了后来，就感觉她好像追着手电筒的光走，有时候能在你肚子里翻一个跟头，然后她就转过来了。

翟逸清和马诺然经过科学胎教后的生长发育情况如何呢？她们就是传说中的天才吗？

1996年翟逸清出生，体重4.8kg。她在刚一出生几个月的时候，体格和智力方面比书上说的同龄人要超前，比如几个月开始翻身，几个月开始能够坐起来。翟逸清对一切充满了好奇。一般的儿童两三岁开始认字，而她10个月大的时候，就已经在玩耍中认字了。翟逸清上二年级时，强烈的好奇心使她的爱好非常广泛，她酷爱英语与音乐。2002年马诺然出生，体重3.4kg，各方面也表现出超常的能力。马诺然两周岁时，在爸爸和奶奶的陪同下，到首都儿科研究所接受一项特殊的检查。这项检查能够反映她的大脑网络情况和对外界事物的反应速度。她的认知心理活动所用的时间比四五岁的孩子还要短，这反映她大脑网络好。与同龄的孩子相比，两岁的马诺然做事情非常专注，她也表现出很强的社会交往能力。从胎教开始，马银平夫妇就在培养孩子与大人一致的作息时间，出生后马诺然生活特别有规律，她表现出勇敢、做事情专注、不爱哭闹的性格。

维护和促进胎儿大脑的发育，不等于造就了神童，不等于造就了天才，天才是要靠后天的培养。有了先天的大脑网络基础，也就是有了建造大楼的基础，还缺什么呢？图纸和建造大楼的工程师。马诺然和翟逸清要面对的还是一个未知的世界。

中学的时候我们学过一篇古文叫《伤仲永》,大家都能记得,应该说他的先天条件都非常好。但是,父母没有注意到后天的培养,到他成年以后,他已经跟一般人没有什么差别。这也就给了我们一个启示,先天的教育实际上是打好基础,后天重要的是加固,是进一步发展。

人们往往把一些有超常行为(比如记忆力强、有特殊才能)的孩子称为神童,给他们戴上一个神秘的光环,从马诺然和翟逸清这两个孩子身上我们可以看出,只要是正常的孩子,给大脑提供一个充分发育的环境,都能够有这样的能力。我们国家现在提倡的优生优育,其实就是为了提高人口素质,只要方法得当,神童并不神秘,具有普遍性。

看来,科学家赋予胎教的含义远远要比字面上的意义大得多,优生优育现在已经成为父母们所追求的目标,生一个健康聪明的孩子,除了先天的遗传因素之外,把孩子培养成一个健全的人,还是一个系统的工程。以胎儿大脑促进方案为主的胎教计划的实施,使许多家庭已经从中受益,但是,可能还需要一代人甚至几代人去验证。人类大脑还有许多未解之谜,随着科学的发展,或许还有更多的方法等待着大家去尝试。

第二节　婴幼儿的早期教育

早期教育是指在儿童先天潜质、遗传秉性的基础上,通过适宜的教育刺激使其身心得到最大程度的发展。很多人认为早期教育就是入学前的教育,然而这是不科学的理解。事实上,早期教育是指在孩子进入小学之前,根据每个孩子各方面的不同特点,对其进行针对性的潜能开发,以便提高孩子在表达、智力、交际等各方面的综合素质。

【案例二】

贝贝妈妈看到好多书上说,婴儿到了4～5个月都会发出简单的"ma""ba"的声音。可她家宝贝7个月了,还只会"咿咿呀呀",不会发出"ma""ba"的声音。

讨论:

孩子是不是发音迟缓呢?

脑科学、心理学、经济学、社会学等学科从不同角度提示了儿童早期教育的巨大潜能,有关婴幼儿早期智能开发的研究,引起了教育、卫生、幼托机构和社会、家庭的广泛关注。教育学家指出:"教育的基础主要是在3岁前奠定的,它占整个教育过程的80%。"从脑量来看,新生儿的脑量约为成人的1/3,三四岁时可达到成人的2/3。这个时期是孩子脑发育最快的时期,同时说明婴幼儿具备了接受早期教育的生理基础。科学家们发现,人类大脑的实际构造是由出生后的经验而不是由遗传所决定的。因此,儿童潜能开发本质上是大脑潜能的开发,而重视早期教育,实质上是强调教育应当符合人的发展规律,尤其是人脑发育的规律。心理学研究表明,人类各种智力的发育有特定的关键期,早期教育对儿童智力的开发和性格的培养具有极重要的意义。在某一个年龄期限内学习某种知识或技能特别容易,错过这个阶段往往就不容易学习。正因为如此,目前世界上很多国家都极为重视 0～3 岁的早期教育。

婴幼儿的早期教育可以从出生后开始,在关键时期应根据婴幼儿大脑发育和神经发育的特点,给予适宜的刺激,科学地对婴幼儿进行大动作、精细动作、语言、情商、感知觉以及社会行为发展的训练,使婴幼儿的潜能得到充分的发展。

一、大动作训练

婴幼儿的大动作发展不仅可以促进体格发育,还可以扩大活动范围,开阔视野,发展观察力,增加与人交往的机会。

(一)抬头训练

俯卧、抬头、撑胸俯卧抬头可锻炼颈部肌肉,使婴幼儿扩大视野。可以让孩子自然俯卧在妈妈的腹部,将他的头扶至正中,两手放在头两侧,逗引他抬头片刻。也可以让孩子趴在床上,用小铃铛、拨浪鼓或呼其乳名引他抬头。时间越早越好,每次几分钟,每天4～5次,在空腹时训练。2～3 个月后,训练俯卧、抬头时用双前肘支撑,3 个月时撑胸抬头。

(二)翻身训练

翻身是孩子人生中最早的"大型"自主运动,可以锻炼他脊柱和腰背部肌肉的力量,增强身体的灵活性,为以后逐步发展坐、爬、站、走等大动作做准备。父母可以根据自己孩子的特点,用相应的方法来帮他学翻身。有的孩子很小的时候就有侧睡的习惯,学翻身就比较容易了。在孩子面前放一个能发出动听声音的鲜艳的玩具,吸引他的注意力,把他的腿放在另一条腿的上边,在孩子试图要去抓握玩具的时候在他背后轻轻地推一下,一个漂亮的翻身动作就完成了。有的孩子没有侧睡的习惯,家长可先用孩子喜欢的一些玩具吸引他从仰卧到侧卧,一般每天 2～3 次,每次训练 2～3 分钟。孩子只有到了3 个月大时才能训练翻身的动作,而且学习翻身是一个过程,这需要几个月的时间,大多数的孩子到 6 个月时才能较熟练地从仰卧翻成俯卧,因此,父母们要有足够的耐心,让孩子在愉快的气氛中学习。

(三)坐的训练

坐不仅有利于孩子的脊柱开始形成第二个生理弯曲,即腰椎前突,能保持他的身体平衡,还对感知觉的发育有重要意义。坐姿的训练不宜过早,应顺其自然。具体的训练方法是,采用拉坐练习法和扶按练习法。前者是让孩子仰卧在床上,大人用双手拉其胳膊,拉至坐姿后,将其扶直,稍坐片刻后,再帮助其仰卧在床上,反复进行 4～6 次。后者是大人双手扶住孩子的腰部或腋下,扶成站姿,两腿成 45°角分开,然后双手扶腰,将孩子身体向下推按成坐姿,片刻再扶起,反复进行 4～6 次。在练习时,大人的动作必须轻柔,顺势进行,避免拉伤或扭伤孩子的胳膊及腰部。除了继续加强巩固训练外,还可将孩子扶至坐姿,用细绳将能够发出悦耳响声的玩具或色彩鲜艳的彩球挂在孩子前上方逗引孩子,让其主动抬头、挺胸,家长协助孩子直腰看或抓玩具。孩子能够独坐后,父母应将玩具在孩子的左右侧或前后方摆动,逗引孩子扭身抓碰玩具。玩具移动的速度不宜过快,以孩子扭身用手能够碰到为宜。每次练习2～3分钟。如此训练一段时间后,7个月的孩子便可独坐自如,但也不宜坐得太久。

(四)爬行训练

爬行不仅可促进全身动作协调发展,锻炼四肢的耐力,为直立行走打下基础,更重要的是增强小脑的平衡能力,促进视觉、听觉的功能。另外,爬行对语言的发展、情绪的控制等都起着不可低估的作用。孩子6个月以后可以开始训练爬行动作了。父母给孩子穿上舒适、柔软、合体的衣服,最好是连体服,戴上护肘、护膝。家中的床及地面是孩子爬行的最佳地点。孩子在床上爬时,应注意避免坠落;在地面爬时,可铺上一块地毯,也可以用巧拼塑垫铺出一小块天地。屋子里各个角落都要打扫干净,任何可能引起意外的东西都要收拾起来,家长应注意预防各种类型的危险发生。把孩子喜欢的玩具放在让他够不着的稍远的地方,他想要拿的时候,往前移动就能拿到。孩子必须先翻身俯卧,然后伸手够。开始时,孩子肚皮贴地往前移,前肢后肢都用不上力。父母可以在此时推动孩子的脚,鼓励他用力向前。还可以用一块浴巾把孩子的胸腹托住,让他的胸部及肚子离开地面,四肢着地,然后推动脚丫慢慢前行。注意力度,不要过分地托起孩子,以免误伤。渐渐地,孩子就能学会用上肢支撑身体,用下肢使劲蹬,协调地向前爬行。父母可以把玩具藏在身后,逗引孩子爬过来找。当孩子把玩具找出来后,会很高兴。爬行的游戏也可以由易到难,从近到远,变换玩具和方法。学爬行是一个过程,父母要有耐性,注意每次训练时间不要太长,根据孩子的兴趣,每天花5～10分钟就可以了,孩子会逐渐熟练起来的。

(五)扶站、独站、行走训练

腰部和下肢运动功能的发育是站立的基础,孩子到半岁以后才能真正地锻炼站立。成人可在孩子前方或者后方扶住他的腋下或者躯干,使他站立片刻。待孩子比较稳定后,可以让他扶着床栏站立。孩子慢慢地会从坐位扶着床站起,但不会从站立改为坐下。经过锻炼,到9～10个月就会独自站立了,练独自站立时,应将其双腿分开,重心可以稳一些。但看护者仍要在前方给予保护。孩子一般在9～10个月后,通过扶床站立的训练,即能扶着床横栏行走,成人也可以站在后方扶住其腋下,或者在前方挽着婴儿的双手向前迈步,还可以让孩子扶着手推车学习走步,这样练习大约在1岁后就会慢慢地独自行走。但要注意,孩子开始时由于重心不稳,他会步履蹒跚、头前倾,跌跌撞撞着小跑,往往停站时收不住脚,因此,要注意保护孩子。前进容易后退难,1岁半左右的孩子才能掌握后退。

二、精细动作训练

在人脑的动作神经中枢里,有掌管手运动神经功能的组织,使手运动的时候大脑相应管理手功能的神经元相联系。因此,手指的运动越精巧、越熟练,就越能在大脑皮层上进行更多的练习,从而使大脑更聪明,就是我们通常说的"心灵手巧"。人类解决精细问题的重要基础是手指、手掌和手腕等部位的活动能力,0～3岁是精细动作发展极为迅速的时期,手的动作发展是孩子智慧发展的重要标志,因此要针对婴幼儿的年龄特点进行适当的训练。

精细动作发育的发展顺序应为:0～6个月的婴儿应多做抓握动作训练;6～12个月的婴儿应多做敲打等动作;1～2岁的幼儿应围绕自己吃饭、穿衣、洗澡等日常生活行为得到训练;2～3岁的幼儿应多做组合玩具、拼图、画画等方面的训练。0～3岁儿童具体的精细动作发展标准及训练对策如表8-1所示。

表8-1 0～3岁儿童具体的精细动作发展标准及训练对策

月龄	精细动作发展标准	训练对策
＜1月龄	会反射性地抓住放入手中的物品	让孩子抓握摇铃
1～3月龄	开始注意自己的小手;会吮手指和玩自己的小手	进一步锻炼手部的抓握能力
4～6月龄	能有意识地握物,并将抓住的物品送入嘴中;会撕纸;会将盖在脸上的布扯掉	锻炼小手的灵活性
7～9月龄	能将物品从一只手转移至另一只手;会拿玩具互相敲击;会用拇指和示指的指腹捡取东西	培养用手解决问题的能力
10～12月龄	会把物品放入容器中或取出来;会用拇指和示指捏起小颗粒;涂鸦时,能留下笔道	锻炼拇指和示指的协调性
13～18月龄	可以模仿着画横道和竖道,能够用积木搭一些矮矮的塔	引导手部精细动作与认知能力同步发展
19～24月龄	会揉捏橡皮泥;会串珠	通过手部动作培养创造力和专注力
25～30月龄	会用积木搭一些具有空间感的物体;可以有控制地画画	培养手指的控制能力
31～36月龄	能将纸折成三角形、正方形等;会画一些简单的图形和填色	进一步发展手脑协调的能力

三、语言训练

婴幼儿的语言发展是智能水平的主要标志之一,也是发展智能的重要途径。语言发育必须依赖于听觉器官、发音器官和大脑中枢的共同正常,一般需要经过发音、理解、表达三个阶段。孩子学说话时,先发单音,后发复音;先说单词,后组成句子,逐步完善。

婴儿期主要是训练发音和语言理解能力。孩子2～3个月时,成人通过日常接触机会,引导他把语言与人物、事物、动作等联系起来,促进理解语言。孩子9个月开始有模仿发音的能力,可以教其发音。孩子11～12个月能理解简单语言,但此时还不能正式说话。对1～2岁孩子重点培养和加深对语言的理解,使之学会说简单的语言。通过说儿歌、讲简单的故事、看婴儿画报等方式,鼓励他敢说话,学会用语言表达自己的要求,教他会说3～4个词的短句。

要多和孩子说语,教他认识周围的人和事。2～3岁是孩子语言发展最关键的时期,成人要充分利用这个契机,促进其语言的发展。要利用一切机会教孩子说话,利用讲故事、说儿歌,丰富孩子语言的词汇量,从简单到复杂。培养和锻炼主动与成人打招呼的习惯。鼓励孩子的好奇心,启发他多提问题,以发展他的思维能力。要用普通话多和孩子讲话,口齿清楚,发音正确,语句连贯。

孩子说话的早晚与父母的教育与关注等环境因素是分不开的,还与遗传差异因素、疾病因素和耳毒性药物使用有关。有的孩子1岁多开始说话,但到2~3岁却逐渐不讲话了,这可能是得了孤独症或其他中枢神经系统疾病。此外,孩子长期营养不良、体弱多病,或听力不好,也都可能造成语言发展的延缓。若去除以上原因后,家长的态度和做法尤为重要,此时应积极鼓励他张口说话,并在专家指导下对其进行语言训练。

【案例讨论】

0~1岁是儿童语言习得的重要时期。在这个阶段,儿童语言习得最重要的成就之一就是通过大量发声练习掌握语音系统。从大量的科学研究结果看,3个月后婴儿能够逐步发出清晰可辨的元音(如 a,o),6~8个月开始能够将辅音(如 d,m)与元音连起来发出"dada""mama"的声音,但6个月前的婴儿一般较少发出辅音与元音相连的完整音节。

家长要密切注意孩子语言发展的进程,这对于孩子的健康成长是极为重要的。与此同时,家长还要认识到儿童的发展既具有年龄阶段特征,同时也存在个体差异。这就是说,一方面,在特定的年龄阶段,儿童的咿呀学语有一些典型的表现,在一定程度上可以成为家长客观地评估和监控孩子发展的参照指标;另一方面,在具体行为特征以及特定行为出现的具体时间、频率等方面,不同的孩子又各有差异。在判断孩子语言发展的问题上,特定语言行为出现的早晚不是唯一的标准,更重要的是看他的语言能力是否在不断进步。假如孩子的语言能力出现停滞不前的征兆,这就需要家长尽快咨询专家,采取科学的干预治疗措施。

四、情商训练

情商(emotional quotient)通常是指情绪商数,简称EQ,主要是指人在情绪、情感、意志、耐受挫折等方面的品质。它体现了人对社会的适应能力,主要包括:认识自身的情绪和情感;妥善管理自己的情绪,使自己能适应各种情况;认识他人的情绪的能力。美国著名心理学家、公关学家卡耐基曾说过:一个人的成功,22%取决于他的IQ(智商),78%取决于他的EQ(情商)。人与人之间的情商,总的来讲并无明显的先天差别,更多与后天的培养息息相关。父母的抚育和教育方式,以及社会环境的变化对一个人的情商都会产生一定的影响。若父母、老师和社会的友人给予正确健全的身体力行的影响,其未来的发展走向就比较乐观,反之亦然。一个人是否具有较高的情商,和童年时期的教育培养有着密切的关系。因此,培养情商应从小开始。如何着手训练新生儿的情商呢?

(一)0~1岁时建立孩子的安全信任感

对于0~1岁的孩子,父母应经常与其一起做各种游戏,教他说简单的话,尽量满足他急于探索世界的要求。此时,父母除了在生活上悉心照料孩子之外,更需要在心理上、精神上安抚和关爱孩子。

(二)2 岁时强化并固定好孩子的情绪

这个时期孩子开始分辨"你的东西"和"我的东西",并拒绝和别人分享自己的东西,容易兴奋,也容易发怒。他开始会细分情绪,如开心时会大笑,而看见妈妈会微笑。在此阶段里,父母应帮助孩子强化和固定好情绪,疏导不良情绪。

(三)3 岁时给孩子提供感受丰富情感的机会

3 岁的孩子已经学会用哭以外的方式来表达他的要求,他会采用行动和语言来表达内心的感受和兴趣爱好。此时,父母最重要的是要为孩子提供感受各种情感的机会,还要善于把孩子丰富且敏锐的情感引向好的方向,在潜移默化中促进其健康发展。

五、感知觉训练

新生儿的感知觉还不协调,所以就需要父母对孩子进行一个刺激性的感官教育,这样才能帮助他完善感知觉,从不协调变成协调。那么父母应该怎样刺激孩子的感知觉呢?

听觉训练:妈妈可以让孩子仰卧,用摇铃等带响的玩具在孩子头部的左侧摇动弄出声音,连续三次,观察孩子的头是否能随着声响左右转动。然后换到右方重复进行。妈妈平时可以给孩子听音乐、唱童谣。时间不要太长,如果孩子想睡觉,就要停止。

味觉训练:妈妈可以用勺子或筷子蘸各种食品的汁水,让孩子尝各种味道(如甜、苦、酸、辣、咸和怪味),刺激孩子味觉的发展。需要妈妈注意的是,刺激味觉时不要使用过于强烈的刺激性味道。

视觉训练:父母和孩子面对面,待他看清你的脸后,边喊孩子的名字边移动脸,孩子会随着你的脸和声音移动。以此可以促进孩子视听识别能力和记忆力的健康发展。孩子对盯人比盯物更有兴趣。

触觉训练:孩子皮肤感觉特别敏感的部位有嘴唇、手掌、脚心、前额、面部等,成人可在孩子醒着时,有意识地抚摸这些部位,以促进其触觉的发展。

对 1 岁以内的孩子,主要是促进感觉器官的发展,尤其是听觉、视觉的训练。孩子 1~2 岁时,父母应经常带孩子到户外活动,多看看周围环境,扩大视野。培养孩子观察各种动物的兴趣,如小猫、小狗、小兔等。布置适合宝宝年龄特点的环境,如优美的壁画,引起他的兴趣和观察力,增加美的感受。通过图书、画册玩具等,教宝宝认识书中物品及名称。孩子 2~3 岁时,父母应注意培养孩子对周围环境的认识,如日常生活用品、玩具、交通工具等。培养孩子认识自然常识,如颜色、形状、季节、动物、植物、食物、时间、空间、数的概念等。引导孩子观察周围的事物,促进其认识和熟悉常见事物。看图书、讲故事、念儿歌、游戏等多样化方式,可发展孩子的观察力、注意力、记忆力和思维能力,加深其对客观事物的兴趣和认识。

六、社会行为发展的训练

儿童社会行为(personal-social behavior)是各年龄段心理行为发展的综合表现,受很多因素的制约,如外界环境、学校和家庭教育、神经系统发育程度等。儿童社会行为表现的好坏直接影响儿童的社会交往和孩子间的关系。社会行为表现好,社会交往就不受或少受阻碍,人际关系就会融洽,孩子可以从他人那里获得大量信息,丰富自己的社会经验,促进儿童社会性的发展。反之,孩子就不容易和他人进行友好交往,心理会产生极大压力,从而妨碍身心健康成长,儿童社会性的发展就会受到影响。

孩子1岁以内时,父母可经常抱孩子、抚摸他的头面部,使其感受爱的温暖。在孩子醒着时,成人应经常用和蔼、亲切的语言,轻柔的动作接近和逗引他。生活上给以周到的照顾,如让他吃得饱、睡得舒适,给他勤换尿布。这样可培养他与成人的良好关系和愉快的情绪,巩固孩子对成人的依恋感。多用鼓励、表扬的口吻和语言引导孩子活动,防止用严肃的口吻,"不要""不许"等语言对待婴儿。孩子1~2岁时,父母应注意培养孩子良好的情绪和行为,对孩子要热情、体贴、爱护和关心,多与他一起玩,尽量满足正当要求。培养孩子喜欢和小朋友一起玩,愿意把玩具送给小朋友。培养孩子自己完成力所能及的事情,如玩完玩具要收回原处,成人不要包办代替。孩子到2岁时开始有"我"的意识,知道自己的存在,喜欢用自己的名字讲自己的要求。对孩子进行良好行为和性格的培养可为以后个性、品德的形成打下良好基础。

【知识拓展】儿童保健的最佳年龄

儿童保健专家的最新研究成果表明:孩子发育有其关键阶段,某些疾病也有高发期,了解这些规律,把握最佳年龄,乃为人父母者的必修课,有助于养育出健康聪明的下一代。

喂养最佳年龄:宝宝出生后5~7个月。此间若能合理添加水果、蔬菜、蛋黄、米粥等辅食,给其食欲的发展以良性刺激,则可养成良好的进食习惯。故出生后5~7个月为宝宝的喂养最佳年龄,父母务必把握住。

语言发育最佳年龄:语言有口头语言和书面语言两种,儿童口头语言发育的关键期是2~3岁,4~5岁则进入书面语言发育的决定性阶段。

防治口吃最佳年龄:口吃是一种语言表达障碍,表现为说话时语言的速度、节奏与流畅异常,俗称"结巴",多在2~5岁期间发生,故2~5岁为防治该病的最佳年龄。

预防近视最佳年龄:研究表明,10~13岁的几年间是近视形成的高峰期,宜从以下几方面着手防范:一是补充营养,除蛋白质、维生素外,钙、铬等元素已被证实为眼球发育的必需物质,每天至少需钙800mg、铬50~200μg,故牛奶、豆制品、动物肝、牛肉等为儿童的必需食品;二是限糖食,糖为酸性食品,可消耗体内的钙,诱发近视;三是睡眠充足,维持交感与副交感神经的功能平衡,强化眼睫状肌的调节能力;四是多锻炼,如放风筝、踢毽子、打乒乓球等体育活动,均可增强眼肌力量,促进眼组织的血液供应和代谢。此外,看书写字时要养成良好的用眼卫生习惯,也有助于预防近视。

矫治斜视最佳年龄:眼科专家认为,健康孩子在2~3岁时接受检查,可及早发现弱视、斜视等,以便及早矫正。原因在于儿童视力发育的关键年龄是1~3岁。以内斜视为例,一组手术治疗资料表明,超过2岁再做手术者,均留有不同程度的视功能损害。

健美牙齿最佳年龄:牙齿发育取决于两个阶段:一是从胎儿期2个月到出生,此为乳牙发育期;二是从出生后到8岁,为恒牙形成期。牙发育的质量与其他器官一样,营养优劣乃先决条件之一,钙、磷等矿物质与维生素D尤为重要。此外,每天保证接触阳光2小时,勤刷牙漱口,纠正"吃手指""舔舌头"等不良习惯,也是健美牙齿的关键。

补钙的最佳年龄:钙是人体健康的必需元素,一辈子都要注意摄取,尤以12~14岁的三年最重要,可防止老年骨质疏松症,故有"少年补钙,终身受益"之说。

思维发育最佳年龄:思维能力是人的核心智力之一,在儿童时代有两个发育高峰:一个是小学四年级,另一个是初中二年级。抓住这两个阶段,设法让孩子勤观察、多提问、多思考,会使其更加聪明。

品德发育最佳年龄:小学四年级和初中二年级也是品德发育的最佳年龄,父母、教师不仅要施以良好的教育,尤其要树立榜样,做好表率,这对培养孩子的心灵美具有重要意义。

第三节　婴幼儿生长发育与营养

儿童与成人的根本不同在于儿童是不断生长发育的机体,这一生理特点就决定了儿童和成人在营养素需要量方面的差别。因此,了解婴幼儿生长发育的基本特征,是科学合理喂养婴幼儿的关键。

【案例三】

晓岚的儿子快11个月了,她的产假已经结束。目前每天2次母乳、3次辅食,晓岚说她儿子很爱吃辅食。

讨论:

现在断奶是否合适?断奶后如何为宝宝选择搭配、制作固体食物?具体的切法和烧法要注意些什么?

一、婴幼儿生长发育

(一)体格发育

婴幼儿的机体总是处在生长发育的动态变化过程中,但发育速度并不均衡,一般体格的生长规律是年龄越小,增长越快。婴儿期是生长发育的加速期,孩子在出生头6个月生长最快。

1. 体重

新生儿的平均体重为 3.2~3.3kg,6 个月内平均每月增长 0.6kg,至半岁时约为初生体重的 2 倍。后 6 个月平均每月增长 0.5kg,至 1 岁时增至 9kg 以上,约是出生时体重的 3 倍。1 岁后增长速度减慢,平均每月增长 0.25kg,至 2 岁时体重约 12kg,为出生时的 4 倍。2 岁以后的体重增长速度趋于缓慢,每年增长 2.3kg 左右。

2. 身长(视频 8-1)

婴儿出生时身长约 50cm,生后头半年内共增长约 16cm,后半年内共增长不足 9cm,全年增长约 25cm。1 岁时身长平均增至 75cm。在幼儿期身高增长的速度减慢,1~2 岁全年增长约 10cm,2~3 岁平均增长约 5cm,在整个幼儿期共增长 25cm,因此,3 岁时身长约为 100cm,为出生时身长的 2 倍。

学习心得:_____

_____

_____

_____

视频 8-1
测身长

3. 头围、胸围、上臂围(视频 8-2,视频 8-3)

新生儿的头围平均为 34cm,1 岁时增至 46cm,而第二年头围只增长 2cm,5 岁时达 50cm。头围的大小与脑的发育有关。出生时胸围比头围小 1~2cm,1 岁时与头围基本相等,并开始超过头围,反映出胸廓和胸背肌肉的发育。上臂围在出生后第 1 年内由 11cm 增至 16cm,随后维持到 5 岁左右。

学习心得:_____

_____

_____

_____

视频 8-2
测头围

学习心得:_____

_____

_____

_____

视频 8-3
测胸围

(二)消化系统发育

1. 口腔

婴幼儿口腔黏膜柔嫩,血管丰富,易受损伤,故应特别注意婴幼儿的口腔清洁,婴幼儿不宜吃过烫或过硬的食物,以免损伤口腔黏膜;婴儿双颊部有发育良好的脂肪垫,有助于吮吸活动,新生儿已具有良好的吮吸能力;新生儿的吞咽功能已十分成熟。新生儿舌短而宽,牙槽发育较差,但咀嚼肌发育较好,有各种食物反射,到7~9个月,有的婴儿虽仍未有牙齿萌出,但已能做有节奏的咀嚼运动,咀嚼效率随年龄增长而逐渐增强,6岁时达到成人的40%,10岁时达到75%。出生时的唾液腺发育不够完善,唾液分泌量少;唾液中的消化酶至少到半岁才开始丰富,淀粉酶量更低,至3~4个月时才达到成人量的1/3,故4个月以下的婴儿不宜喂谷物等富含淀粉的食物。

2.牙齿

牙齿的生长对于婴幼儿来说是与咀嚼功能相互作用的,它有一个发育过程。乳牙在出生后6~8个月开始萌出,但它的钙化过程早在胎儿5个月时就已经开始,到2~3岁时乳牙已全部出齐。恒牙在6岁左右开始萌生,但它的钙化过程早在出生时就已经开始,以逐次与乳牙替换,13岁左右恒牙全部萌出。

3.食管、胃

婴幼儿的食管较成人细而短,食管、胃壁黏膜和肌层都较薄嫩,弹力组织发育较差,易受损伤。婴幼儿的胃呈水平位,到会走路时呈垂直位。婴幼儿时期胃幽门括约肌发育良好,而贲门括约肌控制能力差,加上自主神经调节功能差,易引起幽门痉挛而出现溢乳和呕吐。新生儿胃纳量小,为30~35mL,3个月时约为100mL,6个月时约为200mL,1岁时约为300mL。胃排空时间因食物种类而异,如母乳为2~3小时,牛乳为3~4小时,水为1~2小时。基础胃酸分泌在出生后的几分钟内已经产生,随后几小时内逐渐增高到接近较大儿童的水平。随着胃酸分泌量的增加,胃蛋白酶的分泌量也增加,到18个月时已达到成人水平。与成人相比,婴幼儿的胃分泌功能明显不全,但其胃功能完全适宜于消化母乳。

4.肠

婴幼儿的肠壁黏膜细嫩,发育良好,有丰富的血管和淋巴结,透过性强,吸收能力好,易于把已消化的营养物质吸收到血管和淋巴管,并运送至全身被机体利用。婴幼儿的肠壁肌肉较薄弱,并且肠蠕动比成人差,故食物在肠腔内通过时间较长,有利于消化吸收,但是婴幼儿的肠液分泌和肠蠕动易发生功能性紊乱。

5.胰酶

孩子出生时的胰腺重3~4g,1岁时的胰腺重12g,5岁时的胰腺重25g,以后随年龄增加逐渐增重,至成人时达80g。在出生时及随后的四周内,十二指肠液中胰淀粉酶很低,故很少能检出,而胰蛋白酶、糜蛋白酶、羧肽酶和脂酶的活性约相当于成人的10%。在随后的几个月里,这些酶的活性逐渐增强,迅速达到成人的水平,并维持恒定不变。胰淀粉酶活性在6个月以下的婴儿较低,以后增高,1岁后才接近成人水平,故不宜过早地给婴儿喂淀粉类食物。婴儿因胰腺酶的活性比较低,故对脂肪和蛋白质的消化也尚不够完善。

6.肝脏

年龄越小,肝脏占体重的比例相对越大,新生儿肝重约为体重的5.5%,婴儿为3%~5%,而成人为2.5%。婴幼儿肝脏血管丰富,但肝细胞分化不全,肝功能较差。婴儿时期由于胆汁分泌较少,影响脂肪的消化与吸收。

婴幼儿生长发育迅速,但是消化器官尚未完全发育成熟,胃容量小,各种消化酶的活性也较低,其消化功能与成人相比明显不全,对乳汁以外的食品不易耐受。如果喂养不当,婴幼儿容易发生腹泻而导致营养素丢失,发生营养不良。因此,婴儿6个月以内应纯母乳喂养,6个月至1岁应以乳类为主要食物,及时科学合理地添加辅助食品。随着孩子年龄的增长,胃容量的增大和消化能力的增强,对各种食物的耐受性提高,应及时合理给予更丰富的食物,这样既能保证孩子摄入足够并能被充分消化利用的营养物质,以满足生长发育的需要,又不至于发生消化功能紊乱。

二、婴幼儿营养

婴幼儿处于体格发育和智力发育的关键时期,而营养素是保证婴幼儿生长发育的必需物质基础,细胞体积的增大和数目的增多,都需要大量的蛋白质、脂肪、碳水化合物、维生素、矿物质、水等作为细胞构成的最基本成分。与成人相比,婴幼儿需要相对更多的营养素和能量,以保证其生长发育的需要,如果长期营养素供给不足,生长发育就会受到影响,甚至停止,还可能由于失去发育的最佳时期,而影响今后的健康成长。如果吸收了过量的营养素,则会导致成年后增加得糖尿病、心脏病的概率。故婴幼儿时期的营养对人体一生的素质都具有重要意义,必须先了解他们的营养需求,以便我们科学合理地安排每日饮食。

(一)营养需要

1.热能

一般来说,年龄愈小,代谢愈旺盛。婴幼儿为了适应这种高代谢,就必须摄入大量热能,以维持生长发育需要。婴儿刚出生时需要的能量为每日每千克体重100～120kcal(418～502kJ),以后随月龄的增加逐渐减少,在1岁左右时为80～100kcal(335～418 kJ)。

2.蛋白质

婴幼儿的蛋白质需要量较成人多。蛋白质不仅用于补充日常代谢的丢失,而且用以供给生长中不断增加新组织的需要。一般来说,婴儿母乳喂养按每日每千克体重需供给蛋白质2～2.5g,牛奶喂养需供给3～4g,母乳、牛奶混合喂养需供给3g。对于用混合膳食的婴儿,动物蛋白质最好不少于蛋白质总量的一半。婴儿蛋白质的需要量可按每人每日需要量计算,每人每日需要从蛋白质取得的热量比例应占15%以上。如婴幼儿缺乏蛋白质,则会影响生长发育,特别是大脑的发育,体重及身高增加缓慢,肌肉松弛,贫血及抵抗力下降,严重的会引起营养不良性水肿。4个月后添加的牛奶粥、鸡肉粥、鱼肉粥、鸡肝糊、豆腐糊等,均是婴幼儿蛋白质的良好来源。

3.脂肪

婴幼儿对脂肪的需要量也高于成人,每日每千克体重的新生儿约需7g,2～3个月的婴儿约需6g,6个月后的婴儿约需4g,以后随年龄增长而渐减至3～3.5g。婴儿刚出生时脂肪提供的热量占总热的45%,随月龄的增加,逐渐减少到占总热的30%～40%。脂肪中所含的不饱和脂肪酸为婴儿发育所必需的物质,是形成神经组织如髓鞘等的必需物质。脂肪酸提供的热量不应低于总热量的1%～3%。母乳中含有丰富的花生四烯酸,是其他乳类不能比拟的,可见母乳是婴儿的天然理想食品。4个月后给婴儿添加的蛋黄糊、牛奶藕粉、鸡汤煮饺子、牛奶蛋糊、蒸肉豆腐等,是除母乳外的良好脂肪来源。

4.碳水化合物

婴儿出生后前3个月是靠乳糖来满足需要的,人乳的乳糖含量为6%～7%,牛奶的乳糖含量为4%～5%。最初婴儿仅能消化乳糖、蔗糖、葡萄糖、果糖,对淀粉不易消化,故米、面等淀粉类食物应在3～4个月后才开始添加。婴儿每日每千克体重需糖类25～50g,折合热能为420～840kJ,由碳水化合物供给的热能,约占总热量的50%。碳水化合物是主要的供能营养素,有助于完成脂肪氧化及减少蛋白质消耗,还是脑细胞代谢的基本物质,如长期供给不足可导致营养不良。但如碳水化合物进食过多,而蛋白质不够,则婴儿体重增加过快,肌肉松弛,平时抵抗力差,容易生病。4个月后添加的各式粥类、饭类、面汤、小饺子、薯泥等,均含有丰富的碳水化合物,来源也比较广泛。

5.钙和磷

足够的钙、磷能促进骨骼、牙齿的生长和坚硬。婴幼儿体内的钙约占体重的0.8%,至成年为1.5%,婴幼儿每日约需钙600mg、磷400mg。钙和磷摄入的比例是1∶1.5较为适宜,这关系到它们的利用程度。母乳这个比例较为适当,故母乳喂养的婴幼儿患营养不良与佝偻病的比例明显少于人工喂养者。钙和磷过高或过低,都会影响其吸收利用。婴幼儿缺乏钙、磷,可患佝偻病及牙齿发育不良、心律不齐、手足抽搐、易于流血不止等症。孩子6个月后添加辅助食物时,应多选用大豆制品、牛乳粉、蛋类、虾皮、绿叶蔬菜等。用这些原料制成的食物如牛奶米糊、牛奶玉米粥、鸡蛋面条、豆豉牛肉末、豆腐糕、鸡蛋羹等,均是良好的钙、磷来源。

6.铁

铁对婴儿的营养极为重要,它是血红蛋白和肌红蛋白的重要成分。各组织的氧气运输亦离不开铁。婴儿生长发育快,对铁的需要和利用相应要多。胎儿在母体内最后1个月,肝内摄入较多的铁,但仅够出生后3～4个月的需要。婴儿每日需铁10～15mg,乳类所含的铁远远不能满足婴儿的要求。4个月以后的婴儿应添加含铁比较丰富的辅食,如蛋黄糊、猪肝泥、什锦猪肉菜末、豆豉牛肉末等。

7.锌

锌参与很多重要的生理功能,与蛋白质、核酸及50多种酶的合成有关。婴幼儿每日需锌3～5mg,母乳中锌的含量高于牛乳,初乳含量尤高,鱼、肉、虾等动物性食物含锌也很丰富,故一般不易发生锌缺乏。挑食的婴幼儿常可因锌缺乏而出现食欲减退,生长停滞。4个月后的婴儿可添加含锌丰富的辅食,如西红柿鱼、虾肉泥、黄色小馅饼等。

8.维生素

维生素与婴幼儿的生长发育关系极为密切,其中主要有脂溶性维生素A、脂溶性维生素D和水溶性维生素B、水溶性维生素C等。

(1)维生素A:包括动物性食品中的维生素A及植物性食品中的A原——胡萝卜素。其主要功能是促进生长发育,维持上皮组织正常结构与视觉功能。当膳食中维生素A缺乏时,将出现生长迟缓,甚至停滞,并易患各种皮肤病和黏膜炎症,易导致暗视适应能力降低,从而易患夜盲症。乳类食品含维生素A较少,但母乳中含量相对多些。动物性食品如肝、肾、蛋类、奶油的维生素A含量较多。植物性食品如胡萝卜、红薯、南瓜、西红柿、柿子、菠菜、苋菜、橘子、香蕉等的维生素 A 含量都比较丰富。婴儿每日膳食中应含有维生素 A 1200 国际单位。

（2）维生素 D：主要包括维生素 D_2、维生素 D_3。人体皮肤内的 7-脱氢胆固醇，经阳光紫外线照射可形成维生素 D。其主要功用是调节体内钙、磷的正常代谢，帮助钙吸收和促进钙利用，因此对婴幼儿骨骼和牙齿的正常生长至关重要，缺乏时将导致佝偻病。含有维生素 D 的食物甚少，婴幼儿所需维生素 D 的主要来源：一是鱼肝油；二是靠阳光紫外线照射，将皮下脂肪的 7-脱氢胆固醇转变为维生素 D。动物肝脏、蛋黄中的维生素 D 含量较多，动物奶中的维生素 D 含量也较丰富。婴幼儿每日需维生素 D $10\mu g$。

（3）维生素 B_1、维生素 B_2、维生素 PP：B 族维生素是促进婴幼儿生长发育的必需营养素。维生素 B_1 在谷类、豆类及动物性食品中含量较为丰富。维生素 B_2 在动物肝脏、蛋黄、瘦肉、黄豆及发酵制品中含量尤为丰富，各种绿叶蔬菜也是维生素 B_2 的良好来源。维生素 PP（烟酸）广泛存在于动植物食品中，如谷类、豆类、蔬菜类，特别是粗米、粗面中含量极为丰富。牛羊乳、瘦肉及肝脏中维生素 PP 含量也不少。合理喂养的婴幼儿一般不易缺乏维生素 PP。

（4）维生素 C：每 100g 母乳含 2～6mg 维生素 C，婴儿每日需要量为 30mg，故母乳喂养不易缺乏。牛乳煮沸后维生素 C 损失多，故用牛乳喂养的婴儿 1～2 个月起就可添加橘子汁、西瓜汁、山楂水、西红柿汁、菠菜水、苹果泥、红枣泥等，以补充维生素 C。

9. 水

水是人体最主要的成分，是不可缺少的营养素，人体内新陈代谢和体温调节都必须有水参加才能完成。婴幼儿生长发育迅速，代谢旺盛，活动量大，热能需要多，水的需要量也大，每日每千克体重约需 150mL。当呕吐或腹泻时，更易脱水，故婴幼儿体内缺水，应及时补充。

（二）饮食特点

婴幼儿期是人类生命从母体内生活到母体外生活的过渡期，是从完全依赖母体营养到母乳营养外其他食物营养的过渡期。断奶是指从母乳为唯一食物，过渡到由母乳外食物满足婴幼儿全部营养素需要的过程。断奶期间的食物统称为婴幼儿辅助食物或断奶食物。此期间通常从 4～6 个月开始，持续 6～8 个月或更长时间，期间母乳照常喂养，直到断奶。当婴儿生长至 4～6 个月时，母乳分泌量并不随婴儿长大而相应增加，此时母乳喂养已完全不能满足婴儿的生长发育需要，应添加断奶食物作为母乳补充。同时，婴儿的消化系统及各器官协调性已逐步成熟，肠内淀粉酶也逐渐活跃，添加断奶食物有助于婴儿完成从依赖母乳营养到添加母乳外其他食物的营养过渡。

（三）营养原则

1. 及时补充维生素 D

由于维生素 D 不能通过乳腺进入乳汁，所以母乳喂养儿应在出生 2 周后补充维生素 D 或多晒太阳，以预防佝偻病。但长期过量摄入维生素 D 会引起中毒反应，因此推荐摄入量为每天 $10\mu g$。

2. 及早补充铁

婴幼儿体内储存的铁随年龄增长逐渐消耗,而母乳中铁含量较低,所以可将铁强化婴幼儿谷物作为第一种断奶食物,以预防缺铁性贫血。

3. 适时添加配方奶

鉴于婴幼儿对蛋白质、钙的需要,应把配方奶作为除母乳外能量、蛋白质、钙及其他营养素的补充物。

4. 不宜添加过多调味品

断奶食物应避免含盐量或调味品过多,最好原汁原味,减少婴幼儿的肾脏负担。

(四)适宜食物

1. 4~6 月龄

添加米粉、蛋黄、水果泥、菜泥、鱼泥等食物。

2. 7~9 月龄

添加饼干、粥、烂面条、全蛋、肝泥、瘦肉末、豆腐等容易消化的食物。

3. 10~36 月龄

添加稠粥、软饭、面包、馒头、碎菜、豆制品、馄饨及饺子等食物。

4. 固体食物添加顺序

固体食物添加顺序应该是谷类、蔬菜、水果、鱼肉类。婴幼儿喜爱甜食,先加水果就会拒绝蔬菜,断奶时应补充其他奶制品,如婴儿配方奶粉等,满足婴幼儿的营养需要。

(五)添加原则

1. 根据能力和需要

断奶食物添加应符合婴幼儿的消化能力和营养需要。

2. 逐步适应

由稀到稠,由少到多,由细到粗,使婴幼儿有适应过程,烹调方法宜采用清蒸、切煮,最好原汁原味。

3. 由一种到多种

习惯一个后再添加另一个,不能同时添加几种。

4. 逐步增加

应在婴幼儿健康、消化功能正常时逐步添加。

5. 不宜过早添加辅食

应在婴幼儿 4 个月后添加辅助食品,要适应婴幼儿的消化能力,制作时调味品应少放,以免加重婴幼儿的肾脏负担。

【案例讨论】

晓岚的儿子快 11 个月,妈妈的假期已结束,此时断奶是合适的,并逐步过渡到成人食物。可以给婴儿吃各种天然食物,食物品种要多样化、质量高、营养全。固体食物营养素含量要比例适宜,烹调、制作过程要做到科学合理。膳食应由"软""烂"为主,逐渐增加硬度。烹饪方法应采用"煮""炖""煨"方式,不吃油炸或煎的食品,避免引起消化不良性腹泻。食物尽量用多种混合制作,使婴幼儿能够获得全面合理的营养。具体选择搭配、制作固体食物的方法如表8-2所示。

表8-2　选择搭配、制作固体食物的方法

做　法		年　龄	
		11～24 月龄	24～36 月龄
切法	蔬菜	泥或碎末	细丝、小片、小丁
	鲜豆	泥	煮烂
	土豆	泥	碎烂
	豆腐干	碎烂	细丝、小片、小丁
	鸡鸭	去骨、去刺	去骨、去刺
	鱼	去骨、去刺	去骨、去刺
	虾	碎末	虾仁
	肉	碎末	细丝、小片、小丁
	肝脏	碎末	细丝、小片、小丁
	血	碎末	细丝、小片、小丁
烧法	饭	烂、用荤素煨饭	烂、用荤素煨饭
	面食	蒸煮烧煨	蒸煮烧煨、饺子、包子
	精粮	粉糊	烂粥
	荤菜	煮烧煨	煮烧煨
	蔬菜	煮烧煨	煮烧煨
	点心	蒸煮烧煨	蒸煮烧煨

第四节　常见症状与护理

从小到大,孩子要面临各种疾病的挑战,父母都会很担心他们的健康。有些婴幼儿患病时,会表现出一些症状。在面对婴幼儿哭闹、呕吐、发热、腹痛、惊厥、食欲不振、咳嗽、新生儿黄疸、湿疹、尿布疹等常见症状时,父母应该如何进行症状的识别? 在家庭护理时又要注意哪些护理要点呢?

【案例四】

梅宝宝4个多月,湿疹明显,表现为头部经常长有痂皮,额部、脸腮和嘴巴等部位的皮肤粗糙发红,常常摇头擦痒。梅宝宝的湿疹从满月后就发生了,2个多月后最明显,经服维生素C半片,每天3次;氯苯那敏1/5片,每天3次,皮肤上每天外涂蛇脂软膏2次,湿疹减轻了,但胸和四肢上仍存皮疹。

讨论:

1.梅宝宝为什么会发湿疹?

2.对梅宝宝以上的治疗是否正确?

一、哭闹

哭闹是婴幼儿时期常见的一种表现。一切机体内源性、外源性刺激或精神上的冲动都可引起哭闹。哭闹并不完全属于病理性,还有生理性的原因。不同年龄段的孩子哭闹特征不一,有时新生儿变得少哭、不哭反而可能是疾病的征兆;有时婴幼儿哭闹是疾病主要或早期的症状(只伴随较少的其他表现),应注意加以辨别。

(一)原因

(1)生理性哭闹:最常见原因为饥饿、口渴,此外还有情绪变化、睡眠异常、断乳、过冷、过热、衣服不适、昆虫叮咬、要挟家长等。

(2)病理性哭闹:凡能引起小儿不适或疼痛的疾病都可致婴幼儿哭闹,以腹痛、头痛、口痛为多见,其次是颅内疾病。

(二)症状识别

(1)生理性哭闹。哭声有力、时间短、间歇期面色如常。因饥饿哭闹时,常伴有饥不择食之举,如啃拳、吮指、抓咬衣被。要睡觉时,小儿哭声低,且较烦躁,双眼时睁时闭,经过拍哄,哭声逐渐变弱,断断续续,终至入睡。小儿大便时哭闹伴有面部涨红或作用力状。偶被刺痛或叮咬,小儿有阵发性号啕大哭,间歇时,嬉戏进食如常。小儿熟睡时,被突如其来的巨响震醒的哭闹是爆发性的,较大幼儿会说"怕",两眼到处张望,面部充满惊恐的表情。2岁以上幼儿要挟性哭闹时,哭而无泪,双眼半睁半闭,窥测成人举动。

(2)病理性哭闹。哭声剧烈,呈持续性、反复性,不能用玩具逗引或饮水、进食等方法止哭,同时有伴随症状。如婴儿阵发性腹痛,除烦躁哭闹外,还伴有面色潮红但口周发白、腹胀,更严重者双拳紧握、两腿屈曲、手足厥冷。好发于1~3个月的婴儿,每于晚间突然发作,一般持续数分钟或数十分钟,排便或肛门排气后得以缓解。肠套叠好发于4~10月的婴儿,患儿早期有剧烈而持久的哭闹,伴频繁呕吐,发病6~12小时左右出现血便,腹部可触及包块。中耳炎患儿因耳朵胀痛哭闹时,常伴摇头,不让触及患部。幼儿抓耳挠腮,鼻黏膜肿胀或分泌物堵塞鼻腔,呼吸不畅,烦躁不安,哭声断续,张嘴呼吸。

对临床症状不明显而啼哭为早期表现,且给予适当的护理后,哭闹仍持续不止的小儿,尤需密切观察病情,还需关注他们的表情、动作,哭闹的声调、时间与特点等。当发现小儿哭闹伴随有任何异常症状时,应尽早地与医生联系,以便及早作出诊断和获得及时治疗。

二、呕吐

呕吐是由于食管、胃或肠呈逆蠕动伴有腹肌强力痉挛性收缩,迫使胃内容物从口、鼻腔涌出所致。

（一）原因

（1）喂养不当：约占新生儿呕吐的 1/4，主要是由于喂乳次数过于频繁，人工喂养时喂乳量过多或浓度不合适，温度过热或过冷，奶嘴孔太大、奶流过急、吞咽过快等喂养不当，喂乳后立即平卧或过早、过多翻动小儿，均可导致呕吐。

（2）消化道器质性梗阻：如先天性食管闭锁、先天性巨结肠、幽门肥大性狭窄、任何肠段产生的闭锁式狭窄、肠套叠以及其他原因引起的肠梗阻。

（3）消化道感染性疾病：如胃炎、肠炎、阑尾炎等，由于炎症刺激而引起反射性呕吐。呕吐物为胃内容物，也可有胆汁，之后出现腹泻。

（4）神经系统疾病：常见于脑膜炎、颅内出血、缺氧缺血性脑病等，患儿的颅内压增高，呕吐呈喷射性，呕吐物多为奶液或乳块，极少有胆汁，前囟饱满，张力高。

（5）胃肠道功能失调：多见于贲门和食管松弛、贲门失弛缓、胎粪性便秘等。后者可引起腹胀、呕吐物呈褐绿色或褐黄色粪便物，腹壁见肠型蠕动波，并可触及干硬的粪块，肛查或灌肠排便后呕吐消失。

（6）各种中毒：各种食物或药物中毒、一氧化碳中毒等。

（二）症状识别

注意观察患儿呕吐方式（喷射性或非喷射性）、量的多少、呕吐物性状、呕吐的时间与次数、呕吐与进食的关系及伴随症状等。出生后 1 周内呕吐为功能性、先天性多见，1 周后出现呕吐，多系感染所致。注意患儿每次的奶量，吸吮是否有力及胎粪排出情况，腹部有无肠型波动。观察患儿的反应情况，若哭声响亮或微弱，均应观察神经系统的症状，颅压增高的体征，如前囟是否饱满，患儿的体温、尿量，是否脱水或电解质紊乱等情况。

（三）护理要点

立即松解患儿的衣扣，予以头高脚低斜坡右侧卧位，呕吐时可暂时让其俯卧，脸朝下轻拍背，利于呕吐物流出，吐后侧卧，防止吸入性肺炎。呕吐后用温热水将口角、颈下、耳后奶汁用消毒毛巾清洗干净，同时应注意保暖。迅速清除口、鼻腔呕吐物，防止误吸，记录呕吐次数、量及性状，给患儿喂乳后应竖起拍背。呕吐后应清洗口腔，及时更换被污染的衣物。因喂养不当所致呕吐，喂奶时要有耐心，吸吮猛的婴儿在喂奶时要吸吸停停，奶汁要适宜，姿势要正确，在吃奶后少翻动头、颈、背，并将头抬高片刻。此外，当出现任何异常伴随症状时，应尽早送医院治疗。

三、发热

体温超过正常范围称为发热。由于小儿新陈代谢旺盛，体温调节功能不成熟，故小儿的体温一般比成人的略高，而且容易受到外界因素影响，如饮食、运动、哭闹、衣服厚薄、室温等，但波动范围不超过 1℃。临床上，发热一般分低热（肛温在 37.8～38.5℃）、高热（肛温超过 39℃）、超高热（肛温超过 41.5℃）。发热持续 2 周以上的称长期发热。发热是小儿很多疾病的一种症状，是人体对感染的防御性反应，也是适应内外环境温度异常的一种代偿性反应，能刺激机体的抗病解毒功能，抵抗病菌的侵袭，促进康复。

（一）病因

（1）感染性疾病：是发热最常见的病因，可由病毒、细菌、支原体、立克次体等感染引起。

（2）非感染性疾病：引起发热的情况有大量组织破坏（恶性肿瘤、严重的组织损伤）、结缔组织病、变态反应、产热过多、散热过少、体温调节失常等。

（二）护理要点

（1）一般护理：保持室内空气流通、新鲜和适宜的温湿度。保持安静，减少一切不必要的刺激。让患儿平卧，头偏向一侧，解开衣领，及时清理口鼻咽部分泌物。

（2）饮食：如能进食，要及时哺喂母乳，较大儿童可给予流食，并鼓励多饮水，予清淡饮食，补充营养。

（3）控制发热：把体温控制在 38℃ 以内。新生儿如有发热，首选物理降温。室温控制在 22～24℃ 为宜，室温过高应设法降低室温。常用的降温方法：解散包紧的衣物，头部枕冷水袋，体温超过 39℃ 时可用温水浴或温水擦拭，水温为 33～35℃。忌用酒精擦浴。也可以使用药物降温。

（4）体温观察：每 4 小时测 1 次体温，高热与超高热每 1～2 小时测体温 1 次，采取退热措施后半小时测体温，评价降温效果，出汗后及时更换衣服。

四、腹痛

腹痛是小儿时期最常见的症状之一。引起腹痛的原因很多，几乎涉及各科疾病。病因可以是内科疾病，也可以是外科急腹症，甚至最初为内科疾患，以后随病情发展而以外科情况为主。不同的病因处理方法截然不同，所以及早鉴别很重要。

（一）病因

（1）器质性疾病：可分为腹腔内和腹腔外疾病，如胃肠道疾患、胆囊炎、胰腺炎、泌尿道感染、尿路结石及各种原因所致的内脏破裂、上呼吸道感染、肺炎、胸膜炎、过敏性紫癜、腹型紫癜等。

（2）功能性腹痛：由于肠管蠕动异常或肠管壁痉挛引起的腹痛，如婴儿阵发性腹痛和功能性、再发性腹痛等。

（二）症状识别

应注意观察小儿腹痛发生的急缓、腹痛的性质、腹痛的部位、腹痛的伴随症状等。

（1）腹痛发生的急缓：发病急骤或阵发性加剧者常为外科性疾病，如急性阑尾炎、绞窄性肠梗阻、胃肠道穿孔、肠套叠及腹股沟疝嵌顿等。发病缓慢而疼痛持续者常为内科性疾病，如肠蛔虫症、胃及十二指肠溃疡及病毒性肝炎等。对原有慢性腹痛者，如腹痛转为持续性或突然剧痛，应注意急腹症的可能。

（2）腹痛的性质：腹痛可为阵发性疼痛、持续性疼痛或轻度隐痛。阵发性疼痛或绞痛提示梗阻性疾病，若局部喜按或热敷后腹痛减轻者，常为胃、肠、胆管等空腔脏器的痉挛；持续腹痛加剧多见于急性阑尾炎和胃肠穿孔等；持续性钝痛，改变体位时加剧、拒按，常为腹腔脏器炎症、包膜牵张、肿瘤以及腹膜脏层受到刺激所致。隐痛多见于消化性溃疡。

患儿腹痛性质的不同,一般都能够反映出不同的疾病类型,所以,要在最大程度上引导患儿描述自己腹痛的性质。在一般情况下,如果疼痛为刀割样突然发作,并迅速波及全腹,则很有可能是腹腔内脏器穿孔;如果是阵发性钻顶样疼痛,则可能是胆道蛔虫症等。

(3)腹痛的部位:一般腹痛的部位与病变部位相一致。左上腹疼痛多考虑胃部疾病,右上腹疼痛多考虑胆囊、肝脏疾病,剑突下疼痛多考虑胃、十二指肠和胆囊疾病,脐周疼痛多考虑肠寄生虫病,右下腹疼痛多考虑阑尾和输尿管病变,左下腹疼痛多考虑粪块堵塞和输尿管病变。

(4)腹痛的伴随症状:先发热、后腹痛多为内科疾病,如上呼吸道感染、扁桃体炎常并发急性肠系膜淋巴结炎。反之,先腹痛、后发热多为外科疾病,如急性阑尾炎、继发性腹膜炎等。伴随恶心呕吐的多是消化道的病变;伴随咳嗽、发热的要注意腹外器官的病变而导致的腹痛,如下叶肺炎所引起的牵涉痛;伴随皮肤出血点、瘀斑和黄疸,有助于流行性脑脊髓膜炎、败血症、紫癜及肝胆疾病引起腹痛的诊断;阵发性腹痛伴有频繁呕吐,明显腹胀,不排气及不排粪者,常提示肠梗阻;腹痛剧烈不敢翻动体位且拒按者,常有局限性或弥漫性腹膜刺激征,如阑尾炎、腹膜炎等。

(三)护理要点

(1)初步病情评估,安抚患儿情绪:应注意观察患儿的面色表情、精神状态,准确快速地测量患儿的脉搏和血压情况,初步判断病情的紧急程度,注意多询问,以免遗漏问题,延误病情。动作和语言应温柔,安慰患儿,尽量减少惊恐。指导患儿采取正确的体位。在一般情况下应给予半卧位;有大出血者取平卧位;如有急性腹膜炎,应采取半坐卧位;处于休克的患儿可采取躯干及下肢抬高 $10°\sim30°$ 的体位,必要时应绝对卧床休息,限制其活动。

(2)密切观察,判断病情:准确鉴别腹痛的原因十分重要,对于一些年龄较大的患儿,他们有一定的叙述病情的能力,在密切观察的基础上,也应该主动引导患儿来详细叙述自己的病情,以便客观、准确地评估患儿病情。腹部症状和体征的观察是重中之重。要充分了解患儿腹痛的程度及其性质和部位。引导患儿多多描述其腹痛的特点,如是突发性的剧痛还是缓慢发作的钝痛,疼痛是一阵一阵的还是一直存在,有没有其他部位也会随着腹痛的发作而疼痛,疼痛是固定在某一个部位还是全腹部都有等。

(3)疼痛的护理:可酌情给予腹部热敷等,必要时给予药物止痛,但需诊断明确,以免掩盖病情。急腹症需禁食、静脉补液或手术治疗。

五、惊厥

惊厥是儿科常见而重要的急症,是最常见的一类不随意运动,表现为突然发作的全身或局部肌群不自主收缩,常伴意识障碍,重者可发生窒息,甚至死亡或导致后遗症。多见于 6 岁以下小儿,尤其是 6 个月～3 岁小儿,小儿的发病率为 5%～10%,约为成人的10 倍。小儿惊厥从有无感染的角度可分为感染性疾病与非感染性疾病两大类,按病变累及的部位可分为颅内疾病与颅外疾病两类。

(一)病因

(1)感染性疾病(热性惊厥):①颅内疾病。包括病毒感染(如病毒性脑炎、乙型脑炎),细菌感染(如化脓性脑膜炎、结核性脑膜炎、脑脓肿、静脉窦血栓形成),霉菌感染(如新型隐球菌脑膜炎等），寄生虫感染（如脑囊虫病、脑型疟疾、脑型血吸虫病等）。②颅外疾病。如高热惊厥、中毒性脑病（重症肺炎、中毒性痢疾、败血症等为原发病），破伤风等。

（2）非感染性疾病（无热惊厥）：①颅内疾病。包括颅脑损伤（如产伤、新生儿窒息、颅内出血等），脑发育异常（如先天性脑积水、脑血管畸形、头大小异常或畸形、脑性瘫痪及神经皮肤综合征），颅内占位性疾病（如脑肿瘤、脑囊肿），癫痫综合征（如大发作、婴儿痉挛症），脑退行性病变（如脱髓鞘性脑病、脑黄斑变性）。②颅外疾病。包括代谢性疾病（如低血钙、低血糖、低血镁、低血钠、高血钠、维生素 B_1 或维生素 B_6 缺乏症等），遗传代谢性疾病（如糖原累积病、半乳糖血症、苯丙酮尿症、肝豆状核变性等），全身性疾病（如高血压脑病、尿毒症、心律失常、严重贫血、食物或药物及农药中毒等）。

（二）症状评估

（1）注意收集资料：详细了解惊厥发作的类型、持续时间、频度、意识状态及伴随症状；有无先兆或诱发因素；有无外伤或药物、毒物接触史；有无前驱感染或传染病病史，及发病期间用药情况；惊厥发作前有无发热、头痛、喷射性呕吐等颅高压表现，小婴儿注重询问有无尖声啼哭、兴奋或抑制表现；既往有无惊厥，类型有无不同；有无智力障碍和发育异常；有无与惊厥有关的疾病；家族成员中有无曾发生惊厥或癫痫患者；小婴儿应详细了解母亲的妊娠分娩史、喂养史、生活史、预防接种史等。

（2）从发病的年龄入手：新生儿期生后1～3天常见的病因是产伤窒息、颅内出血、低血糖等，4～10天常见低血钙症、核黄疸、低血镁症、早期败血症和化脓性脑膜炎、破伤风、颅脑畸形等；婴儿期以产伤后遗症、先天性颅脑畸形、低钙血症、败血症、化脓性脑膜炎、婴儿痉挛症为多，婴儿6个月以后高热惊厥的发病率逐渐增高；幼儿期以高热惊厥、各种脑膜炎、脑炎、中毒性脑病、低血糖为多见，在少数情况下可见苯丙酮尿症的神经系统损害；学龄前期和学龄期以各种脑膜炎、脑炎、颅脑外伤、颅内肿瘤、癫痫、高血压脑病为多见，尤其注意各种中毒（药物、食物及其他有毒物质）。

（3）从发病的季节入手：冬、春季以流行性脑膜炎（流脑）、维生素 D 缺乏性手足搐搦症多见；夏、秋季以胃肠道传染病（如菌痢）、乙脑、低血糖为多见；高热惊厥、癫痫、中毒引起的惊厥等终年可见。

（三）治疗方法

治疗小儿惊厥临床常用的药物有：

（1）地西泮：每次 0.25～0.5mg/kg 或（年龄＋1）mg（10 岁以内），静脉缓慢注射（1mg/min），1～3 分钟后即可生效，疗效短（15～20 分钟），必要时 20 分钟后可重复应用。气管内给药的作用与静脉途径一样有效和快速，直肠灌注吸收较好，但吸收量不易预测，肌注途径吸收缓慢，故止痉时不宜采用。该药可抑制呼吸和引起血压下降，注意有无呼吸抑制现象。

（2）苯巴比妥：每次 5～10mg/kg 肌注，起效慢，半衰期长，一般在地西泮等药物控制后作为长效药物使用，以巩固止痉效果。新生儿或小婴儿惊厥可首次给予负荷量 15～25mg/kg，分 2 次，间隔 30 分钟肌注，然后按 5mg/（kg·d）维持给药。该药可抑制呼吸和引起血压下降。

（3）苯妥英钠：负荷量 15～20mg/kg（极量＜1g/d），首次 10mg/kg，隔 15 分钟后可重复 2 次，5mg/kg 静注，用于地西泮缓解维持用药和难治性癫痫持续状态。该药可致心律失常、低血压等。

（4）水合氯醛：10％水合氯醛 0.5～0.6mL/kg 保留灌肠。

（四）护理要点

保持呼吸道通畅，吸痰清理口咽分泌物；控制惊厥发作，建立静脉通路，遵医嘱用止痉药物；对发热患儿应及时采取退热措施；给予吸氧；监测患儿生命体征；频繁抽搐患儿应禁食，抽搐停止，吸吮及吞咽反射恢复后可逐渐喂奶。不能吸吮的可鼻饲，采用少量多次以防呕吐窒息。注意当有四肢强直性抽搐时，千万不可硬性将孩子躯体弯曲，以免造成窒息死亡。惊厥发作时迅速止痉是首要措施，但更重要的是病因治疗，应依据诊断过程中拟定或确定的病因，积极制订相应的治疗方案，防止惊厥的反复发作。

六、食欲不振

食欲不振是指进食的欲望降低。较长时间的食欲减低或食欲不振则称厌食。良好的食欲是小儿健康状况良好的标志之一，但是食欲不振并非绝对意味着器质性疾病的存在，很多以食欲不振为突出症状，而无其他临床表现者的原因常是精神因素或喂养不当。

（一）病因

（1）器质性疾病：食欲不振的现象在小儿疾病中一般无特征性意义，也不易引起家长的特殊注意。但以下几种食欲不振的情况要引起重视：新生儿各种急性感染往往以拒食为前驱症状；营养不良性贫血、肠寄生虫症常有较为突出的食欲不振，且在一定时期可能是主要症状；年长儿患传染性肝炎时，食欲不振可能是唯一的症状，且持续时间较长；还有一些消化系统疾病因直接影响消化道功能，也可引起食欲不振。

（2）精神因素

①强迫进食：一些家长常认为其子女长得不够健壮，体重、身高不及同龄小儿，食欲不如其他小儿旺盛，或认为应给子女增加营养等，而对其进行无休止的劝说、哄骗、威胁甚至打骂，强迫小儿进食，影响其情绪从而造成食欲不振，甚至形成了条件反射性拒食。

②其他精神因素：小儿突然进入完全陌生的环境，如入托幼机构或住院，可产生恐惧、孤独等心理，致使食欲减退。入学后学习负担过重、害怕生病、追求体态苗条或其他原因造成的情绪紧张均可能使食欲减退。食欲减退有时可能由于多种精神因素造成，如发展严重可成为精神性厌食，多见于学龄前及学龄儿童。

（3）喂养不当或不良的饮食习惯：婴幼儿时期添加辅食过晚或添加辅食不当，进食牛奶过多均可降低食欲。不良饮食习惯主要有偏食或吃过多零食，尤其是进食糖量高的甜食（巧克力）；吃饭不定时；进餐时思想分散（边吃饭边看书、边看电视）等，均可降低食欲。

（4）药物：很多药物影响食欲，尤其是长期服用水杨酸制剂、免疫抑制剂、抗生素、磺胺药；婴幼儿时期长期过量服用维生素 A、维生素 D 和钙剂不仅降低食欲，而且会引起维生素 A、维生素 D 中毒。

（二）症状评估

首先要确定有无器质性疾病，如怀疑有器质性疾病，则注意伴随的有关临床症状，进行必要的实验室检查。要仔细询问有无上述精神因素,以及喂养的全部细节,以便发现问题。即使有器质性疾病,也可能同时伴有精神因素。

(三)护理要点

食欲不振需去除病因,才能使症状缓解消失。

(1)对家长进行健康宣教,矫正不正确的儿童营养观。首先要解除家长某些不必要的思想顾虑,和家长一起仔细分析各种影响小儿食欲的精神因素及喂养方面的有关问题。要家长了解,正常儿童食欲不尽相同,不能按家长的主观愿望规定小儿的食量。而且也并非吃得多就表明健康良好,相反食量过大可能造成单纯性肥胖,甚至影响成人期的健康。然后正确评价衡量小儿体格发育的有关指标,如体重、身高等,并非体重低于平均数值就一定是病态。即使小儿身材确实矮小,还要考虑遗传因素或其他疾病因素,不一定与进食量有关。

(2)指导家长制订合理食谱,改掉不合理的喂养方法,注意保持食物的色、香、味。

(3)注意小儿进食时的精神卫生,避免训斥等不良刺激。注意纠正餐前零食、边看电视边吃饭等不良饮食习惯。

(4)给予消化酶、酵母片等药物,必要时补充微量元素,或结合中医针灸、捏脊疗法等,帮助消化道功能的恢复,促进小儿食欲。

(5)积极治疗各种疾病,减少因为疾病对消化道的不良影响。

七、咳嗽

咳嗽是一种防御性反射运动,可以阻止异物吸入,防止支气管分泌物的积聚,清除分泌物,避免呼吸道继发感染。咳嗽是小儿呼吸道疾病的常见症状之一,根据病程可分为急性咳嗽(病程小于2周)、亚急性咳嗽(病程大于2周而小于4周)和慢性咳嗽(咳嗽持续4周以上)。

(一)病因

(1)呼吸道感染与感染后咳嗽

①呼吸道感染:许多病原微生物如细菌(百日咳杆菌、结核杆菌)、病毒(特别是呼吸道合胞病毒、副流感病毒等)、肺炎支原体等引起的呼吸道感染是儿童慢性咳嗽常见的原因,多见于小于5岁的儿童。

②感染后咳嗽:急性呼吸道感染,咳嗽症状持续超过4周可考虑感染后咳嗽。患儿往往近期有明确的呼吸道感染史,咳嗽呈刺激性干咳或伴少量白色黏痰,胸X线片检查无异常,肺通气功能正常,咳嗽通常具有自限性。排除引起慢性咳嗽的其他原因。

(2)咳嗽变异性哮喘:是引起儿童尤其是学龄前和学龄期儿童慢性咳嗽的常见原因之一。患儿持续咳嗽在4周以上,常在夜间和(或)清晨发作,运动、遇冷空气后咳嗽加重,临床上无感染征象或经过较长时间抗生素治疗无效。支气管扩张剂诊断性治疗可使咳嗽症状明显缓解。肺通气功能正常,支气管激发试验提示气道高反应性。有药物过敏史或过敏性疾病阳性家族史。排除其他疾病引起的慢性咳嗽。

(3)上气道咳嗽综合征:各种鼻炎(过敏性及非过敏性)、鼻窦炎、慢性咽炎、慢性扁桃体炎、鼻息肉、腺样体肥大等上气道疾病可引起慢性咳嗽,主要是鼻腔分泌物通过鼻后孔向咽部倒流引起的咳嗽。

(4)胃食管反流性咳嗽:胃食管反流在婴幼儿期是一种生理现象,1岁时多自然缓解。当引起症状和(或)伴有胃食管功能紊乱时,就成为疾病即胃食管反流病。胃食管反流性咳嗽多发生于夜间,为阵发性,大多出现在饮食后,喂养困难。部分患儿伴有上腹部或剑突下不适感。部分可导致患儿生长发育停滞或延迟。

(5)其他:包括嗜酸粒细胞性支气管炎、先天性呼吸道疾病(先天性气管食管瘘、先天性血管畸形压迫气道、喉气管支气管软化等)、心因性咳嗽、异物吸入、药物诱发性咳嗽、耳源性咳嗽等。

(二)治疗方法

(1)药物治疗:儿童慢性咳嗽的处理原则是明确病因,针对病因进行治疗。如病因不明,可进行经验性对症治疗以期达到有效控制;如果治疗后咳嗽症状没有缓解,应重新评估。镇咳药物不宜应用于婴儿。慢性咳嗽如伴有痰,应以祛痰为原则,不能单纯止咳,以免加重或导致气道阻塞。明确为细菌或肺炎支原体、衣原体病原感染的慢性咳嗽者可考虑使用抗菌药物。平喘抗炎药物主要用于咳嗽变异性哮喘、嗜酸粒细胞性支气管炎、过敏性鼻炎等的针对性治疗。

(2)非药物治疗:注意去除或避免诱发、加重咳嗽的因素。避免接触过敏原、受凉、烟雾的环境;对鼻窦炎可进行鼻腔灌洗、选用减充血药;体位变化,改变食物性状,少量多餐等对胃食道返流咳嗽有效;对气道异物者则应及时取出异物;药物诱发性咳嗽最好的治疗方法是停药;对心因性咳嗽则可给予心理疗法;及时接种疫苗,预防呼吸道传染病和呼吸道感染。

(三)护理要点

(1)休息与保暖:患儿应减少活动,增加休息时间,卧床时头胸部稍抬高,使呼吸通畅。室内空气新鲜,避免煤气、尘烟等刺激,保持适宜的温湿度,避免对流风。可以使用加湿器、挂湿毛巾、用水拖地板或在房间里放一盆清水等方法增加空气湿度。

(2)保证充足的水分及营养:鼓励患儿多饮水,必要时由静脉补充。给予易消化、营养丰富的饮食,发热期间以进食流质或半流质为宜。

(3)保持口腔清洁:由于患儿发热、咳嗽、痰多且黏稠,咳嗽剧烈时可引起呕吐,故要保持口腔卫生,以增加舒适感,增进食欲,促进毒素的排泄。婴幼儿可在进食后喂适量开水,以清洁口腔。年长儿应在晨起、餐后、睡前漱洗口腔。

(4)发热护理:热度不高不需特殊处理,高热时要采取物理降温或药物降温措施,防止发生惊厥。

(5)保持呼吸道通畅:观察呼吸道分泌物的性质及能否有效地咳出痰液,指导并鼓励患儿有效咳嗽;若痰液黏稠,可适当提高病室湿度,室内温度宜维持在60%左右,以湿化空气,稀释分泌物,也可采用超声雾化吸入或蒸气吸入;对于咳嗽无力的患儿,宜经常更换体位,拍背,使呼吸道分泌物易于排出,促进炎症消散;当分泌物多而影响呼吸时,要用吸引器,及时清除痰液。有咳喘症状者可给予氧气吸入。

(6)健康教育:加强营养,适当开展户外活动,进行体格锻炼,增强机体对气温变化的适应能力。根据气温变化增减衣服,避免受凉或过热。在呼吸道疾病流行期间,不要让小孩到公共场所,以免交叉感染。积极预防营养不良、佝偻病、贫血和各种传染病,按时预防接种,增强机体的免疫能力。

八、新生儿黄疸

新生儿黄疸是指在新生儿时期,由于胆红素代谢异常,引起血中胆红素水平升高,而使皮肤、黏膜及巩膜黄染的症状,可分为生理性和病理性黄疸。生理性黄疸在出生后2~3天出现,4~6天达到高峰,7~10天消退,早产儿持续时间较长,一般情况良好,无其他症状。若生后24小时即出现黄疸,足月儿血清胆红素>220.6μmol/L,早产儿血清胆红素>255μmol/L或每日血清胆红素升高超过5mg/dL或每小时超过0.5mg/dL;持续时间长,足月儿超过2周,早产儿超过4周仍不退,甚至继续加深加重或消退后重复出现或生后一周至数周内才开始出现黄疸,均为病理性黄疸。

(一)原因

(1)新生儿生理黄疸:多在出生后2~3天出现,4~6天达到高峰。

(2)病理性黄疸:

①胆红素负荷增加:见于新生儿溶血病、红细胞酶或结构缺陷、红细胞破坏过多、肠肝循环增加、感染、低血糖等。

②胆红素的代谢障碍:见于母乳性黄疸、暂时性家族性高胆红素血症、遗传性高糖结合胆红素血症、半乳糖血症等。

(二)症状评估

认真判断黄疸程度,准确检测新生儿胆红素浓度,对新生儿黄疸的干预起着至关重要的作用。新生儿黄疸的轻重可通过目测或无创经皮胆红素测定仪,也可以通过采集血标本测定胆红素测定浓度。

(1)目测法:是指在自然光线下,通过观察头面部、躯干和四肢部位皮肤的黄染程度、色泽进行判断。轻度黄疸一般为皮肤黄染仅局限于头面部;中度黄疸皮肤黄染波及躯干但没有过肘膝;重度黄疸皮肤黄染已达手心足底。如色泽鲜艳并有光泽,呈金黄或橘黄色,应考虑为未结合胆红素增高为主的黄疸;若黄疸色泽呈黄绿或灰黄色,则为高结合胆红素血症。

(2)经皮测胆红素法:临床上常用经皮胆红素测定仪,它能无创、快速且性能可靠地动态检测胆红素。可以根据经皮测值的大小和变化判断血清胆红素浓度的大小和变化。这种方法可筛查新生儿的胆红素,但不能作为临床诊断的指标。测量时只需将探头轻轻按压以触及新生儿皮肤外表,即可快速测出与新生儿血清胆红素相关的经皮胆红素值,解决了采血困难患儿的痛苦。

(3)静脉血自动生化分析仪测定法:采集血液标本检测胆红素是临床上常用的方法,也是诊断新生儿黄疸的重要指标。这种检测方法可直接反映血液中胆红素的实际水平,但作为一种有创的检测方法,有时采血较困难,如反复进行,会给患儿增加疼痛不适。

(三)护理要点

(1)病情观察:注意观察黄疸的程度、范围、部位的变化,及时判断退黄治疗的疗效和进展程度。注意观察生命体征,严密观察神经系统的表现,若出现拒食、嗜睡、四肢乏力、肌张力渐退等胆红素脑病的早期表现,要做好相应抢救的准备,必要时协助医生及时采取相应的治疗和抢救工作。

(2)饮食护理:评估患儿的吸吮能力、呼吸状态。少量多次耐心喂养,对吸吮能力差的患儿给予鼻饲。不能经口进食或进食不足者,根据医嘱给予静脉营养,液量全日均匀分配,保证静脉通路通畅。详细记录出入量。

(3)光疗护理

①光疗前护理:光疗箱要清洁、预热;灯管除尘并检查是否全亮,以免影响治疗的效果。给患儿沐浴,剪短指甲,用长条尿布或尿不湿遮住会阴部,双眼用不透光的眼罩遮盖。

②光疗时护理:记录出箱时间,密切注意温度的变化(箱温、体温),注意维持体温的恒定。防止水分丢失,注意温度、湿度的控制。严格控制输液速度,保证液体均匀滴入。勤巡视,密切观察病情变化,注意患儿的反应、面色、黄疸的增减情况及有无神经系统病理征。观察有无光疗的副作用,及时予以对症处理。2~3小时翻身一次,使患儿的皮肤得到充分光照。

③光疗后护理:出箱前先将患儿衣服预热,再给患儿穿好,抱回婴儿床,加盖棉被。观察光疗副作用,记录出箱时间及灯管使用时间。清洁消毒光疗床。

(4)换血护理:耐心向家属讲解换血的相关知识,让其填写换血同意书。消毒专门的换血房间30分钟至1小时,室温控制在24~26℃。准备好器械、药物及预热好的血液。换血后,局部加压止血3~5分钟,消毒穿刺部位,避免感染的发生。持续心电监护,每1~2小时测血压一次,注意患儿神志、反应、面色及动脉穿刺端血液循环。继续蓝光治疗,观察患儿的黄疸程度、尿量及神经系统症状,注意有无烦躁、抽搐、核黄疸早期表现以及出血、贫血、水肿、低血钙、低血糖等并发症,发现异常时及时报告医生。一般情况较好者,换血结束后可正常喂奶。观察患儿有无呕吐、腹泻及腹胀等异常表现。

(5)用药护理:遵医嘱给予白蛋白和酶诱导剂,减少胆红素脑病的发生。使用冰冻或冰存血制品时,一定要在室内预热,使之与体温接近后再输入。输注白蛋白前最好先输入5%碳酸氢钠,以改善酸性环境,有利于胆红素与白蛋白的结合。

九、婴儿湿疹

婴儿湿疹俗称"奶癣",是婴儿时期常见的一种皮肤病,属于变态反应性疾病。婴儿湿疹起病大多在出生后1~3个月,6个月以后逐渐减轻,2岁以后大多数患儿逐渐自愈。一部分患儿延至幼儿或儿童期。

(一)病因

婴儿湿疹的病因较复杂,其发病与多种内外因素有关,有时很难明确具体的病因。一般认为与婴儿期皮脂分泌旺盛、过敏体质有关。

（1）与体内激素与过敏体质有关：有些婴儿，尤其是新生儿，由于母体雌激素通过胎盘传给胎儿，以致婴儿皮脂增多，易致脂溢性湿疹。有些婴儿有遗传过敏素质（异位性素质），家族中也有异位性皮炎、鱼鳞病、哮喘或过敏性鼻炎等病史，会对食物过敏，血中IgE 数值增高，嗜酸细胞增高。有婴儿湿疹的孩子，以后容易发生其他过敏性疾病，如哮喘、过敏性鼻炎、过敏性结膜炎等。

（2）机械性摩擦：如唾液和溢奶经常刺激，也是本病的诱因。

（3）护理不当：如过多使用碱性较强的肥皂，营养过高，以及肠内异常发酵等也可引起本病。

（4）某些外在因素：如日光、紫外线、寒冷、湿热等物理因素，接触丝织品或人造纤维，外用药物以及皮肤细菌感染等，均可引起湿疹或加重其病情。

（二）症状识别

湿疹多见于头面部，如额部、双颊、头顶部，以后逐渐蔓延至颏、颈、肩、背、臀、四肢，甚至可以泛发全身。初起时为散发或群集的小红丘疹或红斑，逐渐增多，并可见小水疱，黄白色鳞屑及痂皮，可有渗出、糜烂及继发感染。患儿烦躁不安，夜间哭闹，影响睡眠，常到处搔痒。由于湿疹的病变在表皮，愈后不留瘢痕。

（三）治疗方法

（1）饮食管理：最好能找到并避免过敏原。如婴儿对母乳过敏，则在喂奶期间，母亲忌吃鱼、虾、蟹等食物。而人工喂养的孩子，所接触到的过敏原更多。如疑牛奶过敏，可煮沸较久，使其蛋白变性，可以减少致敏物，或者选择低敏配方奶粉，必要时可用羊奶或豆浆代替牛奶。如疑蛋白过敏，单给蛋黄，或由少量蛋白开始，逐渐加量。但饮食不宜控制太严，以免影响营养及生长发育。

（2）局部治疗：患儿应该每天洗澡，保持皮肤清洁和湿润，但是水温不能过高，尽量少用化学洗浴用品。如果表面没有破溃，应该给患儿用一些不过敏的保湿霜，起到保湿作用。对于严重的湿疹，可以局部短期外用皮质类固醇霜剂涂抹，有明显的抗炎和止痒作用，注意避免长时间大剂量应用，以免产生副作用。如果局部破溃感染，则需要局部涂抹抗生素软膏消炎治疗。急性期可采用1％～4％硼酸溶液或与 0.1％呋喃西林混合溶液湿敷，外涂雷佛诺尔氧化锌软膏。如无明显感染，亦可外用40％氧化锌油或 15％氧化锌软膏。

（3）口服抗组胺类药物：可在医生指导下口服抗组织胺类药物如氯苯那敏、仙特明等。

（4）全身应用皮质类固醇激素：无论口服还是静脉注射皮质类固醇激素，都能很快控制症状，但停药后易复发，不能根治，且长期应用后有依赖性和各种不良反应，故应酌情慎用。泛发急性湿疹的其他疗法效果不佳者，可短期口服泼尼松，病情好转后逐渐减量。

（四）护理要点

（1）积极查找过敏的原因，及时排除。尽量将家里的旧报纸、杂志及其他容易积尘的物品移出室外。棉花、羽毛等填充玩具也应少接触。避免接触可疑的过敏原，对尘螨过敏的，避免使用地毯；对动物羽毛、皮毛过敏的，家里尽量不要养宠物。

（2）衣服宜用纯棉制品,保持皮肤干燥,禁用化纤和羊毛织物。

（3）饮食勿过量,禁吃海鲜,牛奶延长煮沸时间。

（4）湿疹部位涂抹药膏。湿疹严重的时候可用激素类药物,重要的是要掌握好用量和用药时间,一定要在医生的指导下使用。

（5）对湿疹严重的,暂缓预防接种。

十、尿布疹

尿布疹是指在小儿的肛门附近、臀部、会阴部等处皮肤发红,有散在斑丘疹或疱疹,多见于初生至 1 岁的婴儿,又称婴儿红臀。尿布疹根据症状的轻重可分为三度:Ⅰ度,只有臀部皮肤发红的症状;Ⅱ度,臀部发红并有皮疹;Ⅲ度,臀部出现溃疡、糜烂。

（一）病因

尿液或大便内的尿毒素,经过细菌消化产生腐蚀性物体,会使婴儿娇嫩的表皮损害,使皮表的肌肤容易被细菌所感染,形成尿布疹。婴儿尿布更换不勤或洗涤不干净,长时间接触、刺激婴儿皮肤;尿布质地较硬,发生局部摩擦,这些都可能引发尿布疹。继发细菌或念珠菌感染后加重。

（二）护理要点

（1）加强臀部护理:保持婴儿外阴和臀部皮肤干燥、清洁,大小便后及时换尿布,不要给大小便产生粪毒的时间。大小便后应用温开水将臀部洗净,用细软布吸干,尿布用吸水性强、质地细软的旧白被单改制,并勤洗勤换,除去污物和尿布上残留的肥皂和洗衣粉,尿布多晒阳光或烘干后再用。不用橡胶和塑料布垫在婴儿身下或包在尿布外面。

（2）注意观察臀红程度:臀部皮肤颜色、温度,有无溃烂或渗出物。

（3）根据臀红的严重情况,分别进行针对性护理:Ⅰ度,加强臀部皮肤护理。大小便后及时更换尿布,抹干净臀部和外阴。男婴应特别注意清洁阴囊下部,保持臀部皮肤清洁干燥,勤涂护臀粉。Ⅱ度,除加强臀部皮肤护理外,用护臀粉撒在臀部皮疹周围。同时将尿布松散,暴露臀部。2～3 天后观察表皮区红不红,皮疹是否消退。Ⅲ度,洗澡后用毛巾抹干净臀部,应用高流量氧 8～10L/min,直接对溃疡或糜烂面吹,每次 15～30 分钟,每天 2～3 次。湿化瓶不用装水,吹完氧后,形成一层保护膜以起收敛作用,促进损伤修复。再给予护臀粉及派瑞松交替涂皮损部位,臀部充分暴露,必要时使用一次性尿袋,3～4 天后溃疡面可结痂,臀红能基本愈合。护臀粉的配制方法是:取氧化锌与十六角蒙脱石粉,按 1:1 比例混合而成。若皮疹是由霉菌和细菌引起的,则需要医生给予合适的含有抗生素或抗癣的药膏。

【案例讨论】

1.梅宝宝发湿疹的原因如下:

（1）直接病因:过敏体质的家族史。

（2）诱发因素:许多物质又会诱发或加重湿疹症状,如食物中的蛋白质(鱼、虾、蛋类及牛乳);接触化学物品(护肤品、洗浴用品、清洁剂等);毛制品、化纤品、植物(花粉)、动物皮革及羽毛;发生感染(病毒感染、细菌感染等);日光照射、环境温度高或穿着太暖、寒冷等。

2.婴儿湿疹多数难以在短期内根治,要靠家庭护理来综合预防。对梅宝宝目前的治疗用了局部治疗和抗过敏药物,已经有了一些效果。还要在饮食管理、过敏原查找与避免接触方面更注意一些。应尽量避免较长时间或短期大剂量外用皮质激素类药物(药物依赖性皮炎和反跳性皮炎)。另外,应避免搔抓、摩擦、肥皂洗、热水烫、用药不当等刺激。

第五节　疫苗接种

儿童疫苗接种是根据危害儿童健康的一些传染病,利用安全有效的疫苗接种,按照规定的疫苗接种程序进行预防疫苗接种,提高儿童的免疫力,以达到预防相应传染病的目的。疫苗接种多数时候是一种可以激起小儿机体自然防御机制的医疗行为,以预防未来可能得的疾病,这种疫苗接种特称为预防接种(prophylactic immunization)。预防接种的原理就是,通过接种抗原刺激机体,儿童体内产生特异性抗体来对付细菌、病毒。

【案例五】

笑笑8个月了,社区卫生服务中心的工作人员通知让她去打预防针。笑笑的妈妈因为笑笑发热,有点担心,不知女儿能否按时接种。

讨论:

在哪些情况下应暂缓预防接种?

一、疫苗的分类

(1)计划内疫苗(一类疫苗):纳入国家免疫规划,属于免费疫苗,是从宝宝出生后必须进行接种的。计划免疫包括两个程序:一是全程足量的基础免疫,即在1周岁内完成的初次接种;二是以后的加强免疫,即根据疫苗的免疫持久性及人群的免疫水平和疾病流行情况适时地进行复种。

(2)计划外疫苗(二类疫苗):是自费疫苗,可以根据宝宝自身情况、各地区不同状况及家长经济状况而定。如果选择注射二类疫苗,应在不影响一类疫苗的情况下进行。接种过活疫苗(麻疹疫苗、乙脑疫苗、脊灰糖丸)要间隔4周才能接种死疫苗(百白破、乙肝、流脑及所有二类疫苗)。

二、接种程序

(一)计划内疫苗

0～6岁儿童计划内免疫接种程序如表8-3所示。

表8-3　0～6岁儿童计划内免疫接种程序

接种时间	接种疫苗	次数	可预防的传染病
出生	乙型肝炎疫苗	第一次	乙型病毒性肝炎
	卡介苗	第一次	结核病
1月龄	乙型肝炎疫苗	第二次	乙型病毒性肝炎
2月龄	脊髓灰质炎苗	第一次	脊髓灰质炎
3月龄	脊髓灰质炎疫苗	第二次	脊髓灰质炎
	百白破疫苗	第一次	百日咳、白喉、破伤风
4月龄	脊髓灰质炎疫苗	第三次	脊髓灰质炎
	百白破疫苗	第二次	百日咳、白喉、破伤风
5月龄	百白破疫苗	第三次	百日咳、白喉、破伤风
6月龄	乙型肝炎疫苗	第三次	乙型病毒性肝炎
	A群流脑疫苗	第一次	流行性脑脊髓膜炎
8月龄	麻腮风疫苗(麻疹疫苗)	第一次	麻疹、风疹
	乙脑减毒活疫苗	第一次	流行性乙型脑炎
	乙脑灭活疫苗	第一、二次	流行性乙型脑炎
9月龄	A群流脑疫苗	第二次	流行性脑脊髓膜炎
18～24月龄	百白破疫苗	第四次	百日咳、白喉、破伤风
	麻腮风疫苗(麻疹疫苗)	第二次	麻疹、腮腺炎、风疹
	乙脑减毒活疫苗	第二次	流行性乙型脑炎
	乙脑灭活疫苗	第三次	流行性乙型脑炎
36月龄	A群流脑疫苗(A+C流脑疫苗)	第三次(第一次)	流行性脑脊髓膜炎
48月龄	脊髓灰质炎疫苗	第四次	脊髓灰质炎
72月龄	乙脑减毒活疫苗	第三次	流行性乙型脑炎
	乙脑灭活疫苗	第四次	流行性乙型脑炎
	A群流脑疫苗(A+C流脑疫苗)	第四次(第二次)	流行性脑脊髓膜炎
	白破二联疫苗	第一次	白喉、破伤风
	麻腮风疫苗(麻疹疫苗)	第三次	麻疹、腮腺炎、风疹

(二)计划外疫苗

(1)甲肝减毒活疫苗或甲肝灭活疫苗:甲型肝炎又称急性传染性肝炎,肝炎病毒通过消化道传染。流行范围较广。凡1岁以上未患过甲型肝炎但与甲型肝炎病人有密切接触的人,以及其他易感人群都应该接种甲肝疫苗。甲肝减毒活疫苗的接种时间是2岁时注射1针,4年后加强1针;甲肝灭活疫苗的接种时间是1～16岁接种2针,间隔6个月,16岁以上接种1针。

(2)流感疫苗:对7个月以上,患有哮喘、先天性心脏病、慢性肾炎、糖尿病等抵抗疾病能力差的宝宝,一旦流感流行,容易患病并诱发旧病发作或加重,家长应考虑接种。

1～3岁每年注射2针,间隔1个月。3岁以上每年接种1次即可。

(3)肺炎疫苗:肺炎是由多种细菌、病毒等微生物引起,单靠某种疫苗预防,效果有限,一般健康的宝宝不主张选用,但体弱多病的宝宝应该考虑选用。

(4)B型流感嗜血杆菌混合疫苗(HIB疫苗):世界上已有20多个国家将HIB疫苗列入常规计划免疫。5岁以下宝宝容易感染B型流感嗜血杆菌。它不仅会引起小儿肺炎,还会引起小儿脑膜炎、败血症、脊髓炎、中耳炎、心包炎等严重疾病,是引起宝宝严重细菌感染的主要致病菌。2、4、6月龄各注射一次,12月龄以上接种一针即可。

(5)轮状病毒疫苗:轮状病毒是3个月～2岁婴幼儿病毒性腹泻最常见的原因。接种轮状病毒疫苗能避免宝宝严重腹泻。

(6)狂犬病疫苗:发病后的死亡率几乎100%,还未有一种有效的治疗狂犬病的方法,凡被病兽或带毒动物咬伤或抓伤后,应立即注射狂犬疫苗。若被严重咬伤,如伤口在头面部、全身多部位咬伤、深度咬伤等,应联合用抗狂犬病毒血清。

(7)水痘疫苗:宝宝抵抗力差时,应该选用;对于身体好的宝宝可不用,不用的理由是水痘是良性自限性"传染病",列入传染病管理范围。即使宝宝患了水痘,产生的并发症也很少。

三、疫苗接种的禁忌证和注意事项

(一)禁忌证

(1)卡介苗禁忌:早产的宝宝、低出生体重的宝宝(出生体重小于2.5kg)、难产的宝宝应该慎种。正在发热、腹泻、患严重皮肤病的宝宝应缓种。免疫功能不全,患结核病,急性传染病,心、肾疾病的宝宝禁种。

(2)脊髓灰质炎三价混合疫苗禁忌:服苗前一周有腹泻或一天腹泻超过4次、发热、患急性病的宝宝,应该暂缓接种。有免疫缺陷症,正在使用免疫抑制剂(如激素)的宝宝禁用。对牛奶过敏的宝宝可服液体疫苗。

(3)百白破疫苗禁忌:发热、患急性病或处于慢性病急性发作期的宝宝应缓种。患中枢神经系统疾病(如癫痫)、有惊厥史、严重过敏体质的宝宝禁用。

(4)麻疹疫苗禁忌:患过麻疹的宝宝不必接种。正在发热或有活动性结核,有过敏史(特别是对鸡蛋过敏)的宝宝禁用。注射丙种球蛋白的宝宝间隔一个月后才可接种。

(5)乙型脑炎疫苗禁忌:发热、患急性病或处于慢性病急性发作期的宝宝应缓种。有脑或神经系统疾患,过敏体质的宝宝禁种。

(6)流行性脑脊髓膜炎疫苗禁忌:患脑及神经系统疾病(癫痫、癔症、脑炎后遗症、抽搐等),严重心、肾疾病,活动性结核病,过敏体质的宝宝禁用。发热、患急性疾病的宝宝可缓种。

(7)乙肝疫苗禁忌:发热,患肝炎、急性感染病、慢性严重疾病,过敏体质的宝宝禁用。

(8)甲肝疫苗禁忌:发热、患急性病或处于慢性病发作期的宝宝应缓种。有免疫缺陷症,正在接受免疫抑制剂治疗,过敏体质的宝宝禁用。

(二)注意事项

(1)在注射疫苗时应注意:要在孩子身体状况好的时候进行。接种前要先测体温,若发烧,则要推迟接种,未完全恢复健康前暂缓注射,但应在病好后及时补接种。

（2）接种后当天不要洗澡，也不能让孩子太疲劳。

（3）属过敏体质者，应向医生反映，极个别孩子可能会高烧，可请医生看看，给予对症治疗。

【案例讨论】

（1）对处于传染病恢复期或有急性传染病接触史而又未过检疫期的小儿，不宜注射预防针，否则容易发生不良反应，或使原有病情加重。

（2）对于患感冒或因各种疾病引起发热的小儿，避免体温升高，诱发或加重疾病。

（3）有哮喘、湿疹、荨麻疹及过敏体质的小儿，注射预防针后易发生过敏反应，特别是打麻疹活疫苗或百白破混合制剂等致敏原较强的预防针，更易产生过敏反应；对有癫痫和惊厥史的患儿注射预防针，尤其是注射乙脑或百白破混合制剂的，易使小儿发生晕厥和休克等；有严重佝偻病的孩子不宜用小儿麻痹糖丸疫苗。

（4）患急慢性肾脏病、活动性肺结核、严重心脏病、化脓性皮肤病、化脓性中耳炎的小儿，避免出现各种不良反应，使原有的病情加重而影响病儿的康复。患有先天性心脏病的小儿，只要心脏功能好，还是可以接种疫苗的。

（5）预防接种期间，若小儿有呕吐、腹泻和咳嗽等症状，在征得医生的同意后可暂缓，待症状好转后再补种。

（6）近一个月内注射丙种球蛋白者也不宜接种。

（7）当发现自己的孩子有免疫缺陷时，不能进行任何预防接种。

四、接种疫苗后的正常反应与处理

（一）局部红、肿、热、痛

几乎每种经注射接种的疫苗都可能引起这种局部反应。其中比较明显的如破伤风疫苗，还可能同时伴有局部淋巴结肿大、注射部位有瘙痒感等反应。这些局部反应一般都比较轻微，大多在两三天后自行消退，属于接种疫苗的正常反应。

处理方法：用清洁毛巾热敷注射部位，可以减轻疼痛感和不适感。注意不要让宝宝抓挠注射部位，以免引起继发感染。如果接种疫苗部位的红、肿、热、痛持续性加剧，局部淋巴结明显肿大、疼痛，说明有可能出现继发性感染，要及时带宝宝到医院请医生处理。

（二）发热

发热一般在接种百白破、麻疹、流感、脑膜炎、甲肝等疫苗后的 24 小时内出现，发热的同时还常常伴有乏力、嗜睡、烦躁和周身不适等全身反应，少数宝宝还可能有恶心、呕吐、腹痛、腹泻等胃肠道症状。一般宝宝的体温都在 38.5℃ 以下，持续 1～2 天。

处理方法：如果发热在 38.5℃ 以下，宝宝没有其他明显不适，就不必进行特殊处理，让宝宝多喝水，多休息，一般 1～2 天内体温就能恢复正常。如果体温超过 38.5℃，同时还伴有较严重的烦躁、呕吐等症状，或体温 2 天后持续不退并有继续上升的趋势，要考虑是不是在此期间宝宝又受到了其他病菌的感染,一定要及时去医院就诊。

异常反应包括晕针、过敏性休克、皮疹、局部感染等。遇到晕针、过敏性休克时应立即让宝宝平卧、头部放低、口服温开水或糖水;与此同时立即请医生作紧急对症处理。若出现皮疹,可在医生的指导下给宝宝应用脱敏药。出现过敏性休克一般表现为接种后很短时间内宝宝面色发白、四肢发凉、出冷汗、呼吸困难,甚至神志不清、惊厥等。一般医生会立即给宝宝进行皮下注射肾上腺素,同时给激素和脱敏药观察治疗。

第六节　婴儿沐浴与抚触

一、婴儿沐浴

婴儿沐浴可使婴儿皮肤清洁,协助皮肤排泄和散热,预防皮肤感染,促进血液循环,活动婴儿肢体,使之感到舒适,并可观察全身皮肤情况。其主要方法有盆浴和淋浴。

(一)盆浴法

1. 准备

(1)物品准备:浴盆、水温计、婴儿沐浴露(婴儿皂)、冷水、热水、大毛巾、小面巾、浴巾、衣服、尿布、润肤露、爽身粉、润肤油、消毒棉签、70%乙醇、5%聚维酮碘、婴儿磅秤及皮肤护理用物等。

(2)环境准备:擦浴台铺套上布套的海绵垫(或用小棉被)。调节室温于26~28℃为宜,关闭门窗,采光要好,以便于观察婴儿。

(3)操作者准备:修剪指甲,去除手上戒指、手表、手镯、胸针等硬物,洗净双手及前臂。

(4)婴儿准备:了解婴儿的一般情况、体温、全身皮肤情况,评估常见的护理问题。应在喂奶前或喂奶后1小时进行,因为洗澡时的搬动会引起呕吐或溢奶,甚至导致窒息。婴儿体温未稳定时不可沐浴。

2. 方法

(1)浴盆内先倒些冷水,再徐徐加入热水,水深为10cm左右。水温38~40℃为宜,或用前臂内侧试水温,感觉较暖即可。

(2)抱起婴儿平放于擦浴台上,先脱去衣服,再取下尿布。脱衣服时要先托起婴儿的头、肩部,顺着婴儿的关节轻轻将衣服退至腰部;然后提起婴儿的双脚,轻拉衣服的下摆及两边的袖口,将衣服从臀下取出。脱衣服不能硬拉,以免关节损伤或皮质擦伤。观察全身、四肢活动情况及皮肤有无红肿、糜烂等感染灶。若有异常,应及时与社区医院取得联系,或前往医院就诊。有条件的家庭可以称下体重并做记录(视频8-4)。

学习心得：_____

_____

_____

_____

（3）用小面巾洗眼、耳郭、鼻（有分泌物可用清水棉捻清洗鼻孔），然后洗脸（额部—鼻翼—面部—下颏）。

（4）抱起婴儿，用左手掌托住婴儿的头颈部，左拇指与中指分别将双耳郭折向前方并轻轻按住，堵住外耳道口，左臂及腋下夹住婴儿的下肢；将头移近盆边，右手搓皂洗头、颈、耳后，用清水冲洗干净，并擦干头发（图 8-1）（视频 8-5）。

（5）用左手握住婴儿左肩及上臂腋窝处，使头颈部枕于操作者前臂，用右手握住婴儿脚踝处或左大腿，使其臀部位于操作者右手掌上。

（6）将婴儿放入盆中，松开右手，取小浴巾淋湿全身，擦沐浴露、洗净，依次前胸、腋下、腹、手、臂、后颈、背腰、腿、脚、会阴及臀部，然后抱起放于大毛巾中，迅速包裹并擦干水分（图 8-2）（视频 8-6）。

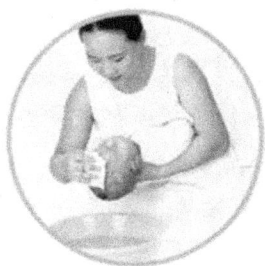
图 8-1　洗头

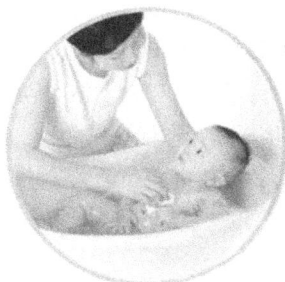
图 8-2　盆浴

学习心得：_____

_____

_____

_____

_____

学习心得：_____

_____

_____

_____

（7）每次沐浴后用 75％酒精消毒脐带残端及脐轮周围，脐部有分泌物，可用酒精消毒。也可用 5％的聚维酮碘，使脐带残端脱水容易干燥。

(8)兜好尿布,如用纸尿裤,应根据婴儿的体重来选择纸尿裤的大小。穿好衣服,穿衣服时要顺着婴儿肢体的活动,顺势而为;肩部、前胸不要暴露,以免受凉,并将后背的衣服整理平整。按气温高低添加外包被,抱回婴儿床,必要时更换床单、被套、枕套,清理用物。如需要修剪指甲,最好在婴儿睡着后进行(视频8-7)。

学习心得:_____

_____

_____

_____

视频8-7
兜尿布、穿衣服

(二)淋浴法

淋浴较盆浴安全、省力,方法基本上同盆浴,但新生儿哭闹比较明显。在医院淋浴用得较多,但近来医院也在逐步开展产妇床边新生儿盆浴。家庭较少用淋浴。

将新生儿脱去衣物后抱至沐浴床上,洗净面部、头部,冲洗时掩盖耳孔以防入水,并注意保护眼、鼻、口。按先上后下、先对侧后近侧的原则冲湿躯干、四肢,并用同样的方法涂肥皂及冲净肥皂沫。然后抱新生儿到大毛巾上,擦干。

【知识拓展】婴儿沐浴体位

有研究表明,婴儿以仰卧体位接受沐浴时多表现为哭闹甚至伴有拥抱反射,而当婴儿以俯卧体位接受沐浴时则大多数表现出安静舒适的表情。因为婴儿大脑皮质及纹状体发育尚不完善,神经髓鞘尚未形成,轻微刺激可产生全身应答反应,即"泛化反应"。俯卧沐浴法减少了对婴儿的刺激,并延续了胎儿在子宫中的蜷曲形态,婴儿更感安全舒适。

全程俯卧沐浴体位,即由操作者左手握住婴儿的右肩关节,让婴儿前胸卧在操作者的左手掌根部,右侧面部靠在操作者的左前臂上,接近俯卧位。操作者抬高左手掌根部清洗头面部及前胸部,洗头发时从婴儿后侧洗,洗面部、前胸时从婴儿前侧洗,然后放平手掌清洗背部、臀部。

先俯后仰体位,在洗脸、洗头时采用环抱式,即用左手抱住婴儿颈背部,臀部位于操作者腋下,右手给婴儿洗脸洗头。将婴儿以俯卧体位轻轻置于浴池海绵垫上,左手握住婴儿的右肩关节让其卧在操作者的左手掌根部和左前臂上,洗净颈背部、腰骶部及四肢后,操作者右手握住婴儿的右肩关节,翻转婴儿,右前臂托住婴儿的颈背部使其仰卧于浴垫上,洗净胸腹部、会阴部。

(三)婴儿沐浴的注意事项

(1)确定所有洗浴物品都已准备就绪。

(2)沐浴过程中要抓住婴儿,以免滑入水中或掉落受伤。

(3)避免婴儿眼、耳、鼻、口进水。

(4)沐浴全程时长不超过5分钟,动作要轻柔快捷,操作者不要离开婴儿。

(5)沐浴过程中要与婴儿语言交流,脸带微笑,减少婴儿的恐惧。

(6)未成熟儿,以及颅内出血、高热和皮肤严重感染的婴儿,暂不宜洗澡。

二、婴儿抚触

抚触是对婴儿肌肤接触的一项实用技术,通过对婴儿皮肤感官温和的刺激,有益于婴儿的发育。

(一)婴儿抚触的作用

1.促进母婴情感交流

母子间直接的身体接触和情感传递,增进了母子感情,培养母亲育儿的信心。

2.促进子宫收缩及乳汁分泌

在抚触过程中,婴儿的一些反应会刺激母亲脑垂体缩宫素和生乳素的分泌,刺激子宫收缩,也有利于乳汁的分泌,促进婴儿的健康成长。

3.促进婴儿生长发育

抚触可以增强迷走神经的张力,使促进食物吸收的激素分泌增加(如胰岛素、胃泌素),从而使进食和吸收增加,促进体重增长。国外的研究还发现抚触能增加机体体液和细胞免疫力,刺激消化功能,减少婴儿的焦虑;经常得到抚触的孩子长大后会更机灵,并对发展成为独立自信的性格有益处。增进婴儿听觉、嗅觉、平衡感的全方位发育。可以激发婴儿大脑皮层的发育,帮助婴儿适应外部环境。

4.有利于婴儿睡眠

通过抚触,促进婴儿肌肉的协调,婴儿易安静入睡;增加婴儿睡眠时间,并改善睡眠质量。

5.有助于情绪稳定

触摸按摩可以刺激婴儿神经末梢的感受器,引起神经冲动并传到脑部,产生松弛舒畅的感受,更能调节情绪反应达到平衡状态。

6.保护皮肤

通过对皮肤的抚触,改善了皮肤的功能,促进了血液循环,保持皮肤的清洁和弹性。

(二)婴儿抚触的方法

1.头面部(视频8-8)

(1)用两手拇指从婴儿的前额中央向两侧滑动。

(2)用两手拇指从婴儿的下颌中央向外、向上滑动,划出微笑状。

(3)两手掌面从婴儿的前额发际向上、后滑动,至后下发际,并停止于两耳后乳突处,轻轻按压。

学习心得:_____

_____

_____

_____

_____

视频8-8
抚触头面部

2.胸部(视频8-9)

两手分别从婴儿的胸部的外下侧向对侧的外上侧滑动,至乳头处分开手指,避免刺激乳头。

3.腹部(视频8-9)

(1)从婴儿腹部的右下侧经中上腹滑向左上腹。

(2)左手指腹自婴儿右上腹经左上腹滑向左下腹;右手指腹自婴儿右下腹经右上腹、左上腹滑向左下腹。或采用"I Love You"手势(图8-3)。腹部抚触的原则是按顺时针方向按摩腹部,避开脐部及膀胱区。

学习心得:_____

_____

_____

_____

视频8-9
抚触胸部、腹部

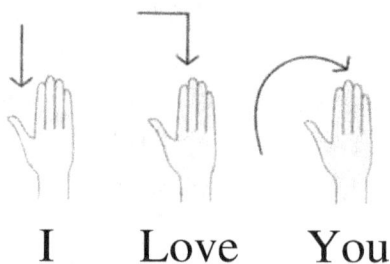

I　　Love　　You

图8-3　腹部抚触

4.四肢(视频8-10)

双手抓住婴儿上肢近端,边挤边滑向远端,并搓揉大肌肉群及关节;下肢与上肢相同。

5.手足(视频8-10)

两手拇指指腹从婴儿手掌面跟侧依次推向指侧,并提捏各手指关节;足与手相同。

学习心得:_____

_____

_____

_____

视频8-10
抚触四肢、手足

6.背部(视频8-11)

婴儿呈俯卧位,两手掌分别于婴儿脊柱两侧由中央向两侧滑动。

学习心得:_____

_____

_____

_____

视频8-11
抚触背部

(三)婴儿抚触的注意事项

(1)操作者的准备与婴儿沐浴相同。

(2)选择适当的时间进行按摩,当婴儿觉得疲劳、饥渴或烦躁时都不适宜按摩。最好在婴儿沐浴后或给他穿衣服时进行。

(3)选择安静、清洁的房间,室内温度以 25℃ 为宜。

(4)每次 15 分钟为宜。按摩前需温暖双手,适当涂点润肤油。

(5)确保按摩时不受打扰,可播放一些柔和的音乐帮助彼此放松。

(6)按摩时将润肤油倒在掌心,轻轻按摩,随后逐渐增加压力,以便婴儿慢慢适应。

【考考你】

1.小兰,30 岁,怀孕 5 个月,希望为宝宝进行适宜的胎教,请在胎教内容以及注意事项方面给予指导。

2.请为婴幼儿进行较全面的早期教育指导,具体可包括大动作、精细动作、语言、情商、感知觉以及社会行为发展的训练。

3.列出婴幼儿辅食添加的步骤与方法。

4.患儿,女,100 天。近日持续腹泻,每日 4~5 次。按社区卫生服务中心的通知,该患儿应接种脊髓灰质炎疫苗和百白破疫苗。请问该患儿能否按时接种? 如果患儿是健康的,能否同时接种这两种疫苗?

(刘　巍、张丽萍)

参考文献

[1] 周宪群,夏珊敏.以家庭为中心的产科护理研究进展[J].中国误诊学杂志,2010,10 (29):7077-7078.

[2] 文春姬,全贞姬.以家庭为中心的产科护理研究进展[J].现代医药卫生,2011,27(4): 557-558.

[3] 卢旭萍.以产妇-家庭为中心的护理理念在产科护理中的应用[J].中国现代医生, 2011,49(9):74-75.

[4] 梁培英.以家庭为中心的护理理念在分娩中的应用[J].中国实用神经疾病杂志, 2010,13(12):57-58.

[5] 张依妮,郭洪花.不同分娩体位在第二产程应用的研究进展[J].中华护理杂志,2013, 48(3):281-283.

[6] 何文芳,赖雪英,杨慧姬,等.极低出生体重儿产妇抑郁原因调查及护理干预的研究 [J].中国保健营养旬刊,2012(5):194.

[7] 郑修霞.妇产科护理学[M].5版。北京:人民卫生出版社,2012.

[8] 尹志勤.妇儿临床实践指导[M].杭州:浙江大学出版社,2012.

[9] 纪向虹.孕产妇保健全书[M].青岛:青岛出版社,2011.

[10] 胥京生.孕前准备与优生[M].北京:人民军医出版社,2011.

[11] 简雅娟.母婴护理[M].北京:高等教育出版社,2009.

[12] 张宏玉.助产学[M].北京:中国医药科技出版社,2011.

[13] 刘泽伦,蒋兴丽.孕程40周胎教促进法[M].北京:中国轻工业出版社,2007.

[14] 崔焱.儿科护理学[M].5版.北京:人民卫生出版社,2012.

[15] 丁海红.完美胎教早教大百科[M].石家庄:河北科学技术出版社,2010.

[16] 伍小飞,敖以玲.临床护理技能实践手册(双语)[M].成都:四川大学出版社,2013.

[17] 史晓燕,贾会云.漂亮妈妈有氧运动[M].北京:中国纺织出版社,2013.

[18] 于康.孕产妇营养[M].北京:科学出版社,2010.

[19] 布琳.孕妇保健操[M].成都:成都时代出版社,2010.

[20] 岳然.怀孕分娩育儿百科全书[M].上海:上海科学普及出版社,2013.

[21] 王席伟.助产学[M].北京:人民卫生出版社,2014.

[22] 陈宝英孕产育儿研究中心.妊娠·分娩·育儿:专家精华版[M].武汉:武汉大学出 版社,2012.

[23] 荫士安.中国孕期、哺乳期妇女和0～6岁儿童膳食指南[M].北京:人民卫生出版

社,2010.

[24] KIRKHAM M. The midwife-mother relationship[M]. 2nd ed. Hampshire: Palgrave macmillan, 2010.

[25] FRASER D M, COOPER M A. Myles survival guide to midwifery[M]. 2nd ed. Edinburgh: Churchill Livingstone, 2008.

[26] DONNA S. Optimal birth: What, why & how—A reflective, narrative approach based on research evidence[M]. 3rd ed. Chester: Fresh & Heart Publishing, 2010.

[27] American College of Nurse-Midwives. Writing a birth plan[J]. Journal of Midwifery & Women's Health, 2014, 59(2): 227-228.

[28] DAVIS E. Illustrations by Linda Harrison. Heart and hands: A midwife's guide to pregnancy and birth[M]. 5th ed. Berkeley: Ten Speed Press, 2012.

附　录

女职工劳动保护特别规定

中华人民共和国国务院令第 619 号

《女职工劳动保护特别规定》已经 2012 年 4 月 18 日国务院第 200 次常务会议通过，现予公布，自公布之日起施行。

总　理　温家宝

二〇一二年四月二十八日

女职工劳动保护特别规定

第一条　为了减少和解决女职工在劳动中因生理特点造成的特殊困难，保护女职工健康，制定本规定。

第二条　中华人民共和国境内的国家机关、企业、事业单位、社会团体、个体经济组织以及其他社会组织等用人单位及其女职工，适用本规定。

第三条　用人单位应当加强女职工劳动保护，采取措施改善女职工劳动安全卫生条件，对女职工进行劳动安全卫生知识培训。

第四条　用人单位应当遵守女职工禁忌从事的劳动范围的规定。用人单位应当将本单位属于女职工禁忌从事的劳动范围的岗位书面告知女职工。

女职工禁忌从事的劳动范围由本规定附录列示。国务院安全生产监督管理部门会同国务院人力资源社会保障行政部门、国务院卫生行政部门根据经济社会发展情况，对女职工禁忌从事的劳动范围进行调整。

第五条　用人单位不得因女职工怀孕、生育、哺乳降低其工资、予以辞退、与其解除劳动或者聘用合同。

第六条　女职工在孕期不能适应原劳动的，用人单位应当根据医疗机构的证明，予以减轻劳动量或者安排其他能够适应的劳动。

对怀孕 7 个月以上的女职工，用人单位不得延长劳动时间或者安排夜班劳动，并应当在劳动时间内安排一定的休息时间。

怀孕女职工在劳动时间内进行产前检查，所需时间计入劳动时间。

第七条　女职工生育享受 98 天产假,其中产前可以休假 15 天;难产的,增加产假 15 天;生育多胞胎的,每多生育 1 个婴儿,增加产假 15 天。

女职工怀孕未满 4 个月流产的,享受 15 天产假;怀孕满 4 个月流产的,享受 42 天产假。

第八条　女职工产假期间的生育津贴,对已经参加生育保险的,按照用人单位上年度职工月平均工资的标准由生育保险基金支付;对未参加生育保险的,按照女职工产假前工资的标准由用人单位支付。

女职工生育或者流产的医疗费用,按照生育保险规定的项目和标准,对已经参加生育保险的,由生育保险基金支付;对未参加生育保险的,由用人单位支付。

第九条　对哺乳未满 1 周岁婴儿的女职工,用人单位不得延长劳动时间或者安排夜班劳动。

用人单位应当在每天的劳动时间内为哺乳期女职工安排 1 小时哺乳时间;女职工生育多胞胎的,每多哺乳 1 个婴儿每天增加 1 小时哺乳时间。

第十条　女职工比较多的用人单位应当根据女职工的需要,建立女职工卫生室、孕妇休息室、哺乳室等设施,妥善解决女职工在生理卫生、哺乳方面的困难。

第十一条　在劳动场所,用人单位应当预防和制止对女职工的性骚扰。

第十二条　县级以上人民政府人力资源社会保障行政部门、安全生产监督管理部门按照各自职责负责对用人单位遵守本规定的情况进行监督检查。

工会、妇女组织依法对用人单位遵守本规定的情况进行监督。

第十三条　用人单位违反本规定第六条第二款、第七条、第九条第一款规定的,由县级以上人民政府人力资源社会保障行政部门责令限期改正,按照受侵害女职工每人 1000 元以上 5000 元以下的标准计算,处以罚款。

用人单位违反本规定附录第一条、第二条规定的,由县级以上人民政府安全生产监督管理部门责令限期改正,按照受侵害女职工每人 1000 元以上 5000 元以下的标准计算,处以罚款。用人单位违反本规定附录第三条、第四条规定的,由县级以上人民政府安全生产监督管理部门责令限期治理,处 5 万元以上 30 万元以下的罚款;情节严重的,责令停止有关作业,或者提请有关人民政府按照国务院规定的权限责令关闭。

第十四条　用人单位违反本规定,侵害女职工合法权益的,女职工可以依法投诉、举报、申诉,依法向劳动人事争议调解仲裁机构申请调解仲裁,对仲裁裁决不服的,依法向人民法院提起诉讼。

第十五条　用人单位违反本规定,侵害女职工合法权益,造成女职工损害的,依法给予赔偿;用人单位及其直接负责的主管人员和其他直接责任人员构成犯罪的,依法追究刑事责任。

第十六条　本规定自公布之日起施行。1988 年 7 月 21 日国务院发布的《女职工劳动保护规定》同时废止。

附录：

女职工禁忌从事的劳动范围

一、女职工禁忌从事的劳动范围：

（一）矿山井下作业；

（二）体力劳动强度分级标准中规定的第四级体力劳动强度的作业；

（三）每小时负重 6 次以上、每次负重超过 20 公斤的作业，或者间断负重、每次负重超过 25 公斤的作业。

二、女职工在经期禁忌从事的劳动范围：

（一）冷水作业分级标准中规定的第二级、第三级、第四级冷水作业；

（二）低温作业分级标准中规定的第二级、第三级、第四级低温作业；

（三）体力劳动强度分级标准中规定的第三级、第四级体力劳动强度的作业；

（四）高处作业分级标准中规定的第三级、第四级高处作业。

三、女职工在孕期禁忌从事的劳动范围：

（一）作业场所空气中铅及其化合物、汞及其化合物、苯、镉、铍、砷、氰化物、氮氧化物、一氧化碳、二硫化碳、氯、己内酰胺、氯丁二烯、氯乙烯、环氧乙烷、苯胺、甲醛等有毒物质浓度超过国家职业卫生标准的作业；

（二）从事抗癌药物、己烯雌酚生产，接触麻醉剂气体等的作业；

（三）非密封源放射性物质的操作，核事故与放射事故的应急处置；

（四）高处作业分级标准中规定的高处作业；

（五）冷水作业分级标准中规定的冷水作业；

（六）低温作业分级标准中规定的低温作业；

（七）高温作业分级标准中规定的第三级、第四级的作业；

（八）噪声作业分级标准中规定的第三级、第四级的作业；

（九）体力劳动强度分级标准中规定的第三级、第四级体力劳动强度的作业；

（十）在密闭空间、高压室作业或者潜水作业，伴有强烈振动的作业，或者需要频繁弯腰、攀高、下蹲的作业。

四、女职工在哺乳期禁忌从事的劳动范围：

（一）孕期禁忌从事的劳动范围的第一项、第三项、第九项；

（二）作业场所空气中锰、氟、溴、甲醇、有机磷化合物、有机氯化合物等有毒物质浓度超过国家职业卫生标准的作业。

中华人民共和国母婴保健法

(1994 年 10 月 27 日第八届全国人民代表大会常务委员会第十次会议通过
1994 年 10 月 27 日中华人民共和国国家主席令第三十三号公布
自 1995 年 6 月 1 日起施行)

第一章 总则

第一条 为了保障母亲和婴儿健康,提高出生人口素质,根据宪法,制定本法。

第二条 国家发展母婴保健事业,提供必要条件和物质帮助,使母亲和婴儿获得医疗保健服务。

国家对边远贫困地区的母婴保健事业给予扶持。

第三条 各级人民政府领导母婴保健工作。

母婴保健事业应当纳入国民经济和社会发展计划。

第四条 国务院卫生行政部门主管全国母婴保健工作,根据不同地区情况提出分级分类指导原则,并对全国母婴保健工作实施监督管理。

国务院其他有关部门在各自职责范围内,配合卫生行政部门做好母婴保健工作。

第五条 国家鼓励、支持母婴保健领域的教育和科学研究,推广先进、实用的母婴保健技术,普及母婴保健科学知识。

第六条 对在母婴保健工作中作出显著成绩和在母婴保健科学研究中取得显著成果的组织和个人,应当给予奖励。

第二章 婚前保健

第七条 医疗保健机构应当为公民提供婚前保健服务。

婚前保健服务包括下列内容:

(一)婚前卫生指导:关于性卫生知识、生育知识和遗传病知识的教育;

(二)婚前卫生咨询:对有关婚配、生育保健等问题提供医学意见;

(三)婚前医学检查:对准备结婚的男女双方可能患影响结婚和生育的疾病进行医学检查。

第八条 婚前医学检查包括对下列疾病的检查:

(一)严重遗传性疾病;

(二)指定传染病;

(三)有关精神病。

经婚前医学检查,医疗保健机构应当出具婚前医学检查证明。

第九条 经婚前医学检查,对患指定传染病在传染期内或者有关精神病在发病期内的,医师应当提出医学意见;准备结婚的男女双方应当暂缓结婚。

第十条 经婚前医学检查,对诊断患医学上认为不宜生育的严重遗传性疾病的,医师应当向男女双方说明情况,提出医学意见;经男女双方同意,采取长效避孕措施或者施行结扎手术后不生育的,可以结婚。但《中华人民共和国婚姻法》规定禁止结婚的除外。

第十一条 接受婚前医学检查的人员对检查结果持有异议的,可以申请医学技术鉴定,取得医学鉴定证明。

第十二条 男女双方在结婚登记时,应当持有婚前医学检查证明或者医学鉴定证明。

第十三条 省、自治区、直辖市人民政府根据本地区的实际情况,制定婚前医学检查制度实施办法。

省、自治区、直辖市人民政府对婚前医学检查应当规定合理的收费标准,对边远贫困地区或者交费确有困难的人员应当给予减免。

第三章 孕产期保健

第十四条 医疗保健机构应当为育龄妇女和孕产妇提供孕产期保健服务。

孕产期保健服务包括下列内容:

(一)母婴保健指导:对孕育健康后代以及严重遗传性疾病和碘缺乏病等地方病的发病原因、治疗和预防方法提供医学意见;

(二)孕妇、产妇保健:为孕妇、产妇提供卫生、营养、心理等方面的咨询和指导以及产前定期检查等医疗保健服务;

(三)胎儿保健:为胎儿生长发育进行监护,提供咨询和医学指导;

(四)新生儿保健:为新生儿生长发育、哺乳和护理提供医疗保健服务。

第十五条 对患严重疾病或者接触致畸物质,妊娠可能危及孕妇生命安全或者可能严重影响孕妇健康和胎儿正常发育的,医疗保健机构应当予以医学指导。

第十六条 医师发现或者怀疑患严重遗传性疾病的育龄夫妻,应当提出医学意见。育龄夫妻应当根据医师的医学意见采取相应的措施。

第十七条 经产前检查,医师发现或者怀疑胎儿异常的,应当对孕妇进行产前诊断。

第十八条 经产前诊断,有下列情形之一的,医师应当向夫妻双方说明情况,并提出终止妊娠的医学意见:

(一)胎儿患严重遗传性疾病的;

(二)胎儿有严重缺陷的;

(三)因患严重疾病,继续妊娠可能危及孕妇生命安全或者严重危害孕妇健康的。

第十九条 依照本法规定施行终止妊娠或者结扎手术,应当经本人同意,并签署意见。本人无行为能力的,应当经其监护人同意,并签署意见。

依照本法规定施行终止妊娠或者结扎手术的,接受免费服务。

第二十条　生育过严重缺陷患儿的妇女再次妊娠前,夫妻双方应当到县级以上医疗保健机构接受医学检查。

第二十一条　医师和助产人员应当严格遵守有关操作规程,提高助产技术和服务质量,预防和减少产伤。

第二十二条　不能住院分娩的孕妇应当由经过培训合格的接生人员实行消毒接生。

第二十三条　医疗保健机构和从事家庭接生的人员按照国务院卫生行政部门的规定,出具统一制发的新生儿出生医学证明;有产妇和婴儿死亡以及新生儿出生缺陷情况的,应当向卫生行政部门报告。

第二十四条　医疗保健机构为产妇提供科学育儿、合理营养和母乳喂养的指导。

医疗保健机构对婴儿进行体格检查和预防接种,逐步开展新生儿疾病筛查、婴儿多发病和常见病防治等医疗保健服务。

第四章　技术鉴定

第二十五条　县级以上地方人民政府可以设立医学技术鉴定组织,负责对婚前医学检查、遗传病诊断和产前诊断结果有异议的进行医学技术鉴定。

第二十六条　从事医学技术鉴定的人员,必须具有临床经验和医学遗传学知识,并具有主治医师以上的专业技术职务。

医学技术鉴定组织的组成人员,由卫生行政部门提名,同级人民政府聘任。

第二十七条　医学技术鉴定实行回避制度。凡与当事人有利害关系,可能影响公正鉴定的人员,应当回避。

第五章　行政管理

第二十八条　各级人民政府应当采取措施,加强母婴保健工作,提高医疗保健服务水平,积极防治由环境因素所致严重危害母亲和婴儿健康的地方性高发性疾病,促进母婴保健事业的发展。

第二十九条　县级以上地方人民政府卫生行政部门管理本行政区域内的母婴保健工作。

第三十条　省、自治区、直辖市人民政府卫生行政部门指定的医疗保健机构负责本行政区域内的母婴保健监测和技术指导。

第三十一条　医疗保健机构按照国务院卫生行政部门的规定,负责其职责范围内的母婴保健工作,建立医疗保健工作规范,提高医学技术水平,采取各种措施方便人民群众,做好母婴保健服务工作。

第三十二条　医疗保健机构依照本法规定开展婚前医学检查、遗传病诊断、产前诊断以及施行结扎手术和终止妊娠手术的,必须符合国务院卫生行政部门规定的条件和技术标准,并经县级以上地方人民政府卫生行政部门许可。

严禁采用技术手段对胎儿进行性别鉴定,但医学上确有需要的除外。

第三十三条 从事本法规定的遗传病诊断、产前诊断的人员,必须经过省、自治区、直辖市人民政府卫生行政部门的考核,并取得相应的合格证书。

从事本法规定的婚前医学检查、施行结扎手术和终止妊娠手术的人员以及从事家庭接生的人员,必须经过县级以上地方人民政府卫生行政部门的考核,并取得相应的合格证书。

第三十四条 从事母婴保健工作的人员应当严格遵守职业道德,为当事人保守秘密。

第六章 法律责任

第三十五条 未取得国家颁发的有关合格证书的,有下列行为之一,县级以上地方人民政府卫生行政部门应当予以制止,并可以根据情节给予警告或者处以罚款:

(一)从事婚前医学检查、遗传病诊断、产前诊断或者医学技术鉴定的;

(二)施行终止妊娠手术的;

(三)出具本法规定的有关医学证明的。

上款第(三)项出具的有关医学证明无效。

第三十六条 未取得国家颁发的有关合格证书,施行终止妊娠手术或者采取其他方法终止妊娠,致人死亡、残疾、丧失或者基本丧失劳动能力的,依照刑法第一百三十四条、第一百三十五条的规定追究刑事责任。

第三十七条 从事母婴保健工作的人员违反本法规定,出具有关虚假医学证明或者进行胎儿性别鉴定的,由医疗保健机构或者卫生行政部门根据情节给予行政处分;情节严重的,依法取消执业资格。

第七章 附则

第三十八条 本法下列用语的含义:

指定传染病,是指《中华人民共和国传染病防治法》中规定的艾滋病、淋病、梅毒、麻风病以及医学上认为影响结婚和生育的其他传染病。

严重遗传性疾病,是指由于遗传因素先天形成,患者全部或者部分丧失自主生活能力,后代再现风险高,医学上认为不宜生育的遗传性疾病。

有关精神病,是指精神分裂症、躁狂抑郁型精神病以及其他重型精神病。

产前诊断,是指对胎儿进行先天性缺陷和遗传性疾病的诊断。

第三十九条 本法自 1995 年 6 月 1 日起施行。

中华人民共和国人口与计划生育法

(2001 年 12 月 29 日第九届全国人民代表大会常务委员会第二十五次会议通过
根据 2015 年 12 月 27 日第十二届全国人民代表大会常务委员会第十八次会议
《关于修改〈中华人民共和国人口与计划生育法〉的决定》修正)

第一章　总则

第一条　为了实现人口与经济、社会、资源、环境的协调发展,推行计划生育,维护公民的合法权益,促进家庭幸福、民族繁荣与社会进步,根据宪法,制定本法。

第二条　我国是人口众多的国家,实行计划生育是国家的基本国策。

国家采取综合措施,控制人口数量,提高人口素质。

国家依靠宣传教育、科学技术进步、综合服务、建立健全奖励和社会保障制度,开展人口与计划生育工作。

第三条　开展人口与计划生育工作,应当与增加妇女受教育和就业机会、增进妇女健康、提高妇女地位相结合。

第四条　各级人民政府及其工作人员在推行计划生育工作中应当严格依法行政,文明执法,不得侵犯公民的合法权益。

计划生育行政部门及其工作人员依法执行公务受法律保护。

第五条　国务院领导全国的人口与计划生育工作。

地方各级人民政府领导本行政区域内的人口与计划生育工作。

第六条　国务院计划生育行政部门负责全国计划生育工作和与计划生育有关的人口工作。

县级以上地方各级人民政府计划生育行政部门负责本行政区域内的计划生育工作和与计划生育有关的人口工作。

县级以上各级人民政府其他有关部门在各自的职责范围内,负责有关的人口与计划生育工作。

第七条　工会、共产主义青年团、妇女联合会及计划生育协会等社会团体、企业事业组织和公民应当协助人民政府开展人口与计划生育工作。

第八条　国家对在人口与计划生育工作中作出显著成绩的组织和个人,给予奖励。

第二章　人口发展规划的制定与实施

第九条　国务院编制人口发展规划,并将其纳入国民经济和社会发展计划。

县级以上地方各级人民政府根据全国人口发展规划以及上一级人民政府人口发展

规划,结合当地实际情况编制本行政区域的人口发展规划,并将其纳入国民经济和社会发展计划。

第十条　县级以上各级人民政府根据人口发展规划,制定人口与计划生育实施方案并组织实施。

县级以上各级人民政府计划生育行政部门负责实施人口与计划生育实施方案的日常工作。

乡、民族乡、镇的人民政府和城市街道办事处负责本管辖区域内的人口与计划生育工作,贯彻落实人口与计划生育实施方案。

第十一条　人口与计划生育实施方案应当规定控制人口数量,加强母婴保健,提高人口素质的措施。

第十二条　村民委员会、居民委员会应当依法做好计划生育工作。

机关、部队、社会团体、企业事业组织应当做好本单位的计划生育工作。

第十三条　计划生育、教育、科技、文化、卫生、民政、新闻出版、广播电视等部门应当组织开展人口与计划生育宣传教育。

大众传媒负有开展人口与计划生育的社会公益性宣传的义务。

学校应当在学生中,以符合受教育者特征的适当方式,有计划地开展生理卫生教育、青春期教育或者性健康教育。

第十四条　流动人口的计划生育工作由其户籍所在地和现居住地的人民政府共同负责管理,以现居住地为主。

第十五条　国家根据国民经济和社会发展状况逐步提高人口与计划生育经费投入的总体水平。各级人民政府应当保障人口与计划生育工作必要的经费。

各级人民政府应当对贫困地区、少数民族地区开展人口与计划生育工作给予重点扶持。

国家鼓励社会团体、企业事业组织和个人为人口与计划生育工作提供捐助。

任何单位和个人不得截留、克扣、挪用人口与计划生育工作费用。

第十六条　国家鼓励开展人口与计划生育领域的科学研究和对外交流与合作。

第三章　生育调节

第十七条　公民有生育的权利,也有依法实行计划生育的义务,夫妻双方在实行计划生育中负有共同的责任。

第十八条　国家提倡一对夫妻生育两个子女。

符合法律、法规规定条件的,可以要求安排再生育子女。具体办法由省、自治区、直辖市人民代表大会或者其常务委员会规定。

少数民族也要实行计划生育,具体办法由省、自治区、直辖市人民代表大会或者其常务委员会规定。

夫妻双方户籍所在地的省、自治区、直辖市之间关于再生育子女的规定不一致的,按照有利于当事人的原则适用。

第十九条　实行计划生育,以避孕为主。

国家创造条件,保障公民知情选择安全、有效、适宜的避孕节育措施。实施避孕节育手术,应当保证受术者的安全。

第二十条　育龄夫妻自主选择计划生育避孕节育措施,预防和减少非意愿妊娠。

第二十一条　实行计划生育的育龄夫妻免费享受国家规定的基本项目的计划生育技术服务。

前款规定所需经费,按照国家有关规定列入财政预算或者由社会保险予以保障。

第二十二条　禁止歧视、虐待生育女婴的妇女和不育的妇女。

禁止歧视、虐待、遗弃女婴。

第四章　奖励与社会保障

第二十三条　国家对实行计划生育的夫妻,按照规定给予奖励。

第二十四条　国家建立、健全基本养老保险、基本医疗保险、生育保险和社会福利等社会保障制度,促进计划生育。

国家鼓励保险公司举办有利于计划生育的保险项目。

有条件的地方可以根据政府引导、农民自愿的原则,在农村实行多种形式的养老保障办法。

第二十五条　符合法律、法规规定生育子女的夫妻,可以获得延长生育假的奖励或者其他福利待遇。

第二十六条　妇女怀孕、生育和哺乳期间,按照国家有关规定享受特殊劳动保护并可以获得帮助和补偿。

公民实行计划生育手术,享受国家规定的休假;地方人民政府可以给予奖励。

第二十七条　在国家提倡一对夫妻生育一个子女期间,自愿终身只生育一个子女的夫妻,国家发给《独生子女父母光荣证》。

获得《独生子女父母光荣证》的夫妻,按照国家和省、自治区、直辖市有关规定享受独生子女父母奖励。

法律、法规或者规章规定给予获得《独生子女父母光荣证》的夫妻奖励的措施中由其所在单位落实的,有关单位应当执行。

获得《独生子女父母光荣证》的夫妻,独生子女发生意外伤残、死亡的,按照规定获得扶助。

在国家提倡一对夫妻生育一个子女期间,按照规定应当享受计划生育家庭老年人奖励扶助的,继续享受相关奖励扶助。

第二十八条　地方各级人民政府对农村实行计划生育的家庭发展经济,给予资金、技术、培训等方面的支持、优惠;对实行计划生育的贫困家庭,在扶贫贷款、以工代赈、扶贫项目和社会救济等方面给予优先照顾。

第二十九条　本章规定的奖励措施,省、自治区、直辖市和较大的市的人民代表大会及其常务委员会或者人民政府可以依据本法和有关法律、行政法规的规定,结合当地实际情况,制定具体实施办法。

第五章　计划生育技术服务

第三十条　国家建立婚前保健、孕产期保健制度,防止或者减少出生缺陷,提高出生婴儿健康水平。

第三十一条　各级人民政府应当采取措施,保障公民享有计划生育技术服务,提高公民的生殖健康水平。

第三十二条　地方各级人民政府应当合理配置、综合利用卫生资源,建立、健全由计划生育技术服务机构和从事计划生育技术服务的医疗、保健机构组成的计划生育技术服务网络,改善技术服务设施和条件,提高技术服务水平。

第三十三条　计划生育技术服务机构和从事计划生育技术服务的医疗、保健机构应当在各自的职责范围内,针对育龄人群开展人口与计划生育基础知识宣传教育,对已婚育龄妇女开展孕情检查、随访服务工作,承担计划生育、生殖保健的咨询、指导和技术服务。

第三十四条　计划生育技术服务人员应当指导实行计划生育的公民选择安全、有效、适宜的避孕措施。

对已生育子女的夫妻,提倡选择长效避孕措施。

国家鼓励计划生育新技术、新药具的研究、应用和推广。

第三十五条　严禁利用超声技术和其他技术手段进行非医学需要的胎儿性别鉴定;严禁非医学需要的选择性别的人工终止妊娠。

第六章　法律责任

第三十六条　违反本法规定,有下列行为之一的,由计划生育行政部门或者卫生行政部门依据职权责令改正,给予警告,没收违法所得;违法所得一万元以上的,处违法所得二倍以上六倍以下的罚款;没有违法所得或者违法所得不足一万元的,处一万元以上三万元以下的罚款;情节严重的,由原发证机关吊销执业证书;构成犯罪的,依法追究刑事责任:

(一)非法为他人施行计划生育手术的;

(二)利用超声技术和其他技术手段为他人进行非医学需要的胎儿性别鉴定或者选择性别的人工终止妊娠的;

(三)进行假医学鉴定、出具假计划生育证明的。

第三十七条　伪造、变造、买卖计划生育证明,由计划生育行政部门没收违法所得,违法所得五千元以上的,处违法所得二倍以上十倍以下的罚款;没有违法所得或者违法所得不足五千元的,处五千元以上二万元以下的罚款;构成犯罪的,依法追究刑事责任。

以不正当手段取得计划生育证明的,由计划生育行政部门取消其计划生育证明;出具证明的单位有过错的,对直接负责的主管人员和其他直接责任人员依法给予行政处分。

第三十八条　计划生育技术服务人员违章操作或者延误抢救、诊治,造成严重后果的,依照有关法律、行政法规的规定承担相应的法律责任。

第三十九条　国家机关工作人员在计划生育工作中,有下列行为之一,构成犯罪的,依法追究刑事责任;尚不构成犯罪的,依法给予行政处分;有违法所得的,没收违法所得:

(一)侵犯公民人身权、财产权和其他合法权益的;

(二)滥用职权、玩忽职守、徇私舞弊的;

(三)索取、收受贿赂的;

(四)截留、克扣、挪用、贪污计划生育经费或者社会抚养费的;

(五)虚报、瞒报、伪造、篡改或者拒报人口与计划生育统计数据的。

第四十条　违反本法规定,不履行协助计划生育管理义务的,由有关地方人民政府责令改正,并给予通报批评;对直接负责的主管人员和其他直接责任人员依法给予行政处分。

第四十一条　不符合本法第十八条规定生育子女的公民,应当依法缴纳社会抚养费。

未在规定的期限内足额缴纳应当缴纳的社会抚养费的,自欠缴之日起,按照国家有关规定加收滞纳金;仍不缴纳的,由作出征收决定的计划生育行政部门依法向人民法院申请强制执行。

第四十二条　按照本法第四十一条规定缴纳社会抚养费的人员,是国家工作人员的,还应当依法给予行政处分;其他人员还应当由其所在单位或者组织给予纪律处分。

第四十三条　拒绝、阻碍计划生育行政部门及其工作人员依法执行公务的,由计划生育行政部门给予批评教育并予以制止;构成违反治安管理行为的,依法给予治安管理处罚;构成犯罪的,依法追究刑事责任。

第四十四条　公民、法人或者其他组织认为行政机关在实施计划生育管理过程中侵犯其合法权益,可以依法申请行政复议或者提起行政诉讼。

第七章　附则

第四十五条　流动人口计划生育工作的具体管理办法、计划生育技术服务的具体管理办法和社会抚养费的征收管理办法,由国务院制定。

第四十六条　中国人民解放军执行本法的具体办法,由中央军事委员会依据本法制定。

第四十七条　本法自 2002 年 9 月 1 日起施行。

浙江省人口与计划生育条例

(2002年9月3日浙江省第九届人民代表大会常务委员会第三十六次会议通过 根据2007年9月28日浙江省第十届人民代表大会常务委员会第三十四次会议《关于修改〈浙江省人口与计划生育条例〉的决定》第一次修正 根据2014年1月13日浙江省第十二届人民代表大会常务委员会第八次会议《关于修改〈浙江省人口与计划生育条例〉第十九条的决定》第二次修正 根据2016年1月14日浙江省第十二届人民代表大会常务委员会第二十六次会议《关于修改〈浙江省人口与计划生育条例〉的决定》第三次修正)

第一章 总则

第一条 根据《中华人民共和国人口与计划生育法》和其他有关法律、法规,结合本省实际,制定本条例。

第二条 本条例适用于具有本省户籍或者在本省行政区域内居住的公民。

第三条 实行计划生育是基本国策。

各级人民政府应当采取宣传教育、技术服务、建立健全奖励和社会保障制度等综合措施,控制人口数量,提高人口素质,实现人口与经济、社会、资源、环境的协调发展。

第四条 各级人民政府领导本行政区域内的人口与计划生育工作。

县级以上人民政府卫生和计划生育部门负责本行政区域内的计划生育工作和与计划生育有关的人口工作。

发展和改革、财政、民政、公安、工商行政管理、人力资源和社会保障、教育、食品药品监督管理、统计等部门在各自的职责范围内,做好人口与计划生育有关工作。

第五条 各级卫生和计划生育、教育、科技、文化、民政、新闻出版广电等部门应当组织开展人口与计划生育宣传教育,引导公民树立科学、文明的生育观念,自觉实行计划生育。

第六条 一切机关、团体、企业、事业单位和其他组织都应当执行本条例,并实行计划生育工作法定代表人或者主要负责人负责制。

第二章 综合管理

第七条 县级以上人民政府应当根据上一级人民政府制定的人口发展规划,结合当地人口发展状况,制定本行政区域的人口发展规划,并将其纳入国民经济和社会发展计划。

第八条 各级人民政府应当采取切实措施,落实人口与计划生育工作目标管理责任制,逐级签订目标管理责任书,定期进行考核,并将结果作为考核政府主要负责人政绩的重要依据。

各级人民政府应当协调有关部门共同做好人口与计划生育工作,建立部门工作责任制,并进行考核奖惩。

第九条　各级人民政府应当保障人口与计划生育工作必要的经费。

各级财政应当安排必要经费对贫困地区、海岛、少数民族地区开展人口与计划生育工作给予重点扶持。

第十条　流动人口的计划生育工作由其户籍所在地和现居住地的人民政府共同负责管理,以现居住地为主,纳入现居住地的日常管理。

公安、工商行政管理、人力资源和社会保障、卫生和计划生育、住房和城乡建设、交通运输等部门应当在各自的职责范围内,做好流动人口计划生育管理和服务工作。

流动人口计划生育工作的具体管理,按照国家和省的有关规定执行。

第十一条　乡(镇)人民政府和街道办事处应当设立人口与计划生育管理机构,配备专职工作人员,具体负责本管辖区域内的人口与计划生育工作。

机关、团体、企业、事业单位和其他组织应当做好本单位的人口与计划生育工作,执行本条例规定的计划生育奖励和社会保障措施,并根据需要设立计划生育管理机构或者配备专(兼)职计划生育工作人员,安排必要经费用于人口与计划生育工作。

第十二条　省、市、县(市、区)和乡(镇)、街道、社区、村(居)民委员会以及企业、事业单位可以成立计划生育协会,协助做好人口与计划生育工作。

第十三条　村(居)民委员会应当依法制定计划生育自治章程,实行村(居)民计划生育自我教育、自我管理、自我服务。

村(居)民委员会设立计划生育委员会,配备计划生育服务员,具体负责计划生育工作。

第十四条　乡(镇)人民政府、街道办事处、村(居)民委员会、有关单位在人口与计划生育工作中可以采用村规民约、合同、协议等方式进行管理。

第十五条　人口与计划生育管理工作应当实行政务公开,安排再生育前应当公示,接受群众评议、监督。

第十六条　各级人民政府应当加强计划生育工作队伍建设,保障计划生育工作人员的合法权益,对在人口与计划生育工作中作出显著成绩的单位和个人给予表彰。

第三章　生育调节

第十七条　提倡一对夫妻生育两个子女。

第十八条　符合下列情形之一的夫妻,经批准,可以再生育一胎:

(一)再婚前各生育过一个子女的;

(二)再婚前一方生育过一个子女,另一方未生育过,再婚后已生育一个子女的;

(三)再婚前一方未生育过,另一方生育过两个子女的;

(四)已合法生育的子女中,有经病残儿童鉴定机构确诊为非遗传性残疾、不能成长为正常劳动力的,或者确诊为遗传性残疾、不能成长为正常劳动力,夫妻通过产前诊断

和筛选可以再生育的;

（五）其他可以再生育的情形。

前款第五项具体情形,由省卫生和计划生育部门提出,报省人民政府批准并公布。

因子女死亡无子女或者只有一个子女的,可以按照本条例第十七条规定自主安排生育。

第十九条　公民依法收养的,不影响其按照本条例规定生育。

公民不得以送养子女为理由再生育。

第二十条　夫妻一方为外国人、香港、澳门、台湾同胞的生育以及华侨、归国华侨、出国留学人员的生育,按照国家有关规定执行。

第二十一条　对按照本条例规定生育的,实行生育登记服务制度。登记服务的具体办法由省卫生和计划生育部门根据国家相关规定制定。

第二十二条　符合本条例第十八条再生育情形的夫妻,可以向双方所在单位或者村（居）民委员会领取《申请再生育表》,经生育管理所在地乡（镇）人民政府或者街道办事处审核后,报县（市、区）卫生和计划生育部门批准。县（市、区）卫生和计划生育部门应当在收到《申请再生育表》之日起三十日内作出是否批准的决定;批准的,发给再生育证明,不批准的,应当书面说明理由。

第二十三条　生育管理所在地一般为女方户籍所在地。夫妻双方均为农村居民的,生育管理所在地为男方户籍地。

女方离开户籍地,在现居住地连续居住时间在半年以上的,经女方户籍地向现居住地履行委托手续后,可由现居住地进行生育管理。

第二十四条　严禁弃婴、溺婴、非法收养。弃婴、溺婴、非法收养的,不予批准再生育。

第四章　技术服务

第二十五条　各级人民政府应当结合本地实际,建立、健全计划生育技术服务制度,提高计划生育技术服务水平。

第二十六条　各级人民政府应当积极创造条件,保障公民享有计划生育技术服务,保障公民知情选择安全、有效、适宜的避孕节育措施。

第二十七条　各级妇幼保健计划生育技术服务机构应当建立生殖健康服务制度,定期为育龄夫妻免费提供避孕节育等国家规定的计划生育技术和保健服务。

第二十八条　对接受节育手术的机关、团体、企业、事业单位和其他组织职工,在国家规定的假期内,工资、奖金照发。

机关、团体、企业、事业单位和其他组织职工因配偶接受绝育手术需要照顾的,经手术单位证明,所在单位可以给予七天的假期,工资照发。对接受节育手术的农村居民,应当给予适当照顾,具体办法由县（市、区）人民政府规定。

第二十九条　实施避孕节育手术,应当保证受术者的安全。

经县(市、区)以上计划生育手术并发症鉴定组织确诊为计划生育手术并发症的,给予免费治疗,治疗费用由县(市、区)卫生和计划生育部门予以保证。经治疗仍不能从事重体力劳动的,所在单位或者乡(镇)人民政府、街道办事处应当妥善安排,在工作和生活上给予照顾。对丧失劳动能力,生活确有困难的,民政部门和乡(镇)人民政府、街道办事处应当给予社会救助。

第五章　奖励与保障

第三十条　2016年1月1日以后符合法律、法规规定生育子女的夫妻,可以获得下列福利待遇:

(一)女方法定产假期满后,享受三十天的奖励假,不影响晋级、调整工资,并计算工龄;用人单位根据具体情况,可以给予其他优惠待遇;

(二)男方享受十五天护理假,工资、奖金和其他福利待遇照发。

第三十一条　在国家提倡一对夫妻生育一个子女期间,自愿终身只生育一个子女的夫妻,经申请,由生育管理所在地的乡(镇)人民政府或者街道办事处发给《独生子女父母光荣证》。

第三十二条　机关、团体、企业、事业单位和其他组织职工已持有《独生子女父母光荣证》的,可以享受下列一项待遇:

(一)领取每年不低于一百元的独生子女父母奖励费,从领取《独生子女父母光荣证》当年起至子女十四周岁止。女方产假期满后抚育婴儿有困难的,经本人申请,所在单位可以给予六个月的哺乳假,工资按照不低于本人工资的百分之八十发给,不影响晋级、调整工资,并计算工龄;

(二)有条件的单位,可以给予女方产后一年假期(含法定产假),工资照发,不影响晋级、调整工资,并计算工龄。

第三十三条　独生子女父母奖励费由夫妻双方所在单位各发百分之五十。夫妻一方是农村居民或者夫妻一方亡故的,独生子女父母奖励费由另一方所在单位全数发给。

第三十四条　生育双胞胎或者多胞胎的,不享受独生子女家庭待遇。

第三十五条　有条件的地方,可以将独生子女父母奖励费改为独生子女父母养老保障金。

第三十六条　农村居民持有《独生子女父母光荣证》的,在审批宅基地、村级集体经济收益分红等利益分配时,独生子女按照两人计算。农村承包土地和山林等,在同等条件下,优先照顾独生子女家庭。农村扶贫应当把贫困的独生子女户和女儿户作为重点对象。

第三十七条　农村居民、失业人员持有《独生子女父母光荣证》的,应当给予奖励和照顾。具体办法由县(市、区)人民政府规定。

第三十八条　县级以上人民政府可以设立计划生育公益金。计划生育公益金由社会资助、财政投入等方面组成。计划生育公益金主要用于独生子女发生意外伤残或者死亡,夫妻不再生育等对象和对其他特殊情况进行扶持。具体办法由省人民政府规定。

第三十九条　获得《独生子女父母光荣证》的夫妻再生育子女的,应当收回《独生子女父母光荣证》,不再享受独生子女父母奖励优惠。

第六章　法律责任

第四十条　公民、法人或者其他组织违反本条例规定的行为,《中华人民共和国人口与计划生育法》等法律、行政法规已有处罚规定的,从其规定。

第四十一条　违反本条例规定生育的,对男女双方分别按照统计部门公布的当地县(市、区)上一年城镇居民人均可支配收入或者农村居民人均可支配收入的下列倍数征收社会抚养费:

(一)多生一胎的,按照二倍至四倍征收;

(二)多生二胎以上的,按照前一胎的征收标准加倍征收;

(三)符合再生育条件但未经批准生育的,按照零点五倍至一倍征收;

(四)已满法定婚龄未办理结婚登记而生育第一胎,满六个月后仍未办理结婚登记的,按照零点五倍征收;生育第二胎的,按照一倍征收;

(五)未满法定婚龄生育的,按照一点五倍至二点五倍征收;

(六)有配偶的一方与他人非婚生育的,按照第一项、第二项规定的标准加倍征收;

(七)民政部门、卫生和计划生育部门、乡(镇)人民政府、街道办事处发现收养子女不符合《中华人民共和国收养法》规定的,应当责令当事人在五个月内改正;当事人未在五个月内改正的,按照第一项、第二项规定的标准征收。

个人年实际收入高于当地城镇居民人均可支配收入或者农村居民人均可支配收入的,还应当按照其超过部分的一倍至二倍加收社会抚养费。

第四十二条　社会抚养费的征收,由县级人民政府卫生和计划生育部门作出书面征收决定;县级人民政府卫生和计划生育部门也可以委托乡(镇)人民政府或者街道办事处作出书面征收决定。

第四十三条　当事人未在规定的期限内缴纳社会抚养费的,自欠缴之日起每月加收欠缴社会抚养费的千分之二的滞纳金;仍不缴纳的,由作出征收决定的卫生和计划生育部门依法申请人民法院强制执行。

第四十四条　不符合法定条件多生育的,除按照本条例规定缴纳社会抚养费外,产假期间不发工资,妊娠、分娩等一切费用自理,取消其他生育福利待遇,男女双方各处降级以上的处分,直至开除公职。县(市、区)人民政府可以在其职权范围内规定其他限制措施。

第四十五条　介绍、参与非法鉴定胎儿性别的,由县(市、区)卫生和计划生育部门责令改正,处两千元以上五千元以下罚款。

第四十六条　机关、团体、企业、事业单位和其他组织的职工不符合法定条件多生育的,所在单位当年不得评为文明单位、先进单位,不得授予荣誉称号。

第四十七条　有关单位不履行本条例规定做好本单位人口与计划生育工作的,由卫生和计划生育部门责令其改正。

第四十八条　公民、法人或者其他组织认为行政机关在实施人口与计划生育管理过程中侵犯其合法权益的,可以依法申请行政复议或者提起行政诉讼。

第七章　附则

第四十九条　本条例自公布之日起施行。1989年12月29日浙江省第七届人民代表大会常务委员会第十三次会议通过的《浙江省计划生育条例》和1990年9月10日浙江省第七届人民代表大会常务委员会第十八次会议通过的《浙江省少数民族计划生育的规定》同时废止。

浙江省人民政府关于实施免费婚前医学检查和免费孕前优生检测的意见

发布时间:2008-12-19,发布机构:浙江省人民政府,文号:浙政发〔2008〕82号

为强化出生缺陷干预,提高出生人口素质,统筹解决人口问题,促进社会和谐发展,根据《中华人民共和国母婴保健法》等有关法律法规和《中共中央国务院关于全面加强人口和计划生育工作统筹解决人口问题的决定》精神,现就我省实施免费婚前医学检查和免费孕前优生检测(以下简称"两免")工作,提出如下意见。

一、实施"两免"措施的重要意义

降低出生缺陷的发生,提高出生人口素质,事关千家万户的幸福和经济社会的可持续发展。出生缺陷是指胚胎发育紊乱而引起的结构、功能等方面的异常。这些异常往往导致早期流产、死胎、死产、新生儿死亡、婴幼儿夭折和出生病残儿。根据全省出生缺陷监测点统计,我省人口出生缺陷(出生时肉眼可见的结构畸形)发生率从 2003 年的 11.51‰,上升到 2007 年的 20.87‰,加上出生数月或数年内逐渐显现的缺陷,全省出生缺陷实际总发生率更高。实施"两免"措施,提高群众自觉参加婚前医学检查和孕前优生检测的积极性,把出生缺陷预防工作做在怀孕之前,并对高危目标人群及早采取干预措施,是降低出生缺陷发生的重要手段,对提高出生人口素质、促进社会和谐发展具有重要意义。各级政府要从落实科学发展观、关注民生、促进经济社会发展和构建和谐社会的高度,充分认识做好出生缺陷预防工作,提高出生人口素质的重要性、必要性。要总结经验,有针对性地采取措施,切实推进"两免"措施的实施。

二、工作目标、任务和基本原则

(一)工作目标

到 2012 年,全省育龄群众生殖健康和优生科学知识基本得到普及,新婚和待孕夫妇自我防范出生缺陷发生风险的意识和能力全面提高,出生缺陷预防网络体系和工作机制基本形成,出生人口素质进一步提高。主要目标:

1.全面提高育龄群众预防出生缺陷的科学知识水平,已婚育龄夫妇生殖健康和优生知识普及率达到 80% 以上;

2.不断提高新婚、待孕夫妇预防出生缺陷发生的风险意识和行为能力,新婚和待孕夫妇优生咨询指导率达到 80% 以上;

3.力争婚前医学检查率和孕前优生检测率均达到 60% 以上;

4.对出生缺陷高危人群及时干预,病残儿夫妇再生育二孩的优生指导和服务率达到 90% 以上;

5.建立健全出生缺陷预防的服务网络和体系,出生缺陷预防的服务能力进一步提高。

(二)主要任务

1.全面实施免费婚前医学检查和免费孕前优生检测。通过积极倡导,广泛宣传,优质服务,促使群众自愿接受免费新婚医学检查和免费孕前优生检测,逐步提高检查率。对在婚前医学检查和孕前优生检测中发现出生缺陷高发风险的,及时提出预防、复查、治疗或采取其他相应措施的医学建议,并进行有针对性的指导和处置,做到早期发现、早期干预。

2.切实加强生殖健康教育和优生咨询指导。对登记结婚的新婚夫妇、领取《生殖健康服务证》准备生育的夫妇,以预防出生缺陷发生为重点,进行遗传优生、新婚避孕、孕期保健等健康教育和优生咨询,指导已婚夫妇正确选择怀孕时机,预防感染,谨慎用药,合理营养,根据需要补充营养素,改变不良生活习惯等,提高群众预防出生缺陷的知识水平和防范能力,尽可能避免致畸因素的干扰,降低出生缺陷的发生风险。

3.积极做好高危人群的重点指导和服务。对在婚前医学检查和孕前优生检测中发现生育可能有异常情况的、35岁以上高龄初产妇、曾发生不明原因自然流产或死胎死产的夫妇、夫妇双方有家族遗传史、较长时期接触高危环境或有不当用药史的夫妇、出生过先天畸形儿的夫妇等高危人群,作为重点管理和服务对象,加强遗传优生咨询指导和围产期保健,开展产前筛查和产前诊断,加强孕前、孕期的全程指导和监测,积极推广现有的适宜干预技术,进一步提高产科质量,减少出生缺陷的发生和病残儿的出生。

(三)基本原则

——科学规范,依法服务。出生缺陷干预是一项科学性很强的工作。要依据国家有关法律法规和国家有关部门的指导原则,科学规范检查项目和检查程序,切实保证检查质量,促进"两免"工作依法有效地推进。

——政府引导,群众自愿。实施"两免"是由政府提供的一项基本公共服务。要广泛深入地做好宣传发动工作,积极引导和动员新婚男女青年自愿进行婚前医学检查,引导和动员待孕妇女在怀孕前自愿参加孕前优生检测。

——部门协作,合力推进。"两免"措施的实施涉及多个部门,需要加强协作。各有关部门要在政府的统一领导下,落实责任,加强协调,通力合作,共同推进"两免"措施的顺利实施。

三、"两免"对象和检查项目

(一)"两免"对象

常住人口符合下列条件的,可以享受"两免"政策:

1.在我省登记结婚的男女青年进行婚前医学检查的;

2.在我省领取《生殖健康服务证》的待孕妇女进行孕前优生检测的。

(二)检查项目设置

"两免"检查项目的设置,既要符合有关法律法规的规范要求,又要增强与出生缺陷预防的关联度。省确定基本的"两免"检查项目和经费结算指导价,各地可根据实际确定具体的"两免"检查项目和经费结算标准。

四、组织实施

"两免"工作以县(市、区)为单位组织实施。各级人口计生部门作为组织实施的牵头单位,负责"两免"实施的协调和督查工作。财政部门负责"两免"经费使用的管理和监督。卫生等其他相关部门根据各自职责,做好相应工作。

婚前医学检查由卫生部门负责组织实施,由卫生行政部门批准许可的县级及以上医疗保健机构承担检查任务。民政、人口计生等部门积极配合做好婚前医学检查的宣传工作。

孕前优生检测由人口计生部门负责组织实施,在发放《生殖健康服务证》时动员待孕妇女自愿进行检测,检测任务原则上由县级计划生育技术服务机构承担。已经由医疗保健机构开展孕前优生检测工作的地方,可由该机构继续承担检测任务。

乡镇政府和街道办事处要积极配合做好实施"两免"的宣传发动和组织工作。

五、保障措施

1.切实加强领导。各级政府要把实施"两免"工作列入重要议事日程,切实加强领导,认真组织实施。要及时研究协调和解决工作中出现的问题,落实各项保障措施,扎实推进"两免"工作。

2.重视出生缺陷预防网络和队伍建设。各地要根据实施"两免"的需要,健全以计划生育服务机构和医疗保健机构为依托的出生缺陷预防网络体系,建立完善"两免"服务流程和工作机制,倡导群众签订检查知情同意书。加强对计划生育技术服务人员和卫生技术人员的专业培训,提高"两免"的检查质量。

3.落实"两免"经费。符合条件的对象接受"两免"检查,经费由各级财政给予支付。实施"两免"所需经费列入各级财政预算,按实际检查人数拨付。省财政安排专项资金,对县(市、区)"两免"检查经费进行补助(经费补助和管理办法另行下发)。省财政、人口计生、卫生等部门要加强对"两免"专项经费使用的管理。

4.建立考核评估机制。人口计生部门要建立全省实施"两免"工作的考核评估机制,根据工作目标要求,定期开展绩效评价。承担"两免"任务的各医疗保健机构和计划生育技术服务机构,要建立"两免"工作报表制度。省级有关部门要加强检查、指导,确保"两免"工作实施到位。

卫生部关于免费开展婚前保健咨询和指导的通知

中华人民共和国国家卫生和计划生育委员会

各省、自治区、直辖市卫生厅,计划单列市卫生局、新疆生产建设兵团卫生局:

婚前保健是《母婴保健法》规定的母婴保健技术服务。自 2003 年 10 月 1 日《婚姻登记条例》实施以来,全国婚前保健工作受到严重影响,婚检人数急速下降。据初步统计,目前全国婚检工作量不足往年十分之一。与此同时,各地孕期检查发现的传染病及影响妊娠的各类疾病自 2004 年年初以来明显增多。这些问题的存在将严重影响广大群众尤其是下一代的健康。为了应对目前全国婚前保健面临的严峻形势,提高公众对婚前保健服务的利用,现提出各地医疗、保健机构免费开展婚前保健咨询和指导的要求,并就有关工作通知如下:

一、重视婚前保健对公众健康的重要作用,大力开展公众教育和宣传。

各级卫生行政部门要提高对婚前保健重要性的认识,克服畏难情绪,坚持面向群众、面向农村的宗旨,经常性宣传与重点宣传相结合,充分发挥各地妇儿工委、妇联、工会、社会团体的作用,利用广播、电视、报纸、互联网等媒体,广泛开展多种形式、内容丰富的健康教育,使公众了解婚前保健的主要内容和对自身的益处,提高自觉婚前保健的积极性。

同时,各地卫生行政部门要积极主动与民政部门及婚姻登记机构联系,开展多种形式的合作,共同做好新群人群的健康教育,如派医务人员赴婚姻登记机关,向新婚人群进行面对面、一对一的宣传及咨询;向婚姻登记机构提供针对新婚人群的宣传画、折页等宣传品;利用节假日、农贸集市等时机,在群众集中地共同开展大型宣传活动等。

二、各地卫生行政部门要组织医疗保健机构开展针对新婚人群的免费婚前保健咨询和指导。

首先,各地卫生行政部门要以"群众利益无小事"为宗旨,根据有关婚前保健服务的法律规定,在严格把关的基础上,扩大婚前保健服务的医疗机构范围,为群众主动婚前保健提供方便。

第二,婚前保健服务机构要转变观念,改进服务模式,向新婚人员推出免费婚前咨询和指导服务。要把提高婚前保健服务质量放在首位,要强化医疗、保健机构和医务人员的社会责任感。选择医德、医风好、责任心强、专业水平高的医务人员承担咨询和指导工作。改善婚前保健服务的环境,为新婚人员营造温馨、喜庆的咨询环境。要结合新婚人员自身需要,提供针对性强、科学实用的知识和信息。在新婚人员自愿的基础上,提供个性化医学检查项目,合理收费,不断提高服务质量。

第三,加强医务人员培训,保证婚前保健咨询和指导的科学性和实效性。在培训中要注重对新婚人群心理保健咨询以及咨询技巧和能力的培训,提高医务人员与新婚人员的人际交流能力,进一步完善咨询和指导服务。

第四,各地妇幼保健机构作为政府扶持的公共卫生服务机构,要率先向公众提供免费婚前保健的咨询和指导,要将免费提供咨询和指导作为公共卫生服务的重要内容向公众推出。同时,要在社会宣传和动员中发挥重要作用。

三、各级卫生行政部门要为医疗机构免费提供婚前保健服务提供保障,要积极争取政府和财政部门对婚前保健咨询和指导的支持。

各地要从实践"三个代表"重要思想的高度,以对人民群众健康高度负责的精神,以妇女儿童健康关系整个中华民族健康为出发点,扎扎实实做好免费婚前咨询和指导工作。

二〇〇四年六月二十三日

国家人口计生委　财政部关于开展国家免费孕前优生健康检查项目试点工作的通知

中华人民共和国国家卫生和计划生育委员会

国人口发〔2010〕29 号

河北、吉林、江苏、浙江、安徽、山东、河南、湖北、湖南、广东、广西、重庆、四川、贵州、云南、陕西、甘肃、新疆省（区、市）人口计生委、财政厅（局）：

为降低出生缺陷发生风险，提高出生人口素质，根据《中华人民共和国人口与计划生育法》和《中共中央国务院关于全面加强人口和计划生育工作统筹解决人口问题的决定》（中发〔2006〕22 号），经国务院批准，国家人口计生委、财政部共同组织实施国家免费孕前优生健康检查项目试点工作。现就试点工作通知如下：

一、开展免费孕前优生健康检查工作意义重大

孕前优生健康检查是预防出生缺陷的关键环节，是出生缺陷一级预防的重要手段。

我国出生缺陷发生形势严峻，出生缺陷发生数量庞大，出生人口素质令人担忧。人口素质直接关系到国家竞争力，关系到中华民族的未来。出生缺陷严重影响出生人口素质，直接影响我国综合国力和国际竞争力的提升，影响经济社会的可持续发展，影响全面建设小康社会战略目标的实现。开展免费孕前优生健康检查，从源头上提高出生人口素质，变人口压力为人力资源优势，将为经济社会的协调、可持续发展创造良好的人口环境。

生育健康聪明的孩子，是每一个家庭共同的期盼。出生缺陷儿给家庭带来沉重的精神痛苦和经济负担，直接影响生活质量和家庭幸福。优生是重大的民生。开展免费孕前优生健康检查工作，把预防措施落实在怀孕之前，实现预防关口前移，有效降低出生缺陷的发生风险，为家庭幸福创造条件，是关注民生、服务民生、改善民生的具体行动。

"计划生育"不仅是生育数量的计划，还应体现为有计划的怀孕，提高孕育质量，生育健康的孩子。计划生育工作不仅要让群众少生孩子，还要帮助群众生个好孩子。开展免费孕前优生健康检查，显示了人口计生部门在控制人口数量的同时，高度关注生育质量，重视群众的切身利益，是计划生育工作理念的转变，是计划生育深刻内涵的完整体现。人口计生系统拥有覆盖城乡的管理服务网络，具有主动服务、经常服务、及时服务的特点，可以及时向每一对计划怀孕夫妇普及优生知识，提供孕前预防措施，有效提高孕前优生健康检查的人群覆盖率，降低出生缺陷发生风险。

二、国家免费孕前优生健康检查项目试点工作基本内容和要求

（一）试点范围

2010 年在河北、吉林、江苏、浙江、安徽、山东、河南、湖北、湖南、广东、广西、重庆、四川、贵州、云南、陕西、甘肃、新疆等 18 个省（区、市）选择 100 个县（市、区），开展为期 1 年的试点工作,取得经验后逐步在全国推开。试点县(市、区)名单见附件。同时鼓励其他地区自行试点。

(二)目标人群

试点地区符合生育政策、计划怀孕的农村夫妇,包括流动人口计划怀孕夫妇。

(三)服务内容

为计划怀孕夫妇提供优生健康教育、体格检查、临床实验室检查、风险评估、咨询指导等孕前优生健康检查服务。其中医学检查内容有14项,包括实验室检查9项,病毒筛查4项,影像学检查1项。

开展免费孕前优生健康检查要遵循科学规范原则和知情自愿原则。各试点单位要严格按照国家免费孕前优生健康检查试点工作管理方案和技术规范各项要求,认真组织实施优生项目试点工作。要科学普及优生知识,规范开展优生检查,正确进行咨询指导,充分发挥专家作用,加强技术指导和监督。各地要认真做好对计划怀孕夫妇的宣传倡导工作,提高群众参与优生检查的自觉性。帮助群众做到知情自愿,对个人信息严格保密,切实维护群众合法权益。

(四)服务机构和服务方式

免费孕前优生健康检查各项服务由县级计划生育技术服务机构承担、同级医疗卫生机构配合参与。县级计划生育技术服务机构(人员)不具备《医疗机构执业许可证》的,可委托同级医疗卫生机构开展免费检查,按同等标准结算费用。乡级计划生育技术服务机构配合开展相关工作。县级人口计生部门负责确定当地免费孕前优生健康检查定点服务机构。

免费孕前优生健康检查由县级计划生育服务机构牵头、医疗卫生机构配合参与,发挥计生流动服务车功能,派出服务人员在乡(镇)提供服务,乡级计划生育服务人员和村级计划生育专干配合实施。

(五)免费服务原则

为试点地区符合生育政策、计划怀孕的农村夫妇每孩次提供一次免费孕前优生健康检查。

如果计划怀孕的农村夫妇接受免费孕前优生健康检查后未按计划怀孕,或怀孕后出现流产、死胎、死产再次准备怀孕时,应根据需要在医生指导下自费接受孕前优生健康检查。

流动人口中计划怀孕的农村夫妇,原则上在现居住地接受免费孕前优生健康检查。

(六)专项资金与经费结算标准

参照东中西部省级物价部门核准的服务价格计算出的14项检查收费价格,考虑到实际支出成本和政府采购低成本高效益等因素,扣除人力成本费用,确定试点期间每对夫妇免费孕前优生健康检查经费结算标准为240元。

试点地区免费孕前优生健康检查资金由中央财政和地方财政设立专项资金予以保障。西部试点地区的免费孕前优生健康检查资金中央财政负担80%,地方财政负担20%;中部试点地区的免费孕前优生健康检查资金中央和地方财政分别按50%负担;东部试点地区的免费孕前优生健康检查资金中央财政负担 20％,地方财政负担 80％。

中央财政和地方财政专项资金按照"当年全额预拨、次年考核结算、差额多退少补"原则下达。年初按各地上年度农业户口或农村居民户口(含流动人口)出生人口总数预拨当年专项资金,次年按各地上报的截至上年末实际检查人数和检查项目结算上年度专项资金。上年度多拨资金抵顶当年预拨资金,少拨资金次年予以补足。试点地区所需免费孕前优生健康检查专项资金要分别纳入当年中央和地方财政预算。

省级人口计生部门和财政部门可根据当地出生缺陷高发病种有针对性地增加服务内容,并可结合当地实际确定本地区免费孕前优生健康检查经费结算标准。在保证 14 项医学检查基础上,当地结算标准超出 240 元部分由地方财政负担;当地结算标准低于 240 元的,中央财政结余资金冲抵次年预算。

三、切实做好国家免费孕前优生健康检查试点工作

(一)切实加强组织领导

试点地区党委政府要从贯彻落实科学发展观、以人为本、关注民生的高度,切实加强对试点工作的统一领导和组织协调,积极落实各项保障措施,研究解决工作中出现的问题,确保国家免费孕前优生健康检查项目顺利开展。

(二)认真履行部门职责

试点地区人口计生、财政部门要在当地党委政府统一领导下,共同做好项目组织实施工作。人口计生部门要加强技术服务监督管理,开展人员培训、技术指导和质量控制,做好服务机构和服务对象资格确认工作,建立夫妇信息档案,及时统计汇总分析检查人数、检查结果、妊娠结局、专项资金使用等数据信息,按要求定期上报。财政部门要做好免费服务资金的预算决算、转移支付、总量控制和监督管理工作,确保试点地区配套资金及时足额到位,并对全部资金进行严格的监管。人口计生、财政部门要积极协调相关部门,探索建立政府主导、部门合作、专家支撑、群众参与的出生缺陷预防工作模式。

(三)广泛开展社会宣传

充分发挥报刊、广播、电视、网络等媒体的作用,加大社会宣传力度,创造良好的社会环境和舆论氛围,使农村计划怀孕夫妇及时了解孕前优生健康检查的重要性,知晓优生科学知识,建立科学健康生活方式,提高孕前优生健康检查的人群覆盖率。

(四)加强项目监督管理

各试点地区要结合本地实际,制定实施细则和相关配套政策,规范工作流程,建立资格确认、免费服务、按例结算、监督检查的工作制度,构建免费孕前优生健康检查正常稳定、可持续实施的管理运行体系和技术服务体系。加强项目监督管理,保障专项资金专款专用。定期组织监察、审计等部门对项目组织实施、资金使用等情况进行监督评估。试点地区要加强调查研究,及时总结经验,不断完善免费孕前优生健康检查的工作制度和配套措施。

二○一○年四月二十二日

后　记

　　杭州师范大学医学院是国内最早开展护理专门化教育的学校之一，建校早期就拥有自己专门的附属医院供学生进行临床护理技能学习，这使我院护理教育自创立伊始就有着起点高、严格正规、专业系统的特点。长期以来，学院致力于优秀护理人才培养，并因此先后承担卫生部（现为国家卫生和计划生育委员会）和世界卫生组织（WHO）联合规划的中国护理教育改革项目，被列为卫生部全国护理教学改革试点单位，1995 年成为联合国计划开发署（UNDP）的护理发展项目师资培训中心，在国内外护理教育界享有很高的声誉。已为全国各省各级医疗单位输送了万余名合格的毕业生，成为各家医疗单位的护理骨干，其中有国际南丁格尔奖获得者、中央领导的保健护士。

　　为适应社会发展对护理人才的需求，强化学生综合能力和创新思维的培养，本学科专业积极更新教学理念，构建了基础护理、临床护理、人文护理和特色社会护理服务 4 个课程教学模块，组建了护理学基础、健康评估、母婴护理、儿童护理、成人护理、急救护理、危重症护理、形体训练、中医护理、康复护理等实验室，先后形成了"护理学基础""母婴护理""健康促进""老年护理""康复护理"等省市级精品课程。探索改革教学内容，加强师资队伍建设，拓展社会服务功能，2004 年成为浙江省社区护士岗位培训中心挂靠单位，2006 年获护理学硕士学位授予权，2009 年成立浙江省老年护理实训中心，同年获批杭州市特色专业建设，2010 年获批省级实验教学示范中心建设，2012 年获批浙江省重点学科建设，2015 年获批浙江省一流学科建设，从而为杭州师范大学护理学专业在全省乃至全国扩大影响力奠定了良好的基础。

　　为了鼓励教师及时更新教学内容，将最新的学科发展成果融入教材，2015年初组织各个学科方向的一线教师编写以数字化融媒体为特色的《护理学专业创新人才培养系列教材》，并邀请了多位浙江大学的著名专家、教授和浙江大学出版社的专家进行指导，力争出版的教材能很好地反映多年来的教学和科研成果，争取出精品、出名品。现在丛书的首批教材终于付梓出版了，在此我们感谢为该丛书编写和出版付出辛勤劳动的广大教师和出版社的工作人员，并恳请读者和教材使用单位对该丛书提出批评意见和建议，以便今后进一步改正和修订。

2016 年 7 月 20 日

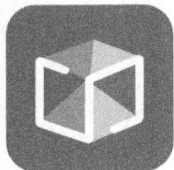

浙江大学出版社
ZHEJIANG UNIVERSITY PRESS

互联网+教育+出版

教育信息化趋势下，课堂教学的创新催生教材的创新，互联网+教育的融合创新，教材呈现全新的表现形式——教材即课堂。

立方书

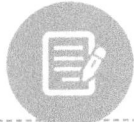 轻松备课　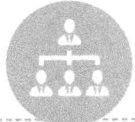 分享资源　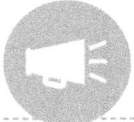 发送通知　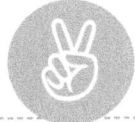 作业评测　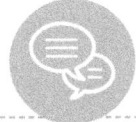 互动讨论

"一本书"带走"一个课堂"　教学改革从"扫一扫"开始

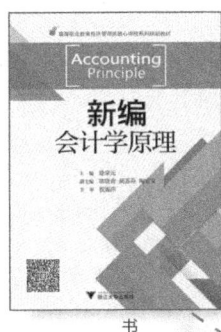
书

手机端

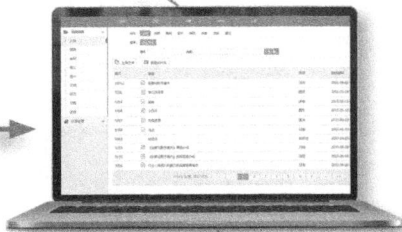
PC 端

打造中国大学课堂新模式

【创新的教学体验】

开课教师可免费申请"立方书"开课，利用本书配套的资源及自己上传的资源进行教学。

【方便的班级管理】

教师可以轻松创建、管理自己的课堂，后台控制简便，可视化操作，一体化管理。

【完善的教学功能】

课程模块、资源内容随心排列，备课、开课，管理学生、发送通知、分享资源、布置和批改作业、组织讨论答疑、开展教学互动。

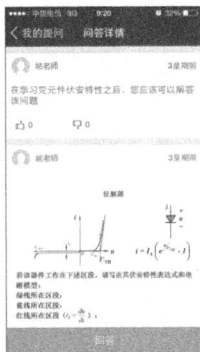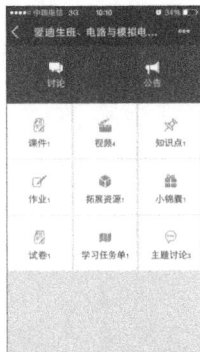

扫一扫 下载APP

教师开课流程

➡在APP内扫描**封面**二维码，申请资源

➡开通教师权限，登录网站

➡创建课堂，生成课堂二维码

➡学生扫码加入课堂，轻松上课

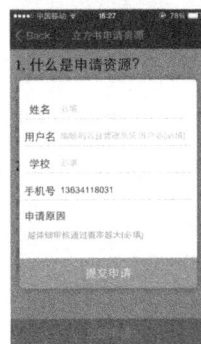

网站地址：www.lifangshu.com
技术支持：lifangshu2015@126.com；电话：0571-88273329